三高共管实施

培 训 指 南

宗 欣　王 霄　孙雪梅　饶小胖
　　　　　　　　　　　　　　　　　主 编
赵丽霞　王 鹏　徐美华

中国海洋大学出版社
· 青岛 ·

图书在版编目（CIP）数据

三高共管实施培训指南 / 宗欣等主编 . —青岛：中国海洋大学出版社，2023. 7
ISBN 978-7-5670-3576-8

Ⅰ . ①三… Ⅱ . ①宗… Ⅲ . ①慢性病－诊疗－指南 Ⅳ . ① R4-62

中国国家版本馆 CIP 数据核字（2023）第 143734 号

出版发行	中国海洋大学出版社
社　　址	青岛市香港东路 23 号　　邮政编码　266071
网　　址	http://pub.ouc.edu.cn
出 版 人	刘文菁
责任编辑	邓志科
电　　话	0532-85901040
电子信箱	dengzhike@sohu.com
印　　制	日照报业印刷有限公司
版　　次	2023 年 7 月第 1 版
印　　次	2023 年 7 月第 1 次印刷
成品尺寸	185 mm × 260 mm
印　　张	22.25
字　　数	420 千
印　　数	1—1 000
定　　价	78.00 元
订购电话	0532-82032573（传真）

发现印装质量问题，请致电 0633-8221365，由印刷厂负责调换。

三高共管实施培训指南

主　审	付坚强	韩德福	韩艳丽	邵珠刚	
主　编	宗　欣	王　霄	孙雪梅	饶小胖	赵丽霞
	王　鹏	徐美华			
副主编	蔡学民	陈　振	乔卫东	李志芬	徐海燕
	潘春雷	黄　伟	刘孝兵	吕连刚	罗万旭
	焦瑞鹏				
编　委	苟卫国	王美玲	刘　军	于雪莲	赵秀云
	张少军	包　蕾	崔　莹	王　沛	王永海
	殷玉磊	孙丽苹	郝晓东	张玉花	郑芳芳
	王　霄	牟京蕾			

序言

2016年8月，中共中央、国务院印发了《"健康中国2030"规划纲要》，将"健康中国"提升为国家战略，提出未来15年是推进健康中国建设的重要战略机遇期。2017年2月，国务院《中国防治慢性病中长期规划（2017—2025年）的通知》明确提出对慢性病防控、降低因慢性病导致的过早死亡率的目标，力争到2025年将30—70岁人群因心脑血管疾病、癌症、慢性呼吸系统疾病和糖尿病导致的过早死亡率较2015年降低20%。

当前心血管疾病已成为我国居民的第一位死因，占总死亡构成的40%以上。高血压、糖尿病、高血脂（以下简称"三高"）是导致我国心脑血管疾病攀升的三大高危因素，中国目前高血压人数高达2.7亿、高血脂人数高达1.6亿、糖尿病患病人数为1.4亿，高血压、糖尿病及高血脂三者同时达标仅为5.6%。令人担忧的是，中青年人群心脑血管疾病的高致死率导致社会劳动力的巨大损失，农村人口的心脑血管疾病激增的态势十分严重。

应对这一重大的公共卫生问题，采取行动迫在眉睫。注重卫生经济学的应用，科学制定各项政策，优化国家基本公共卫生服务项目，青岛市卫生健康委员会将血脂管理纳入现有国家基本公共卫生服务项目中高血压、糖尿病的管理标准实现"三高共管"，把"预防为主、防治结合"落到实处，将关口前移，通过综合管理有效遏制心脑血管疾病的高发，早日实现心脑血管疾病下降的拐点，将健康中国的国家战略和慢病防控的目标落到实处。

基层是慢病防治的主战场，因此，"三高"患者管理主要在社区家庭（全科）医生团队，受限于专科诊治能力，难以达到规范有效管理和治疗，"三高中心"专科医生团队具有较强专科诊治能力，但医护人员相对不足，需要"三高之家"家庭（全科）医生团队、"三高基地"首席医生团队和"三高中心"专科医生团队技术相互结合，各司其职，取长补短，达到相互协同一体化管理，促进区域医疗资源合理优化利用，即形成"三级协同"。为了提高管理效率，搭建以患者为中心的整合型"三高共管"信息化平台，家庭（全科）通过医生端能自动采集医院信息系统（hospital information system，HIS）和电子病历系统、家医、公卫中"三高"患者的数据，自动生成健康评估，自动推送融饮食、运动、药物、健康教育、监测五驾马车为一体的个体化治疗方案，自动推送随访和监测任务，根据系统设置的条件提醒医生上下协诊，实现病情信息、评估报告、治疗方案的信息共享。用户端APP能调动患者参与诊疗全过程。对于管理人员，通过管理端能够及时掌握所辖医疗机构的慢病管理工作开展情况，用于质量控制、工作指导和绩效考评。该系统能够实现标准化的慢病管理和健康服务，切实为群众提供便捷、优质的医疗卫生和医疗保健，从而提升心脑血管疾病的防控效率。

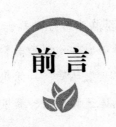

前言

　　高血压、糖尿病、高血脂（以下简称"三高"）是心血管主要的危险因素，管控"三高"其中之一并达标仅能减少6%左右心血管疾病发生，三者同时管控并达标可以减少12%左右心血管疾病发生，因此，青岛市卫生健康委员会将血脂管理纳入现有国家基本公共卫生服务项目中高血压、糖尿病的管理标准，实现"三高共管"，进一步提升心脑血管疾病的防控效率，降低心脑血管疾病的发病率，从而节省巨额医疗费用、提高预期寿命、降低慢病早死率。同时"三高"是慢性持续进展性疾病，患者需要持续进行管理，病情稳定期需要自我管理和"三高之家"（卫生室和社区服务站）的家庭（全科）医生团队随访管理，病情相对不稳定需要"三高基地"（卫生院和社区卫生服务中心）的首席医生团队进行治疗方案调整，如果"三高基地"（卫生院和社区卫生服务中心）的首席医生团队难以完成病情复杂和危重患者诊治，需要"三高中心"（青岛市城阳区人民医院）的专科医生团队进行管理治疗，因此"三高"患者需要不同医疗机构持续共同管理，即为"三高共管"。基层是慢病防治的主战场，因此，"三高"患者管理主要是在社区家庭（全科）医生团队，受限于专科诊治能力，难以达到规范有效管理和治疗，"三高中心"专科医生团队具有较强专科诊治能力，但医护人员相对不足，需要"三高之家"家庭（全科）医生团队、"三高基地"首席医生团队和"三高中心"专科医生团队技术相互结合，各司其职，取长补短，达到相互协同一体化管理，促进区域医疗资源合理优化利用。依托整合型"三高共管"信息化平台相互协同，实现预约诊疗服务、诊疗方案线上推送、线上双向转诊，保证区域医疗资源合理优化利用，即形成"三高共管、三级协同"一体化优质高效创新健康管理模式。

这种创新的慢病管理模式需要逐渐应用推广至临床诊疗过程，为了让广大的医务工作者更好地了解和落实，特编撰这本《三高共管实施培训指南》（以下简称《指南》）以供参阅。本书章节分别针对"三高共管、三级协同"一体化管理内容进行阐述。其中"三高共管、三级协同"一体化管理分别阐述高血压、糖尿病、高血脂管理规范、工作标准、管理流程、临床路径等内容。

由于编者水平有限，书中不足之处在所难免，恳请专家及读者批评指正。

编者

2022年7月

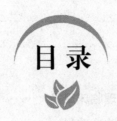

目 录

第一篇　高血压三级协同一体化管理

第二篇　高血糖三级协同一体化管理

第三篇　高血脂三级协同一体化管理

第一篇

高血压三级协同一体化管理

- 管理规范
- 工作标准
- 管理流程
- 临床路径

第一章
高血压三级协同一体化管理规范

第一节　血压测量规范

规范测量血压是诊断高血压、评估血压水平的基本手段，规范测量的血压值是观察降压疗效、调整治疗方案的主要依据，亦是基层医生工作考核的主要指标。因此，推广规范化的血压测量尤为重要。"三高共管、三级协同"服务体系应将血压测量作为重要的质量控制内容，定期组织考核。推荐使用符合标准并且自动上传至"三高共管"平台的血压计作为诊室和家庭血压测量设备。

一、诊室血压测量规范

诊室偶测血压是目前临床诊断高血压和分级的标准方法，诊室血压应由经过培训的医护人员在标准条件下按照本统一规范进行测量。

（1）使用合格的医用台式汞（水银）柱血压计或符合国际标准的上臂式电子血压计，并进行定期校准和计量认证。使用标准规格的袖带（气囊长度为22～26 cm、宽度为12 cm），肥胖或者臂围大者须使用大规格袖带。

（2）血压测量前30分钟内不得吸烟、饮用咖啡和运动。血压测量前应排空膀胱，坐位休息至少5分钟，保持安静，温度适宜，测量前、测量中和测量间隔期患者与医务人员都不能讲话。

（3）将捆绑袖带的上臂放在桌子上，袖带紧缚上臂，与心脏处于同一水平，袖带下缘应距肘窝2~3 cm。测量时患者双腿不能交叉，双脚平稳放置地面。

（4）听诊以柯氏音第Ⅰ音为收缩压，以柯氏音第Ⅴ音（消失音）为舒张压。两次血压测量间隔时间1~2分钟。使用水银柱血压计测量，则血压读数取偶数，读数精确到2毫米汞柱[①]（millimeter of mercury，mmHg），避免尾数"0"偏好。发现血压听不清或异常，要重复测量，先驱尽袖带内气体，使水银柱下降至"0"点，休息片刻后重测，使用上臂式电子血压计测量时，以显示的血压读数为准。测量血压时应连续测量3次，每次间隔1分钟，若差别≤5 mmHg，取后两次的平均值，如果差别>5 mmHg，应再次测量。

（5）首诊高血压时应测量双侧上臂血压，如果差别超过10 mmHg，应进行重复测量，如果超过20 mmHg应交由心血管专科进一步检查。选择血压较高的一侧作为今后血压监测的上臂，应告知患者并在健康档案中注明。

（6）疑诊体位性低血压或老年糖尿病患者要同时测量卧位和站立位血压。站立位血压在卧位改为站立后1分钟和3分钟时测量。如果卧位转站立位后3分钟内出现收缩压下降≥20 mmHg和/或舒张压下降≥10 mmHg，即可诊断体位性低血压。

（7）35岁以上人群每年测量1~2次血压。高血压易患人群建议每3~6个月测量1次血压。高血压患者中血压稳定达标者至少每3个月测量1次诊室血压，未达标者每2~4周测量1次诊室血压。

二、动态血压测量规范

使用动态血压记录仪测定一个人昼夜24小时内每间隔一定时间的瞬间血压值称为动态血压。动态血压包括收缩压、舒张压、心率以及它们的最高值和最低值。平均动脉压、谷峰比值、标准差、收缩期及舒张期的血压负荷等各项参数，可以评估24小时血压昼夜节律、体位性低血压、餐后低血压等。

（一）24小时动态血压监测的检查指征

经"三高共管"医生诊治，有下列情况之一者，可进行24小时动态血压测定。

（1）诊室血压与家庭自测血压有较明显差别（识别白大衣高血压），影响诊断的结果。

（2）发作性高血压，偶测血压难以捕捉规律性。

（3）隐匿性高血压。

（4）难治性高血压。

[①] 临床上仍习惯用毫米汞柱（mmHg）表示血压单位，1 mmHg≈0.133 kPa，1 kPa=7.5 mmHg。全书同。

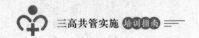

（5）体位性低血压。

（6）某些可能与血压改变有关的症状如晕厥。

（7）高血压治疗效果的评估。

（8）识别异常的24小时血压波动模式：如日间高血压、午睡/餐后低血压、夜间高血压等。

（9）了解高血压的昼夜变化规律及动态曲线类型，推测病人脏器继发损害程度及危险性，指导病人预防及治疗用药。

1）评估晨间高血压和晨间血压升高；

2）评估阻塞性睡眠呼吸暂停引起的高血压；

3）评估青少年和孕期高血压；

4）评估老年性高血压；

5）评估了解血压高峰的发生时间和心脑血管病并发症的关系，指导病人预警及采取预防措施。

（10）指导病人用药：针对血压高峰和低谷的时间，合理使用短、中、长效降压药物，使血压在24小时内稳定控制，有效预防心脑肾等靶器官的损害。

禁忌证：

（1）严重焦虑、紧张的患者；

（2）需要绝对安静休息的患者；

（3）严重血液系统疾病、严重皮肤病、血管疾病、传染性疾病急性期患者。

（二）动态血压重复监测周期

（1）稳定期高血压伴有心血管疾病风险者：建议每年重复监测一次。

（2）严重的难治性高血压：根据血压控制情况和药物治疗调整情况由医生确定。

（3）存在严重脑血管并发症风险者：每3～6个月一次。

（4）伴随糖尿病、早发心血管家族史者：每年1～2次。

（5）高危患者寻求最佳治疗方案时应随访。

在"三高共管、三级协同"体系中，动态血压监测可由"三高基地"和"三高中心"完成，但"三高基地"进行的动态血压监测结果需要经过"三高中心"有诊断资质的专业人员审核。"三高之家"的家庭医生可以发起动态血压监测申请。

三、家庭血压测量规范

被测者在家庭环境由本人或家庭成员测量的血压称为家庭血压。家庭血压可以获得日常生活状态下有价值的高血压信息。家庭血压自测时间灵活，一天可以多次测量，容易发现诊所偶测血压漏诊的病人，是高血压诊治中的重要方法。"三高之家"的医务人员应该指导高血压医护人员和高血压患者及其家属学会测量血压的方法。

（一）家庭自测血压计的选择

一般提倡使用符合国家标准的、并符合中国产品质量标准的上臂式全自动或半自动血压计。也可以使用水银柱血压计，但必须掌握正确测量方法，并经医务人员核实确认。不推荐使用手腕式和指套式电子血压计。

（二）家庭自测血压注意事项

每日血压测量应在清晨起床后早餐前排空膀胱进行，测量30分钟前不能剧烈运动、吸烟、喝咖啡。测量时应该将手臂自然伸展平放桌面，使绑带与心脏保持同一水平，并保持上臂垂直。按照血压测量技术要求连续测量3次，每次间隔1分钟，取后两次血压数值的平均值作为本次血压测值。该数值应妥善记录或直接导入"三高共管"电子健康档案。为便于动态比较，患者应每日相对固定时间、固定测量上肢测量。根据签约医生意见，患者可增加测量次数。

（三）家庭自测血压的意义

（1）有助于早期高血压的及时确诊和处理；

（2）及时发现白大衣高血压；

（3）对确诊的高血压，家庭自测血压可以检测治疗效果；

（4）患者及家属的主动参与，可以提高接受治疗的依从性；

（5）指导高血压患者急诊自救。

（四）家庭自测血压的频率与记录

（1）新发现的高血压患者自测频率：应连续3天自测家庭血压，每天早晨和晚上各一次，每次测量三遍，取后两次平均值作为当次血压值，计算三天的血压平均值作为诊断参考。

（2）接受治疗的高血压患者自测频率：治疗一个月内，服药前测量一次，药物最大作用时间测量一次（根据药物不同，向医生咨询）。

（3）稳定服药的患者，建议每周至少测量一次。

（4）出现血压相关症状时，如头晕、头疼，应立即测量血压，并及时联系家庭医生。

（5）高血压易患人群建议每月测量一次。

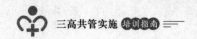

第二节 高血压筛查检出规范

实行高血压医防融合一体化管理的基本要素和首要任务是高血压患者和高血压易患人群的筛查检出。高血压的筛查检出目的是通过血压筛查获取人群血压数值，将社区人群区分出一般人群、高血压易患人群和患病人群，以便进行分类管理。高血压的筛查检出是提高人群高血压知晓率、治疗率和控制率（"三率"）的第一步。高血压可以使患者发生心、脑、肾等器官损害，导致脑卒中或心肌梗死甚至死亡。高血压通常无自觉症状，故俗称"无声杀手"，只有及早检出高血压，早期实施预防与治疗，才能保护心、脑、肾靶器官，减少心血管事件的发生。因此高血压的检出非常重要，尤其是易患人群应加强高血压筛查。测量血压是最直接、最准确也是最简便的方法。

一、高血压的筛查检出形式

（一）健康体检检出

在进行社区诊断体检、社区基线调查体检及居民健康体检、就业体检和职工团体体检过程中，可以主动识别易患人群，检出高血压患者，特别是无症状高血压患者。各基层医疗卫生机构应主动将血压数值输入居民健康档案，各健康体检机构在体检过程中对于首次发现的高血压，应告知体检对象及时到承担高血压医防融合任务的医疗卫生机构进行管理信息登记，有条件的体检机构应安装"三高共管、医防融合"信息化系统终端，及时上传信息。

（二）机会性筛查检出

居民可以通过基层医疗机构如"三高基地""三高之家"设置的健康小屋（健康驿站）或其他血压测量点测量血压，也可以在日常诊疗中记录测量的血压，血压测量结果要及时传入居民健康档案。鼓励居民尤其高危人群实施家庭自测血压，并通过"三高共管"信息化平台上传自测血压值等形式，发现高血压高危人群或者高血压患者。

（三）重点人群筛查检出

我国已经建立35岁以上首诊测血压制度。辖区内35岁及以上常住居民，每年在其第一次到乡镇卫生院、村卫生室、社区卫生服务中心（站）就诊时为其测量血压，其结果应该记载于居民健康档案。各级医疗机构在常规诊疗过程中，要对35岁以上的就诊者询问一年内的血压测量情况，如果门诊病历中缺乏一年内的血压测量数值，应予规范血压测量并记录。对于就诊过程中发现的高血压，应交由"三高共管、医防融合"机构实施管理。

（四）高血压筛查检出数据的管理和应用

在建立居民健康档案数据库基础上，探索以身份证为索引，将健康查体信息、家庭自测、健康驿站、健康加油站及其他机会性筛查采集的血压数据储存在信息化平台，自动读取患者血压信息，便于识别是否存在高血压或者高血压高危人群。

在区域卫生健康信息化建设的总体框架内，开发并推广使用人群高血压风险评估、筛查与规范化诊疗临床辅助决策系统工具，提升高血压诊疗能力。推动"三高共管、三级协同"及基本公共卫生服务信息系统的互联互通，实现各医疗机构高血压患者的双向转诊、健康管理和远程医疗等实时互动，提高高血压管理效率。

二、高血压筛查检出分类及检出方案

（一）一般人群

指血压正常（<120/80 mmHg），或正常高值血压（收缩压130～139 mmHg和/或舒张压85～89 mmHg）不伴有任何危险因素者。

（1）至少每两年测量血压一次；

（2）充分利用各种机会性筛查：

1）单位组织的各种体检或各种从业人员体检；

2）计划性的辖区内成人高血压普查或建立健康档案；

3）利用特定场所，如健康驿站、健康加油站及其他机会性筛查采集的血压数据；

4）医疗机构对35岁以上成年人实行首诊测血压制度。

（二）高血压易患人群

有下列情况之一者未来发展成高血压的风险显著增加，为高血压易患人群：

（1）高血压前期：血压高值［收缩压130～139 mmHg和（或）舒张压85～89 mmHg］；

（2）超重或肥胖：超重［体质指数（BMI）24.0～27.9 kg/m²］或肥胖（BMI≥28.0 kg/m²）；或腹型肥胖：男性腰围≥90 cm（2.7尺），女性腰围≥85 cm（2.5尺）；

（3）高血压家族史（一、二级亲属）；

（4）长期高盐膳食；

（5）长期过量饮酒［每日饮白酒≥100 mL（2两）］；

（6）年龄≥45岁；

（7）长期精神紧张。

易患人群一般要求每半年测量1次血压，提倡家庭自测血压。鼓励利用各种机会性筛查测量血压。

表1-1　高血压易患人群筛查表（是/否）

高危因素	是否存在
正常高值血压（收缩压130~139 mmHg和/或舒张压85~89 mmHg）	□是□否
超重（体质指数≥24.0 kg/m²） 肥胖（体质指数≥28.0 kg/m²） 腹型肥胖（腰围男性≥90 cm，女性≥85 cm）	□是□否
高血压家族史（一、二级亲属）	□是□否
长期过量饮酒［每日饮白酒≥100 mL（2两）且每周饮酒≥4次］	□是□否
长期高盐膳食（食盐量≥10克）	□是□否
男性>55岁，女性>65岁	□是□否
血脂异常：TC≥5.18 mmol/L（200 mg/dL）或LDL-c≥3.37 mmol/L（130 mg/dL）或HDL-c<1.04 mmol/L（40 mg/dL）或TG≥1.70 mmol/L（150 mg/dL）	□是□否
糖调节异常：FBG≥6.1 mmol/L（110 mg/dL）或PBG≥7.8 mmol/L（140 mg/dL）	□是□否

注：具有上列一项及以上危险因素者，即为高血压易患人群。空腹血糖：FBG；餐后2小时血糖：PBG。

（三）高血压人群

在未使用降压药物的情况下，不同日期、不同时间诊室测量血压3次以上，SBP≥140 mmHg和（或）DBP≥90 mmHg。SBP≥140 mmHg和DBP（90 mmHg为单纯收缩期高血压（isolated systolic hypertension，ISH）。患者既往有高血压史，目前正在使用降压药物，血压虽然低于140/90 mmHg，仍应诊断为高血压。根据血压升高水平，又进一步将高血压分为1级、2级和3级（表1-2）。动态血压监测（ambulatory blood pressure monitoring，ABPM）的高血压诊断标准为：平均SBP/DBP24 h≥130/80 mmHg；白天≥135/85 mmHg；夜间≥120/70 mmHg。ABPM的白天高血压诊断标准为≥135/85 mmHg，与诊室血压的140/90 mmHg相对应。

由于诊室血压测量的次数较少，血压又具有明显波动性，需要数周内多次测量来判断血压升高情况（尤其对于1级、2级高血压）。如有条件，应进行24小时动态血压监测或家庭血压监测。

第三节　高血压诊断规范

一、高血压的定义

在未用抗高血压药物的情况下，非同日3次测量诊室血压收缩压SBP≥140 mmHg和（或）DBP≥90 mmHg。SBP≥140 mmHg和DBP（90 mmHg为单纯诊断收缩期高血压（isolated systolic hypertension，ISH）。如目前正在服用降压药物，虽血压低于140/90 mmHg，也诊断为高血压。

二、高血压的诊断和血压水平分级标准

（1）基于诊室测量血压的诊断标准：在未使用降压药物的情况下，不同日期、不同时间诊室测量血压3次以上，SBP≥140 mmHg和（或）DBP≥90 mmHg。SBP≥140 mmHg和DBP（90 mmHg为单纯诊断收缩期高血压（isolated systolic hypertension，ISH）。患者既往有高血压史，目前正在使用降压药物，血压虽然低于140/90 mmHg，仍应诊断为高血压。根据血压升高水平，又进一步将高血压分为1级、2级和3级（表2），由于诊室血压测量的次数较少，血压又具有明显波动性，需要数周内多次测量来判断血压升高情况，尤其对于1级、2级高血压。如有条件，应进行24小时动态血压监测或家庭血压监测。

（2）动态血压监测诊断标准：24小时平均收缩压/舒张压≥130/80 mmHg，或白天收缩压/舒张压≥135/85 mmHg，或夜间收缩压/舒张压≥120/70 mmHg。

（3）家庭血压监测：平均收缩压/舒张压≥135/85 mmHg。

18岁及以上成人的血压按不同水平定义和分类（表1-2）。

表1-2　基于诊室血压水平分类和定义

分类	SBP（mmHg）	DBP（mmHg）
正常血压	<130和	<85
正常高值	120~139和（或）	80~89
高血压	≥140和（或）	≥90
1级高血压（轻度）	140~159和（或）	90~99
2级高血压（中度）	160~179和（或）	100~109
3级高血压（重度）	≥180和（或）	≥110
单纯收缩期高血压	≥140和	<90

注：当SBP和DBP分属于不同级别时，以较高的分级为准。

（4）基于动态血压监测（ambulatory blood pressure monitoring，ABPM）的高血压诊断标准为：平均SBP/DBP24 h≥130/80 mmHg；白天（或清醒状态下）≥135/85 mmHg；夜间（或睡眠状态下）≥120/70 mmHg。ABPM的高血压诊断标准为≥135/85 mmHg，与诊室血压的140/90 mmHg相对应。

（5）基于家庭自测血压的高血压诊断标准：≥135/85 mmHg，与诊室血压的140/90 mmHg和ABPM的≥135/85 mmHg相对应。

三、高血压的诊断方法

诊断高血压，必须将高血压患者已存在的各种相关疾病诊断明确并及时予以有效治疗高血压才能得到控制，心血管疾病及其危险因素才能得到充分处理，靶器官损害与心血管疾病才能得到及时防止，最终使患者的心脑肾得到保护。

诊断高血压时，临床资料的收集和分析是确定诊断的基本条件，正确分析实验室检查结果是诊断的重要依据，发现继发性高血压线索是使患者及时得到专科诊疗的前提，找到高血压患者心血管疾病的证据及时开展相关专科的协同诊疗，是避免心血管事件发生的基础。因此，"三高共管、三级协同"一体化防治体系中的各级高血压医生都应掌握严谨、科学、有效的诊断规范，要具备全面的相关学科诊断思路。

（一）高血压的诊断步骤

（1）确定高血压及其水平；

（2）查找分析高血压原因，包括对原发性高血压发病因素的确认和查找继发性高血压的原因；

（3）发现心血管疾病的各种危险因素；

（4）明确是否有靶器官损害和心血管疾病。

（二）高血压临床资料采集

1. 症状

血压升高的症状：包括头晕、头痛、耳鸣、记忆力下降、失眠、多梦、易醒、胸闷、心悸、气短、恶心、呕吐、腰腿酸软、乏力、活动能力下降、工作效率降低等。不同患者的症状表现各不相同，可以完全没有症状，也可以有全部症状，大多数患者可能出现某一组症状。所以，无论患者有无症状，都应该测量血压，以便及时发现高血压患者。

继发性高血压各原发疾病的症状：如原发性醛固酮增多症的头疼、夜尿增多和低血钾症状，急性肾小球肾炎的发热、浮肿、尿少等症状。

靶器官损害和心血管疾病的症状。如发生高血压左心功能衰竭时，会发生呼吸困难（早期劳累性呼吸困难，逐渐发展到休息时的呼吸困难，夜间阵发性呼吸困难）、胸闷气短、口唇发绀等。发生脑血管疾病时会出现头晕、头疼、恶心、呕吐、四肢活动障碍等。

上述三大类症状是诊断和鉴别高血压的依据，各级医生在采集病史时应全面记录，并注意鉴别。

2. 体征

在做出高血压诊断时，对高血压患者进行全面的体格检查非常重要。"三高共管"各级医师，特别是承担守门人责任的家庭（全科）医生，是发现异常体征的第一道关口，除了规范测量血压外，还应该完成以下体征指标的采集并全面及时录入"三高共管"信息系统。

（1）测量身高和体重，计算体质指数，测量腰围和臀围。

（2）完善心血管系统体征检查，叩诊心脏浊音界大小，颈动脉、肾动脉、周围动脉和主动脉病变的体征，以及有无心衰的证据。

（3）肺部听诊，发现啰音和支气管痉挛证据。

（4）腹部检查，寻找血管杂音、肾脏增大和其他肿块的证据。

（5）判断有无满月脸、甲状腺肿大、向心性肥胖等体征。

（6）神经系统和眼底检查判断是否有脑血管损害等。

3. 实验室检查

"三高共管"各级医师在经过详细问诊、仔细查体判断发现阳性体征后，要对高血压患者进行实验室检查，并对检查结果进行分析鉴别，对高血压患者所存在的疾病做全面评估、判断疗效和药物是否存在不良反应。"三高共管"各级医师对高血压患者的检查可分为三大类：

（1）常规检查：指所有高血压患者首次就诊时应进行的常规检查，其中一部分检查项目可在"三高基地"完成，其余的部分检查需要交由其上级"三高中心"完成。"三高之家"的医生应妥善安排高血压患者的常规检查，与"三高基地"和"三高中心"协同工作，以实现体系的高效、便捷（表1-3）。

表1-3　高血压患者常规检查项目及其意义

检查项目	高血压的鉴别诊断	确定心血管危险因素	发现心血管疾病	用药前后观察	三高之家	三高基地	三高中心
尿常规	+		+	+	+		
血常规	+		+	+	+		
电解质	+		+	+	+		
血肌酐	+		+	+	+		
血尿酸		+	+	+	+		
血脂		+	+	+	+		
空腹和餐后血糖	+	+	+	+	+		
同型半胱氨酸		+		+		+	
基础RAAS	+						+
甲状腺功能	+					+	+
肝功能与肌酸激酶（CK）				+		+	+
心电图			+	+	+		
超声动心图	+		+	+		+	+
动态血压	+		+	+	+	+	+

续表

检查项目	高血压的鉴别诊断	确定心血管危险因素	发现心血管疾病	用药前后观察	三高之家	三高基地	三高中心
腹部B超	+		+				+
肾动脉B超	+		+	+		+	+
颈动脉B超			+				+

（2）特需检查：指对发现异常者需要进一步明确疾病诊断的检查。包括血管造影、肾上腺CT、立卧位实验等，需要"三高中心"的高血压专科医生决定和完成。

（3）复查：复查指服药后观察药物的效果和不良反应，或者病情变化时的检查。服用血管紧张素转换酶抑制剂（ACEI）或血管紧张素受体拮抗剂（ARB）后在观察降压效果的同时，要观察药物对肾功能和血钾的影响。服用β阻滞剂后要观察心电图的相关指标。合并高血脂或者心脏疾病服用调脂药物后要观察血脂控制效果，观察肝功能、肌酸激酶等变化。合并糖尿病服用降糖药物后要观察血糖控制情况。复查内容主要由"三高之家"在持续管理过程中根据规范和临床需要来发起，三级机构协同完成。也可以由"三高基地"和"三高中心"在进行协同诊疗过程中按需发起和协同完成。

（4）随诊。

1）随诊的目的及内容：患者开始治疗后的一段时间，为了评估治疗反应，使血压稳定地维持于目标水平须加强随诊，诊视的相隔时间较短。随诊中除密切监测血压及患者的其他危险因素和临床疾患的改变以及观察疗效外，还要与患者建立良好的关系，向患者进行保健知识的宣教：让患者了解自己的病情，包括高血压、危险因素及同时存在的临床疾患，了解控制血压的重要性，了解终生治疗的必要性。

为争取药物治疗取得满意疗效，随诊时应强调按时服药，让患者了解该种药物治疗可能出现的副作用，后者一旦出现，应及早报告。深入浅出且耐心向患者解释改变生活方式的重要性，使之理解治疗意义，自觉付诸实践，并长期坚持。

2）随诊间隔：根据患者的心血管总危险分层及血压水平，由医生视具体情况而定。若高血压患者当前血压水平仅属正常高值或1级，危险分层属低危者或仅服一种药物治疗者，可安排每1～3个月随诊一次；新发现的高危及较复杂病例随诊的间隔应较短，高危患者血压未达标的，每2周至少随访一次；血压达标且稳定的，每个月随访1

次。经治疗后，血压降低达到目标，其他危险因素得到控制，可以减少随诊次数。若治疗6个月，使用了至少3种降压药，血压仍未达目标，"三高之家"在持续管理过程中根据规范和临床需要来发起，三级机构协同完成。也可以由"三高基地"和"三高中心"在进行协同诊疗过程中按需发起和协同完成。

三级机构协同加强对患者的随访，从而提高高血压的治疗率和控制率。

应特别强调的是：暂时决定不予药物治疗的患者，应同样定期随诊和监测，并按随诊结果考虑是否给予抗高血压药物，以免延误病情。

四、高血压临床诊断的书写规范

"三高共管"各级医师可以做出高血压的临床诊断，继发性高血压要求"三高基地"首席医师或者"三高中心"的专业医师做出诊断。初诊高血压，排除继发性高血压的，诊断为原发性高血压，诊断简称为"高血压"，明确继发性高血压，诊断为继发性高血压。高血压的诊断书写格式包括诊断、血压级别、危险分层和临床并发症，按血压增高水平高血压分为1、2、3级；按血压级别、现存的危险因素、靶器官损害、伴发临床疾患进行危险分层，分为低危、中危、高危三层，对于高血压合并症和并发症需要单独进行诊断，并正确书写合并症和并发症名称，书写病历时需要将危险分层（如中危、高危）写在高血压诊断中。书写格式包括病因或原发病+疾病分期与分型+并发症+功能检查+合并症。

高血压诊断书写参考（举例）：

若患者血压平均值为152/96 mmHg，高血压伴其他危险因素或靶器官损害的，则可将危险因素或靶器官损害列出，合并糖尿病、脑梗死后遗症、颈动脉超声内膜中层厚度（IMT）≥0.9 mm或动脉粥样斑块，诊断格式如下：

高血压1级（高危组）

高血压病性心脏病

心功能IV级

糖尿病

脑梗死后遗症

外周血管病变

五、继发性高血压的排除规范

常见继发性高血压有肾脏病、肾动脉狭窄、原发性醛固酮增多症、嗜铬细胞瘤、皮质醇增多症、大动脉疾病、睡眠呼吸暂停综合征、药物引起的高血压等。

"三高共管"各级医师在诊疗过程中发现以下情况应警惕继发性高血压的可能，应及时做好系统标记，发起协同诊疗，启动继发性高血压的诊断流程，直至确诊或排除。

（1）发病年龄<30岁；

（2）重度高血压（高血压3级以上）；

（3）血压升高伴肢体肌无力或麻痹，常呈周期性发作，或伴自发性低血钾；

（4）夜尿增多，血尿、泡沫尿或有肾脏疾病史；

（5）阵发性高血压，发作时伴头痛、心悸、皮肤苍白及多汗等；

（6）下肢血压明显低于上肢，双侧上肢血压相差20 mmHg以上、股动脉等搏动减弱或不能触及；

（7）夜间睡眠时打鼾并出现呼吸暂停；

（8）长期口服避孕药者；

（9）联合3种以上降血压药物，降压效果差，不易控制顽固性高血压患者。

六、高血压急/亚急症诊断

1. 识别急/亚急症

望：患者是否有意识障碍、憋气、烦躁？听：湿性啰音或者哮鸣音？问：患者是否有胸闷、胸痛、呼吸困难及深大呼吸，是否有心慌、出汗，是否有食欲减退、恶心呕吐或腹痛？查：血压。

2. 诊断急/亚急症

高血压急症是指原发性或继发性高血压患者，在某些诱因作用下，血压突然和显著升高（一般超过180/120 mmHg），同时伴有进行性心、脑、肾等重要靶器官功能不全的表现。高血压急症包括高血压脑病、颅内出血（脑出血和蛛网膜下腔出血）、脑梗死、急性心力衰竭、肺水肿、急性冠状动脉综合征（不稳定型心绞痛、急性非ST段抬高和ST段抬高心肌梗死）、主动脉夹层动脉瘤、子痫等。应注意血压水平的高低与急性靶器官损害的程度并非成正比。一部分高血压急症并不伴有特别高的血压值，如并发于妊娠期或某些急性肾小球肾炎的患者，但如血压不及时控制在合理范围内会对脏器功能产生严重影响，甚至危及生命，处理过程中需要高度重视。并发急性肺水肿、主动脉夹层动脉瘤、心肌梗死者，即使血压仅为中度升高，也应视为高血压急症。高血压亚急症是指血压显著升高但不伴靶器官损害。患者可以有血压明显升高造

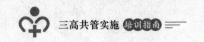

成的症状，如头痛、胸闷、鼻出血和烦躁不安等。相当多数的患者有服药顺从性不好或治疗不足。

血压升高的程度不是区别高血压急症与高血压亚急症的标准，区别两者的唯一标准是有无新近发生的急性进行性的严重靶器官损害。若有条件，可进行脑钠肽、心肌酶、尿常规、心电图及心脏彩超、颅脑CT等检查。

"三高之家"遇到上述高血压急症情形患者，应紧急处理后立即启动绿色通道转诊至具备诊治能力的"三高基地"或者"三高中心"。若遇到高血压亚急症患者，可以先进行血压监测，1小时内血压如果降至160/100 mmHg，可以继续观察24小时，如果病情需要可以由"三高之家"发起线上协诊评估与处置。

第四节　高血压的风险评估规范

高血压患者靶器官损伤（心、脑、肾、血管等）的识别，对于评估患者心血管风险、进行早期积极治疗具有重要意义。在高血压到最终发生心血管事件的整个疾病过程中，亚临床靶器官损害是极其重要的中间环节。采用相对简便、花费较少、易于推广的检查手段，在高血压患者中检出无症状性亚临床靶器官损害是高血压诊断评估的重要内容。

风险评估目的是评估心血管病发病风险、靶器官损害及并存的临床情况，是确定高血压治疗策略的基础。初诊时及以后每半年进行一次风险评估，"三高之家"需要评估血压控制水平和并存的其他心血管危险因素，"三高基地"在完善"三高之家"的诊断基础上需要进一步评估靶器官损害和伴随临床疾病，一年评估一次。评估具体内容包括病史、体格检查、辅助检查及心血管综合风险评估。

高血压风险评估在高血压的初诊、定期复诊和病情变化时进行。每次评估都要进行病史采集、体格检查、实验室检查、血压水平分级、心血管风险评估等工作。评估时"三高共管"各级医师要按照高血压诊断和分级规范执行。

一、病史

"三高共管"各级医师需要及时采集以下病史：高血压发病时间及年龄，伴随症状，降压药使用情况及治疗反应；个人生活方式及高血压、糖尿病、血脂异常及早发心血管病家族史，参加体育锻炼情况；是否有糖尿病、痛风、血脂异常包括高血脂、脑卒中、冠心病、心力衰竭、肾脏疾病包括微量蛋白尿、外周动脉粥样硬化病等合并症和靶器官损害；是否伴随心悸、胸痛、头晕、眩晕、视力下降、感觉和运动异常；多尿、血尿、泡沫尿、间接性跛行等临床表现。

二、体格检查

"三高共管"各级医师，特别是承担守门人责任的家庭（全科）医生，常规进行各项体格检查，按照血压测量规范进行血压监测，测量身高、体质量，计算BMI，腰围。其他必要的体检：如心率、心律、足背动脉搏动、下肢水肿等。"三高基地"首席医师需要再完善颈静脉充盈或者怒张的视诊、心浊音界叩诊及心脏杂音、腰部及腹部动脉血管、股动脉血管杂音的听诊。"三高中心"专科医师负责管辖范围内的体格检查质量评估。

三、实验室检查

基本检查：由"三高之家"的家庭（全科）医生发起，与"三高基地"协同完成以下检查项目：血常规、尿常规、血生化（空腹血糖、血脂、血肌酐、血尿酸、血电解质）、心电图。

推荐检查：由"三高基地"首席高血压医师选择发起，与"三高中心"协同完成：餐后2小时血糖（空腹血糖增高者）、糖化血红蛋白（合并糖尿病者）、尿蛋白定量（尿蛋白阳性者）、尿微量白蛋白或白蛋白/肌酐比、24小时动态血压、超声新动图、颈动脉超声、肾脏超声、X线胸片、眼底检查、脉搏波传递速度、踝—臂指数。

进一步检查：怀疑继发性高血压以及有心血管并发症者，由"三高中心"高血压高级专科医师根据需要发起，必要时心脏磁共振成像（MRI）和磁共振血管造影（MRA），计算机断层扫描冠状动脉造影（CTA），心脏同位素显像，运动试验或冠状动脉造影等。

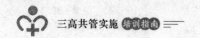

四、评估心血管综合风险

根据患者血压水平、存在的心血管危险因素、靶器官损害、伴发临床疾患进行风险分层（表1-4、表1-5、表1-6、表1-7）。心血管综合风险评估一般每年一次，对于高危患者可提高评估频次，在重要危险因素发生改变时要及时更新风险分层结果。

表1-4　需完成的靶器官损害的实验室常规检查项目

空腹血糖≥7.0 mmol/L、血钾
心电图（左心室肥厚）
空腹血脂：血总胆固醇TC≥5.18 mmol/L，LDL-c≥3.37 mmol/L；HDL-c<1.04 mmol/L；甘油三酯≥1.7 mmol/L
血肌酐：男≥115μmol/L（≥1.3 mg/dL）；女≥107μmol/L（≥1.2 mg/dL）
尿液分析（尿蛋白阳性查尿蛋白定量，糖尿病患者查尿微量白蛋白）
眼底（视乳头水肿、眼底出血或渗出）
X线胸片（左室扩大）
其他必要检查：血清同型半胱氨酸、颈动脉超声、超声心动图、餐后血糖（当空腹血糖≥6.1 mmol/L时）

注：LDL-c：低密度脂蛋白胆固醇；HDL-c：高密度脂蛋白胆固醇。

表1-5　高血压患者心血管风险分层项目内容

项目	具体内容
高血压分级	1级：140~159 mmHg/90~99 mmHg； 2级：160~179 mmHg/100~109 mmHg； 3级：≥180/110 mmHg
危险因素	年龄（男性>55岁；女性>65岁）；吸烟；血脂异常TC≥5.7 mmol/L（220 mg/dL）或LDL-c>3.3 mmol/L（130 mg/dL）或HDL-c<1.0 mmol/L（40 mg/dL）；糖耐量受损（PBG 7.8~11.0 mmol/L）和（或）空腹血糖异常（FBG 6.1~6.9 mmol/L）；早发心血管病家族史（一级亲属发病年龄男<55岁，女<65岁）；肥胖（BMI≥28 kg/m²）或腹型肥胖（腰围：男性≥90 cm，女性≥85 cm）；血同型半胱氨酸升高（≥10 μmol/L）
靶器官损害	左心室肥厚；颈动脉超声IMT≥0.9 mm或动脉粥样斑块；血清肌酐轻度升高：（男性115~133 μmol/L，女性107~124 μmol/L） 微量白蛋白尿：（30~300）mg/24 h或白蛋白/肌酐比：≥30 mg/g（3.5 mg/mmol）

项目	具体内容
伴临床疾患	脑血管病（脑出血、缺血性脑卒中、短暂性脑缺血发作）；心脏疾病（心肌梗死史、心绞痛、冠状动脉血运重建史、充血性心力衰竭）；肾脏疾病［糖尿病肾病、肾功能受损血肌酐： 男性≥133 μmol/L，女性≥124 μmol/L、蛋白尿（≥300 mg/24 h）］； 外周血管病；视网膜病变（出血或渗出，视乳头水肿）；糖尿病（空腹血糖：≥7.0 mmol/L，餐后2 h血糖：≥11.1 mmol/L）糖化血红蛋白：（HbA1c）≥6.5%

注：TC：总胆固醇；LDL-c：低密度脂蛋白胆固醇；HDL-c：高密度脂蛋白胆固醇；IMT：内膜中层厚度，PBG：餐后血糖，BMI：体质指数，FBG：空腹血糖。

表1-6　简化高血压患者心血管风险分层表

分层	主要内容
低危	高血压1级且无其他危险因素
中危	（1）高血压2级无危险因素或伴1～2个危险因素 （2）高血压1级并伴1～2个危险因素
高危	（1）高血压3级 （2）高血压1或2级伴危险因素≥3个或靶器官损害 （3）高血压（任何级别）伴任何一项靶器官损害（左室肥厚、颈动脉内膜增厚、血肌酐轻度升高） （4）高血压（任何级别）并存任何一项临床疾患（心脏病、脑血管病、肾脏病、周围血管病、糖尿病等）

表1-7　简化的高血压患者心血管风险水平分层

其他危险因素和病史	1级高血压	2级高血压	3级高血压
无	低危	中危	高危
1～2个其他危险因素	中危	中危	高危
≥3个其他危险因素、靶器官损害	高危	高危	高危
临床合并症或合并糖尿病	很高危	很高危	很高危

五、高血压患者预后影响因素评估

对初诊患者应通过全面询问病史、体格检查及各项辅助检查，找出影响预后的心血管疾病的危险因素、靶器官损害以及并存其他临床疾患等因素（表1-8）。

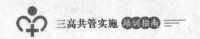

表1-8 影响高血压患者心血管预后的重要因素

心血管危险因素	靶器官损害	伴临床疾患
高血压（1～3级） 男性>55岁，女性>65岁 吸烟 糖耐量受损（餐后2 h 血糖7.8～11.0 mmol/L） 和（或）空腹血糖受损 （6.1～6.9 mmol/L） 血脂异常 TC≥5.7 mmol/L（220 mg/ dL）或 LDL-c>3.3 mmol/L（130 mg/ dL）或 HDL-c<1.0 mmol/L（40 mg /dL） 早发心血管病家族史（一 级亲属发病年龄男性<55 岁，女性<65岁） 腹型肥胖（腰围：男性 ≥90 cm，女性≥85 cm） 或肥胖（BMI≥28 kg/m²） 血同型半胱氨酸升高 （≥10 μmol/L）	左心室肥厚 心电图：Sokolow-Lyon>38 mm或 Cornell>2440 mm×ms；超声心动 图LVMI： 男≥125 g/m²，女≥120 g/m² 颈动脉超声IMT≥0.9 mm或动脉 粥样斑块 颈-股动脉脉搏波速度≥12 m/s 踝/臂血压指数<0.9 eGFR降低（eGFR<60 mL/（min· 1.73 m²） 或血清肌酐轻度升高： 男性115～133 μmol/L（1.3～1.5 mg/dL） 女性107～124 μmol/L（1.2～1.4 mg/dL） 微量白蛋白尿：30～300 mg/24 h 或 白蛋白/肌酐比：≥30 mg/g（3.5 mg/mmol）	脑血管病 脑出血，缺血性脑卒中，短暂性脑 缺血发作 心脏疾病 心肌梗死史，心绞痛，冠状动脉血 运重建史，慢性心力衰竭 肾脏疾病 糖尿病肾病，肾功能受损，血肌 酐： 男性≥133 μmol/L（1.5 mg/dL）， 女性≥124 μmol/L（1.4 mg/dL）， 蛋白尿（≥300 mg/24 h） 外周血管疾病 视网膜病变 出血或渗血，视乳头水肿 糖尿病 空腹血糖≥7.0 mmol/L（126 mg/ dL），餐后2 h血糖≥11.1 mmol/ L（200 mg/dL），糖化血红蛋白 ≥6.5%

注：TC：总胆固醇；LDL-c：低密度脂蛋白胆固醇；eGFR：估算的肾小球滤过；HDL-c：高密度脂蛋白胆固醇；LVMI：左心室质量指数；IMT：内中膜厚度。

第五节 高血压治疗规范

依据心血管疾病总体风险和危险分层制定持续治疗管理方案。

治疗高血压的主要目的是最大限度地降低心脑血管并发症发生和死亡的总体危险，因此，应在治疗高血压的同时，干预所有其他的可逆性心血管危险因素（如吸烟、高胆固醇血症或糖尿病等），并适当处理同时存在的各种临床情况。危险因素越多，其程度越严重，若还兼有临床情况，则心血管病的绝对危险就越高，对这些危险因素的干预力度也应越大。

心血管危险与血压之间的关系在很大范围内呈连续性，即便在低于 140/90 mmHg 的所谓正常血压范围内也没有明显的最低危险阈值。因此，应尽可能实现降压达标。

最近，对既往的抗高血压临床试验进行汇总分析后发现，在高危患者中，虽然经过降压、调脂及其他危险因素的干预，患者的心血管"残余危险"仍然很高。为了改变这种局面，需要进行更早期的有效干预，即对低、中危患者进行更积极治疗，并对检出的各种亚临床靶器官损害进行有效治疗，以预防或延缓此类患者的疾病发展进入高危阶段。

一、高血压的治疗原则

（1）高血压治疗三原则：达标、平稳、合并危险因素综合管理。治疗高血压的主要目的是降低心脑血管并发症的发生和死亡风险。

（2）使用ACE、ARB、B受体阻滞剂等尽量减少高血压对心、脑、肾等重要器官的损害，争取逐渐逆转已经形成的损害。

（3）在降压治疗的同时，要防治心、脑血管并发症的其他危险因素，如左心室肥厚、高脂血症、糖尿病、高胰岛素血症、胰岛素抵抗和肥胖等。

（4）方案应尽量简便、经济、有效，能够长期坚持，提高高血压治疗的依从性。

（5）提倡有病早治，无病早防，强调病人与医院、家庭要密切配合。自测血压十分重要，这是控制高血压的决定性因素。

（6）低剂量开始以获得可能的疗效而使不良反应最小，尤其老年人群，如血压未能达到控制目标，应根据服药情况增加该药的剂量，以获得最佳疗效。

（7）为使降压效果增大而不增加不良反应，可以采用两种或多种降压药联合治疗。2级以上高血压为达到目标血压常需降压药联合治疗。

（8）如果第一种药物疗效很差或不能耐受，可换另一类降压药物或者小剂量加用第二种药物，而不是加大第一种药物的剂量。

（9）为了有效地防止靶器官损害，对非勺型高血压患者最好使用1天1次持续24小时的控释和缓释药物。对勺型高血压患者，最好在高血压高峰前给予相应的作用时间较短的药物，要求24小时内血压稳定在目标范围内。要求最好24小时进行动态血压监测。

（10）如第一种药物无效，应进行合理的联合用药，通常加小剂量第二种降压药，而不是加大第一种药物的剂量。有效的五类联合用药组合是：利尿剂+β受体阻滞剂；利尿剂+血管紧张素转换酶抑制剂（ACEI类）或者血管紧张素II受体拮抗剂（ARB类）；β受体阻滞剂+钙离子拮抗剂（CCB类）；CCB类+ACEI类或ARB类；α受体阻滞剂+β受体阻滞剂。

二、高血压的治疗目标

高血压治疗主要目标是血压达标，以期最大限度地降低心脑血管病等并发症的发病及死亡总危险，同时降低血清同型半胱氨酸。处于急性期的冠心病或脑卒中患者，应按照相关指南进行血压管理。舒张压低于60 mmHg的冠心病患者，应在密切监测血压的情况下逐渐实现降压达标。

（1）普通高血压患者血压降至140/90 mmHg以下，如果能耐受，可以控制在130/80 mmHg。

（2）老年（≥65岁）高血压患者的血压降至150/90 mmHg以下；如果能耐受，可进一步降至140/90 mmHg以下。80岁以上高血压患者的血压降至150/90 mmHg。

（3）在治疗高血压的同时，干预患者的所有危险因素，并适当处理患者同时存在的各种临床疾患。一般情况下，1~2级高血压争取在4~12周内血压逐渐达标，并坚持长期达标；一般每周降低血压值以5~10 mmHg为宜，若患者治疗耐受性差或是老年人，达标时间可适当延长。

（4）特殊患者人群降压目标（表1-9）。

表1-9 特殊人群的目标血压

人群	目标血压
老年患者	65~79岁，首先应降至150/90 mmHg以下，如果能耐受，可进一步降至140/90 mmHg以下；80岁及以上高血压患者的血压降至150/90 mmHg
妊娠高血压患者	控制在140/100 mmHg以下
脑血管病患者	病情稳定的脑卒中患者降压目标140/90 mmHg以下，急性缺血性卒中并准备溶栓的患者的血压应控制在180/110 mmHg
冠心病患者	控制在140/90 mmHg以下，如能耐受可以控制在130/80 mmHg以下，应注意舒张压不宜降得过低，但一般不低于60 mmHg
糖尿病患者	一般成人糖尿病患者控制在130/80 mmHg以下，老年糖尿病患者和糖尿病合并冠心病患者，控制在140/90 mmHg以下

人群	目标血压
肾脏疾病患者	无蛋白尿者控制在140/90 mmHg以下，有蛋白尿者控制在130/80 mmHg以下
心力衰竭患者	控制在130/80 mmHg以下，高血压合并左心室肥厚但尚未出现心力衰竭可先降至140/90 mmHg以下，如能耐受可以控制在130/80 mmHg以下

三、高血压治疗策略

按低危、中危、高危及很高危分层，应全面评估患者的总体危险，并在危险分层的基础上做出治疗决策。

很高危病人：立即开始对高血压及并存的危险因素和临床情况进行综合治疗；

高危病人：立即开始对高血压及并存的危险因素和临床情况进行药物治疗；

中危病人：先对患者的血压及其他危险因素进行为期数周的观察，评估靶器官损害情况，然后决定是否以及何时开始药物治疗；

低危病人：对患者进行较长时间的观察，反复测量血压，尽可能进行24小时动态血压监测，评估靶器官损害情况，然后决定是否以及何时开始药物治疗。

四、生活方式干预

非药物治疗主要指生活方式干预，即去除不利于身体和心理健康的行为和习惯。它不仅可以预防或延迟高血压的发生，还可以降低血压，提高降压药物的疗效，从而降低心血管风险。高血压确诊后，所有患者均应长期坚持非药物治疗（生活方式干预），大多数患者需要长期坚持降压药治疗，前者是高血压治疗的基石，后者是血压达标的关键，二者相辅相成，缺一不可。

（一）高血压易患人群的健康生活方式

1. 合理膳食，均衡营养

《中国居民膳食指南（2016）》针对所有健康人群提出下列核心推荐。

（1）食物多样，谷类为主：每日的膳食应包括谷薯类、蔬菜水果类、畜禽鱼蛋奶类、大豆坚果类等食物。平均每日摄入12种以上食物，每周25种以上；每日摄入谷薯类食物为250～400 g，其中全谷物和杂豆类为50～150 g，薯类为50～100 g。食物多样、谷类为主是平衡膳食模式的重要特征。

（2）多吃蔬果、奶类、大豆：蔬菜水果是平衡膳食的重要组成部分，奶类富含钙，大豆富含优质蛋白质；餐餐有蔬菜，保证每日摄入300～500 g蔬菜，深色蔬菜应占1/2；天天吃水果，保证每日摄入200～350 g新鲜水果，果汁不能代替鲜果；进食多种奶制品，相当于每日液态奶300 g；经常食用豆制品，适量进食坚果。

（3）适量摄入鱼、禽、蛋、瘦肉：鱼、禽、蛋、瘦肉摄入应适量；每周摄入鱼280～525 g，畜禽肉280～525 g，蛋类280～350 g，平均每日摄入总量为120～200 g；优先选择鱼和禽；食用鸡蛋不弃蛋黄；少食用肥肉、烟熏及腌制肉制品。

（4）少盐少油，控制糖分：培养清淡饮食习惯，少食用高盐和油炸食品。成人每日食盐摄入量不超过6 g，每日烹调油摄入量为25～30 g；控制添加糖的摄入量，每日摄入量不超过50 g，最好控制在25 g以下；每日反式脂肪酸摄入量不超过2 g；足量饮水，成年人每日7～8杯水（1500～1700 mL），提倡饮用白开水和茶水；不喝或少喝含糖饮料。

（5）食不过量，控制总能量摄入，保持能量平衡。

2. 不吸烟

医生应强烈建议并督促社区人群不吸烟或戒烟，提供戒烟方法和技能指导，必要时指导患者寻求药物辅助戒烟（使用尼古丁替代品、安非他酮缓释片、伐尼克兰等），同时也应对戒烟成功者进行随访和监督，避免复吸。

3. 限酒

所有人群均应控制饮酒量，每日酒精摄入量男性不应超过25 g、女性不应超过15 g。不提倡社区人群饮酒，如不能戒酒，则应少量摄入：白酒、葡萄酒（或米酒）、啤酒的摄入量应分别少于50 mL/d、100 mL/d、300 mL/d。

4. 控制体质量

衡量超重和肥胖最简便和常用的生理测量指标是体质指数（BMI）［计算公式为：BMI＝体质量（kg）/身高^2（m^2）］和腰围。高危人群应通过合理膳食和适量运动维持合理体质量，超重和肥胖人群BMI控制目标为<24 kg/m^2，高血压、糖尿病患者BMI控制目标为<23.9 kg/m^2。体质量下降对改善高血压、胰岛素抵抗、糖尿病、高脂血症及左心室肥厚均有益。

最有效的减重措施是控制能量摄入和增加体力活动。减重的速度因人而异，通常以每周减重0.5～1.0 kg为宜。建议超重或肥胖者3～6个月体质量减轻5%～10%，消瘦者应通过均衡的营养计划恢复并长期维持理想体质量。适当降低体质量，减少体内脂肪含量，可明显降低血压，减重10 kg可降低收缩压5～20 mmHg。对于非药物措施减重效果不理想的重度肥胖患者，应在医生指导下使用减肥药物控制体质量。

5. 体育运动

适量运动可降低致命的心血管疾病发生风险，而且有助于控制体质量，降低高危人群发病风险。根据体质和年龄选择自己喜好的运动项目。坚持适度、有恒、有序的原则，选择长期有规律、循序渐进的运动方式。注意避免发生运动低血糖，患者在开始参加运动时应经常监测血糖，活动量大或激烈时应调整食物摄入及药物使用。

（1）适量运动包括：① 选择适合个人的运动项目，如广场舞、慢跑、快步行走、健身操、游泳、骑车、跳舞和非比赛性划船、太极拳等，尽量避免选择剧烈的运动项目，如篮球或足球。② 根据"1、3、5、7方案"进行适当的体力活动，即每日活动1次，每次活动30分钟，每周活动5次，活动后心率不超过（170—年龄）次/分。c锻炼强度以运动后不出现明显不适或疲劳为宜。

（2）典型的体力活动计划包括3个阶段：① 5~10分钟的轻度热身活动；② 20~30分钟的耐力活动或有氧运动；③ 放松阶段，约5分钟，逐渐减少用力，使心脑血管系统的反应和身体产热功能逐渐稳定。运动形式和运动量应与个体年龄、体质及其社会、经济、文化背景相适应，将有益的体力活动融入到日常生活中。适量运动可降低收缩压4~9 mmHg。

（3）注意运动禁忌：① 合并各种急性感染者、近期出现急性并发症者（如新近发生血栓）、收缩压＞180 mmHg、急性或恶化的心功能不全、不稳定型心绞痛、心律失常且活动后加重者；② 经常出现脑供血不足者；③ 严重糖尿病肾病或眼底病变者、血糖未得到有效控制（血糖＞14.0~16.0 mmol/L）、明显低血糖症或血糖不稳定者。

6. 生活规律，减轻精神压力，保持心理平衡

建议社区人群生活规律，按时入睡，不熬夜，保证每日睡眠时间为7~9小时。睡眠是最好的养生，良好的睡眠有助于降压。如果存在睡眠障碍，建议就诊，必要时辅以药物治疗。

心理干预可以抵消心理压力，促进健康的行为和生活方式。干预措施包括针对心理-社会危险因素和对疾病进行辅导、认知行为的治疗、压力管理课程、冥想、自主性训练、生物反馈、呼吸、瑜伽和肌肉放松等。拥有良好的健康心态是高危人群心理干预中极其重要的一环。应采取各种措施，帮助患者预防和缓解精神压力以及纠正和治疗病态心理，必要时建议患者寻求专业的心理辅导或治疗。

（二）高血压治疗性生活方式

高血压治疗性生活方式适用于所有社区高血压人群（包括使用降压药物治疗的患者），是指在易患人群和终点人群的健康的生活方式基础上，低钠饮食，减少钠盐摄

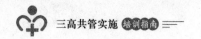

入；合理膳食，均衡营养；限酒。

1. 低钠饮食

每人每日食盐摄入量以不超过6 g为宜，重点控制烹调用盐，适量使用酱油、酱等含盐高的调味品，少食各种咸菜、盐腌食品及高盐加工食品，用低钠盐替代普通食盐（肾功能不全、高钾血症、服用保钾利尿剂的高血压等患者慎用低钠盐）。关注食品营养标签，减钠勿忘补钾（肾功能不全患者除外）。低钠饮食可降低收缩压2~8 mmHg。

2. 合理膳食，均衡营养

合理膳食，均衡营养，可降低收缩压8~14 mmHg。食用油包括植物油（素油）每人摄入量<25 g/d；少食或不食肥肉和动物内脏；其他动物性食品摄入量也建议为50~100 g/d。多食蔬菜400~500 g/d，水果100 g/d；每人每周可食用蛋类5个；适量豆制品或鱼类，奶类250 g/d。

3. 限酒

所有高血压人群均应控制饮酒量，可降低收缩压2~4 mmHg。

五、高血压药物治疗

（一）降压药物治疗的目的

对高血压患者实施降压药物治疗的目的是，通过降低血压，有效预防或延迟脑卒中、心肌梗死、心力衰竭、肾功能不全等心脑血管并发症发生；有效控制高血压的疾病进程，预防高血压急症、亚急症等重症高血压发生。较早进行的以舒张压（≥90 mmHg）为入选标准的降压治疗试验显示，舒张压每降低5 mmHg（收缩压降低10 mmHg）可使脑卒中和缺血性心脏病的风险分别降低40%和14%；稍后进行的单纯收缩期高血压（收缩压≥160 mmHg，舒张压<90 mmHg）降压治疗试验显示，收缩压每降低10 mmHg可使脑卒中和缺血性心脏病的风险分别降低30%和23%。

（二）降压药物达标的方式

将血压降低到目标水平，可以显著降低心脑血管并发症的风险。但目前尚不确定在达到上述治疗目标后，进一步降低血压是否仍能获益。有研究显示，将冠心病患者的舒张压降低到60 mmHg以下时，可能会增加心血管事件的风险。应及时将血压降低到上述目标血压水平，但并非越快越好。高血压患者治疗1个月后，SBP下降10 mmHg左右组的心血管终点事件发生风险显著降低。对于高血压急症患者，须立即静脉使用降压药物，使血压在数分钟至2小时内迅速下降20%~25%，观察时间一般1小时；对于合并主动脉夹层动脉瘤的患者，应在5~10分钟内使血压快速下降；对于高血压次急症的患者，可口服降压药物使血压在数小时至2天内降低20%～25%；对于年轻、高血压病程较短的单纯高血压患者，降压速度可稍快；对于老年人、高血压病程较长或已有靶器官损害的心脑血管病患者，降压宜和缓，一般在2～3个月内使血压达标为宜。

大多数慢性高血压患者应在几周内逐渐降低血压至目标水平，有益于降低远期事件发生率。对于所处冠心病不同阶段（包括合并冠心病危险因素、稳定性心绞痛、急性冠状动脉综合征）的高血压患者，均应和缓降压，确保DBP不低于60 mmHg。欧洲高血压指南：对于合并少于2个危险因素的1级或2级高血压患者，应在改善其生活方式数周或数月后，血压未得到控制的情况下再开始降压治疗。老年人群的血压应在2～3个月或更长时间内达标。

（三）高血压药物治疗的时机

所有高血压患者一旦确诊，建议尽快进行生活方式干预。

高危患者应立即启动降压药治疗。

有伴随症状或者急症立即启动降压药治疗。

如果收缩压＜160 mmHg且舒张压＜100 mmHg且未合并冠心病、心力衰竭、脑卒中、外周动脉粥样硬化病、肾脏疾病或糖尿病的高血压患者，医生也可根据病情及患者意愿暂缓给药，采用单纯生活方式干预，若3个月仍未达标，再启动药物治疗。

（四）高血压药物治疗的原则

1. 小剂量起始

采用较小的有效剂量以获得疗效而使不良反应最小，逐渐增加剂量或联合用药。对2级以上的高血压患者，起始可以用常规剂量。

2. 尽量用长效药

为了有效防止靶器官损害，要求每天24小时血压稳定于目标范围内，积极推荐使用1天给药1次而药效能持续24小时的长效药物。若使用中效或短效药，每天须用药2～3次。

3. 联合用药

为使降压效果增大而不增加不良反应，可以采用2种或多种不同作用机制的降压药联合治疗。实际治疗过程中2级以上高血压或高危患者要达到目标血压，常需要降压药联合治疗。"三高之家"家庭（全科）医生要与"三高基地"首席高血压医师协同制订个性化诊疗方案，家庭（全科）医生一般可独立应用两种以下的联合用药，但对于高血压合并急症和亚急诊转诊前处理，不受两种以下降压药的联合用药的限制，但制定治疗方案时可以先发起线上协诊，"三高基地"首席高血压医师要与"三高中心"专科医生协助完成转诊前处理，以便及时启动线下绿色通道转诊。对于难治性高血压，"三高基地"首席高血压医师要与"三高中心"专科医生协同诊治。

4. 个体化治疗

根据患者的具体情况选用更适合该患者的降压药。

（五）常用降压药物的种类和作用特点

根据患者是否存在合并症及血压水平，选择合适的药物，优选长效药物。

除心力衰竭及体位性低血压风险较大的高龄初始用药患者建议从小剂量开始外，其他高血压患者可从常用起始剂量开始，每次调整药物种类或剂量后建议观察2~4周，评价药物治疗的有效性，避免频繁更换药物，除非出现不良反应等不耐受或需紧急处理的情况。

当前常用于降压的药物主要有以下5类：钙通道阻滞剂（CCB）、血管紧张素转化酶抑制剂（ACEI）、血管紧张素II受体拮抗剂（ARB）、噻嗪类利尿药、β受体阻滞剂。通常根据以上药物首字母可简称为A、B、C、D类降压药。

降压药的共同作用就是降低血压，但不同类别降压药因降压机制不同而各有其侧重点，这些侧重点正是医生为不同病情患者选择不同降压药的依据。以上5类降压药及固定低剂量复方制剂均可作为高血压初始或维持治疗的选择药物。如有必要，还可以选择其他类降压药如γ受体阻滞剂和其他降压药。

1. 利尿药

利尿剂一般分为4类：袢利尿药，如呋塞米（速尿）。噻嗪类利尿药，如氢氯噻嗪、氯噻酮、吲达帕胺等。保钾利尿药，如氨苯蝶啶，醛固酮受体拮抗剂，如螺内酯。

特点和用法：降压起效较平稳，缓慢，持续时间较长，作用持久，服药2~3天后作用达高峰。适用于轻、中度高血压，对盐敏性高血压、合并肥胖或糖尿病、更年期女性和老年人有较强的降压效果，能增强其他降压药的疗效。不良反应有乏力，痛风者禁用，保钾排钠剂不宜与ACEI合用，肾功能不全者禁用，袢利尿剂可用于肾功能不全者。

60%~90%糖尿病肾病合并高血压的患者使用噻嗪类或袢利尿剂。ACEI与氢氯噻嗪联合用药在降低患者尿蛋白水平方面优于ACEI与CCB组合。多数糖尿病肾病合并高血压的患者，尤其血压高于130/80 mmHg者需要一种以上药物控制血压，故推荐噻嗪类或袢利尿剂作为联合用药。氢氯噻嗪促进钾钠排泄，造成低钠血症时可引起反射性肾素和醛固酮分泌，对无尿或肾功能损害患者的治疗效果差，大剂量使用易导致药物蓄积，增加毒性，故其慎用于该类患者，应从小剂量每日12.5~25 mg开始。

2. β 受体阻滞剂

β 受体阻滞剂能阻断B肾上腺素受体从而拮抗去甲肾上腺素能神经递质或肾上腺素受体激动药。

特点和用法：起效较迅速，强力，各药持续时间有差异。适用于各种不同严重程度高血压，特别是快心率的中青年患者，合并心绞痛患者，对老年高血压患者疗效较差。不良反应有心动过缓，乏力，四肢发冷。对急性心力衰竭、支气管哮喘、病态窦房结综合征、房室传导阻滞、外周血管病患者禁用。

β 受体阻滞剂常用药包括美托洛尔和比索洛尔等，肾功能异常对美托洛尔的清除率无明显影响，无需调整剂量，但比索洛尔从肾脏和肝脏清除的比例相同，eGFR<20 mL/（min·1.73 m^2）时每日剂量不得超过10 mg。

第一类为非选择性 β 受体阻滞剂，主要代表药物是普萘洛尔，目前已较少使用。

第二类主要作用于 β 1受体，代表药物有美托洛尔、比索洛尔。美托洛尔主要经肝脏代谢，5%以原形经肾排泄，用于肾功能损害者剂量无需调整。

第三类主要作用于 β 和 α 1受体，代表药物有卡维地洛、拉贝洛尔。拉贝洛尔55%～60%的原形药物和代谢产物由尿排出，血液透析和腹膜透析均不易清除，应慎用于肾功能不全者。

3. 钙通道阻滞剂

钙通道阻滞剂（CCB，钙拮抗剂）是一类通过阻断血管平滑肌细胞上的钙离子通道发挥扩张血管、降低血压作用的药物。

特点与用法：起效迅速，强力，降压疗效和降压幅度较强，疗效与剂量成正比，疗效的个体差异较小，与其他类型降压药联合治疗有增强作用。除心力衰竭外较少有禁忌证。对老年患者降压效果较好，非甾体抗炎药物不受干扰，对嗜酒患者也有显著降压作用。可用于合并糖尿病、冠心病和外周血管病患者，长期使用有抗动脉粥样硬化作用。不良反应是引起心率增快，面部潮红，头痛，下肢水肿。非二氢吡啶对心力衰竭、窦房结功能低下、心传导阻滞者禁用。

CCB是一类无绝对肾脏禁忌证的降压药物。在肾功能受损时，长效CCB无需减低剂量。尤其适用于合并冠心病、肾动脉狭窄、重度肾功能不全、存在ACEI或ARB使用禁忌的患者。CCB是治疗CKD合并高血压最常用的选择之一，但若尿蛋白持续增多，需加用ACEI或ARB药物才能达到保护肾功能的作用。

非二氢吡啶类CCB地尔硫和维拉帕米能够减少蛋白尿；二氢吡啶类CCB能维持和增加肾血流量，改善血清肌酐和GFR；可以抑制内皮素对肾脏的影响以及预防肾

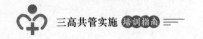

脏肥大。

二氢吡啶类CCB氨氯地平联合贝那普利在降低糖尿病患者心血管事件及延缓肾病进展方面优于贝那普利与噻嗪类利尿剂组合，非二氢吡啶CCB类药物在降低糖尿病肾病患者尿蛋白水平，延缓肾病进程方面明显优于ACEI及β受体阻滞剂，且不受血压控制的影响。

4. 血管紧张素转换酶抑制剂（ACEI）

特点：起效缓慢，逐渐增强，在3~4周达最大作用，限制钠盐摄入或联合利尿剂可使起效迅速并增强作用。对肥胖、糖尿病和靶器官受损的高血压患者具有较好的疗效，尤适用于伴心力衰竭、心肌梗死、糖尿病患者。有报道显示该药物在妊娠早期可能对胎儿有害（新生儿急性肾损伤、肺毒性作用、先天心血管系统畸形、中枢神经系统畸形、肾脏畸形、头颅发育不全等）。

培哚普利在糖尿病及肾功能减退患者中无不良代谢作用，但在透析中可被清除，中、重度肾功能损害患者应根据肾小球滤过率变化调整剂量，起始剂量2 mg/d，最大剂量不超过8 mg/d，在透析患者中培哚普利清除率同肾功能正常患者。卡托普利在肾功能严重减退患者中应谨慎使用。

贝那普利的药代动力学和生物利用度在轻、中度肾功能不全者中不受影响，重度肾功能不全患者需减量，透析对贝那普利的浓度无影响，透析后无需补充药物。

雷米普利在中度肾功能不全患者中需减量，且不能应用于聚丙烯腈或甲基烯丙基硫化钠高通量滤膜或血液透析。

福辛普利在肾功能不全患者中应减量或停药，它在透析中不可清除，但在高流量透析膜进行血液透析时较易引起类过敏反应。

赖诺普利在严重的肾功能不全患者中半衰期可达40小时以上，可在体内发生蓄积，蓄积的原药可在透析中去除。

5. 血管紧张素Ⅱ受体阻滞剂（ARB）

特点：起效缓慢，但持久而平稳，在6~8周达最大作用，作用持续时间达24小时以上，限制钠盐摄入或联合利尿剂可使疗效明显增强，治疗剂量窗较宽，疗效与剂量增大而作用增强，本类药直接与药物有关的不良反应少。ARB的治疗对象和禁忌证与ACEI相同，是后者不良反应的替换药。

氯沙坦在肾功能不全患者中无需调整剂量，缬沙坦在肾功能减退的大部分患者中都无需调整用药，但在严重肾功能不全患者中用药经验不足，应谨慎用药。替米沙坦及坎地沙坦在轻中度肾功能不全患者中无需调整用量，重度肾功能不全患者禁用。厄贝沙坦在肾功能不全及血液透析的患者中可能需要调整剂量。

对伴高血压且尿白蛋白/肌酐比值>300 mg/g或eGFR<60 mL/（min·1.73 m²）的糖尿病患者，强烈推荐ACEI或ARB类药物治疗，因其不仅减少心血管事件，而且延缓肾病进展，包括终末期肾脏病（End stage renal disease，ESRD）的发生。对伴高血压且尿白蛋白/肌酐比值30~300 mg/g的糖尿病患者，推荐首选ACEI或ARB类药物治疗，可延缓蛋白尿进展和减少心血管事件，但减少ESRD风险的证据不足。对不伴高血压但尿白蛋白/肌酐比值≥30 mg/g的糖尿病患者，使用ACEI或ARB类药物可延缓蛋白尿进展，但尚无证据显示ACEI/ARB可带来肾脏终点事件（如ESRD）获益。有研究显示双倍剂量的ACEI/ARB类药物治疗可能获益更多。对不伴高血压，无白蛋白尿且eGFR正常的糖尿病患者，不推荐使用ACEI或ARB类药物进行DKD的一级预防。

ACEI/ARB治疗期间应定期随访尿白蛋白/尿肌酐、血清肌酐、血钾水平，调整治疗方案。ACEI/ARB禁用于伴有双侧肾动脉狭窄的患者。建议用药初期两个月，每1~2周应监测血肌酐和血钾，如无异常变化，可以酌情延长监测时间；如果用药2个月内血清肌酐升高幅度>30%常提示肾缺血，应停用该类药物；如出现高钾血症，也应停用该类药物并及时治疗。临床研究显示血清肌酐≤265 μmol/L（3.0 mg/dL）的患者应用ACEI/ARB类药物是安全的，但也应监测血清肌酐和血钾。血清肌酐>265 μmol/L时应用ACEI/ARB类药物是否有肾脏获益尚存争议。多项临床研究及Meta分析显示联合使用ACEI和ARB类与单用ACEI或ARB类药物相比，并不改善肾脏终点结局及心血管事件发生率，反而会增加不良事件（高钾血症、急性肾损伤、刺激性干咳等）发生率。因此，不推荐联合使用ACEI和ARB类药物。

6. 其他类降压药物

α受体阻滞剂多在肝脏代谢，由粪便排出，少部分经尿液排泄，故肾功能损伤患者大多无需改变剂量。

（六）药物治疗方案

根据患者是否存在合并症及血压水平，选择合适的药物，优选长效药物。

除心力衰竭及体位性低血压风险较大的高龄初始用药患者建议从小剂量开始外，其他高血压患者可从常用起始剂量开始。

1. 无合并症高血压药物治疗方案

第一步：收缩压<160 mmHg且舒张压<100 mmHg：单药起始，可选择C、A、D或B。B尤其适用于心率偏快者。起始剂量观察2~4周，未达标者加量，或更换另一种药物，或直接联合使用两种药物（见联合药物推荐），每调整一次观察2~4周；≥

160 mmHg和/或舒张压≥100 mmHg：推荐两种药物联合使用，如C+A，A+D，C+D，或C+B，或者选用相应的固定剂量复方制剂。未达标则采用如上方法增加剂量或更换方案，每调整一次治疗观察2~4周。

第二步：上述两药联合使用血压仍未达标，加用第三种药物，可选C+A+D或C+A+B。

第三步：三种药物足量，观察2~4周仍未达标，可直接转诊；也可A、B、C、D四类药物合用，2~4周仍未达标再转诊。

2.有合并症高血压药物治疗方案（注：合并症急性期建议转诊治疗）

合并心肌梗死：首选A+B，小剂量联用，避免出现低血压。若未达标可加量，仍未达标加用长效C或D（包括螺内酯）；

合并心绞痛：可选择B或A或C，可联用，仍未达标加用D；

合并心力衰竭：A+B，小剂量联用，合并钠水潴留时加用D，一般选择袢利尿剂，并补钾，可加螺内酯，仍未控制可加C（限氨氯地平、非洛地平）；

合并心力衰竭患者起始联用A和B，主要用于改善预后，应注意血压偏低者起始剂量宜小，缓慢加量；

合并脑卒中：可选择C、A、D，未达标者可联合使用；

合并糖尿病：首选A，未达标者加用C或D；

合并慢性肾脏疾病：首选A，未达标者加用C或D。肌酐水平首次超出正常范围，建议降压治疗方案由上级医院决定；

合并外周动脉粥样硬化病：初始选择C、A、D或B均可，单药未达标可联合用药，同"无合并症高血压药物治疗方案"。但慎用非选择性β受体阻滞剂如普萘洛尔。

3.H型高血压的药物选用

原则同非H型高血压，优先选用复合叶酸降压制剂，或在方案的基础上加服叶酸片0.8 mgqd。对于复查血清HCY仍不能有效下降的高血压病人，需转至综合性医院门诊明确导致HCY升高的其他原因，由专业医师完成治疗方案的制定。

由于叶酸不良反应罕见，对于长期服用叶酸可能出现的畏食、恶心、腹胀等胃肠道症状进行谨慎确认，必要时减量或停药。

（七）联合药物治疗方案

1.联合用药的意义

联合应用降压药物已成为降压治疗的基本方法。许多高血压患者为了达到目标血压水平，需要应用≥2种降压药物。

2. 联合用药的适应证

Ⅱ级高血压和（或）伴有多种危险因素、靶器官损害或有临床疾患的患者，往往初始治疗即需要应用两种小剂量降压药物，如仍不能达到目标水平，可在原药基础上加量或可能需要3种甚至4种以上降压药物。

3. 联合用药的方法

（1）二药联合时，降压作用机制应具有互补性，因此，具有相加的降压作用，并可互相抵消或减轻不良反应。根据病情如果需要降压药组合方案，我国临床主要推荐应用的优化联合治疗方案是：二氢吡啶-CCB加ARB；二氢吡啶-CCB加ACEI；ARB加噻嗪类利尿剂；ACEI加噻嗪类利尿剂；二氢吡啶-CCB噻嗪类利尿剂；二氢吡啶-CCB加β受体阻滞剂。

次要推荐使用的可接受联合治疗方案是：利尿剂加β受体阻滞剂；α受体阻滞剂加β受体阻滞剂；二氢吡啶CCB加保钾利尿剂；噻嗪类利尿剂加保钾利尿剂。

不常规推荐的但必要时可慎用的联合治疗方案是：ACEI加β受体阻滞剂；ARB加β受体阻滞剂；ACEI加ARB；中枢作用药加β受体阻滞剂。

联合用药方案（表1-10）：

1）ACEI或ARB加噻嗪类利尿剂：利尿剂的不良反应是激活肾素血管紧张素醛固酮（RAAS），可造成一些不利于降低血压的负面作用。而与ACEI或ARB合用则抵消此不利因素。此外，ACEI和ARB由于可使血钾水平略有上升，从而能防止噻嗪类利尿剂长期应用所致的低血钾等不良反应。ARB或ACEI加噻嗪类利尿剂联合治疗有协同作用，有利于改善降压效果。

2）二氢吡啶类CCB加ACEI或ARB：前者具有直接扩张动脉的作用，后者通过阻断RAAS，既扩张动脉，又扩张静脉，故两药有协同降压作用。二氢吡啶类CCB常见产生的踝部水肿可被ACEI或ARB消除。CHIEF研究表明，小剂量长效二氢吡啶类CCB加ARB初始联合治疗高血压患者，可明显提高血压控制率。此外，ACEI或ARB也可部分阻断CCB所致反射性交感神经张力增加和心率加快的不良反应。

3）CCB加噻嗪类利尿剂：我国 FEVER 研究证实，二氢吡啶类CCB加噻嗪类利尿剂治疗，可降低高血压患者脑卒中发生风险。

4）二氢吡啶类CCB加β受体阻滞剂：前者具有扩张血管和轻度增加心率的作用，正好抵消β受体阻滞剂的缩血管及减慢心率的作用。两药联合可使不良反应减轻。

（2）多种药物的合用：

1）三药联合的方案：在上述各种两药联合方案中加上另一种降压药物便构成三药

联合方案，其中二氢吡啶类CCB+ACEI（或ARB）+噻嗪类利尿剂组成的联合方案最为常用。

2）四药联合的方案：主要适用于难治性高血压患者，可以在上述三药联合基础上加用第四种药物如β受体阻滞剂、螺内酯、可乐定或α受体阻滞剂等。

4. 固定配比复方制剂

这是常用的一组高血压联合治疗药物。通常由不同作用机制的两种小剂量降压药组成，也称为单片固定复方制剂。与分别处方的降压联合治疗相比，其优点是使用方便，可改善治疗的依从性，是联合治疗的新趋势。对2或3级高血压或某些高危患者可作为初始治疗的药物选择之一。应用时注意其相应组成成分的禁忌证或可能的副作用。

（1）我国传统的固定配比复方制剂包括：复方利血平（复方降压片）、复方利血平氨苯蝶啶片（降压0号）、珍菊降压片等，以当时常用的利血平、氢氯噻嗪、盐酸双屈嗪或可乐定为主要成分。此类复方制剂组成成分的合理性虽有争议，但仍在基层广泛使用。

（2）新型的固定配比复方制剂：一般由不同作用机制的两种药物组成，多数每天口服1次，每次1片，使用方便，改善依从性。目前我国上市的新型固定配比复方制剂主要包括：ACEI+噻嗪类利尿剂；ARB+噻嗪类利尿剂；二氢吡啶类CCB+ARB；二氢吡啶类CCB+β受体阻滞剂；噻嗪类利尿剂+保钾利尿剂等。

（3）降压药与其他心血管治疗药物组成的固定配比复方制剂：二氢吡啶类CCB+他汀、ACEI+叶酸，此类复方制剂使用应基于患者伴发的危险因素或临床疾患，需掌握降压药和相应非降压药治疗的适应证及禁忌证。

（八）高血压优选单药和联合治疗方案

为了切实提高高血压社区防控水平，减轻城镇高血压患者经济负担，青岛市已将部分基础降压药物免费用于高血压患者治疗；"三高共管"各级医师启动高血压药物治疗时，可以推荐联合应用免费药物，以减轻患者经济负担。

1. 优选治疗方案

（1）优选治疗方案一（低负担方案）。

① 血压 < 160/100 mmHg，或低危患者，部分中危患者。

第一步：单用尼群地平【免】（10 mg，每日2次）或卡托普利【免】（12.5~25 mg每日3次）。

第二步：单用复方利血平片【免】、尼群地平【免】+卡托普利【免】、尼群地平【免】+氢氯噻嗪【免】。

第三步：尼群地平【免】+卡托普利【免】+氢氯噻嗪【免】。

② 血压≥160/100 mmHg，或血压水平高于目标血压20/10 mmHg高危患者（伴有心脑血管病或糖尿病）。

第一步：尼群地平【免】+卡托普利【免】、复方利血平片【免】。

第二步：尼群地平【免】+卡托普利【免】+氢氯噻嗪【免】。

第三步：在第二步基础上再加其他药物或转上级医院。

血压达标并稳定，且无不良反应者，应长期维持治疗和达标，不要随意调换药物。

血压控制不良或不稳定，但无不良反应者，原药可加至最大耐受量，或加另一种类药物联合应用。出现轻度药物不良反应，可将药物适当减量应用；如有明显不良反应的则应停用原药，换其他种类降压药。

如治疗中出现痛风者，停用利尿剂氢氯噻嗪；心率<50次/min者，停用β受体阻滞剂；不能耐受的干咳者，停用卡托普利。

如出现血压偏低者，可谨慎减少剂量，观察血压变化。如出现低血压或伴明显头晕者，可减量或暂停用药，并密切监测血压变化；待血压恢复后，用小剂量开始继续药物治疗。长期随访中不可随意中断治疗。长期血压不稳定，可造成靶器官损害。对1～2级高血压患者，在夏季酷暑或冬季严寒时期，可根据血压的波动情况适度调整药物治疗方案。

对夜间及凌晨血压增高的患者可调整用药时间或在睡前加用中长效药物；建议尽量选用长效降压药，服用方便，每天1次，有利于改善治疗依从性，稳定控制血压。

（2）优选治疗方案二（高负担方案）。

① 血压 < 160/100 mmHg，或低危患者，部分中危患者。

第一步：代文（80 mg，每日1次）/络活喜（5 mg每日1次）/拜新同（30 mg每日1次）/吲达帕胺（2.5 mg每日1次）/美托洛尔缓释片（47.5 mg每日1次）。

第二步：代文+氨氯地平或拜新同、代文+吲达帕胺或氢氯噻嗪【免】、氨氯地平+美托洛尔缓释片、拜新同+美托洛尔缓释片。

第三步：代文+氨氯地平或拜新同+吲达帕胺或氢氯噻嗪【免】。

② 血压≥160/100 mmHg，或血压水平高于目标血压20/10 mmHg高危患者（伴有心脑血管病或糖尿病）。

第一步：代文+氨氯地平或拜新同、代文+吲达帕胺。

第二步：代文+氨氯地平或拜新同+吲达帕胺。

第三步：在第二步基础上再加其他药物或转上级医院。

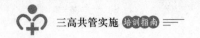

2.高血压社区药物备选方案

表1-10 社区降压药物及组合方案

方案	价格低廉药物组合方案		价格中等及偏上药物组合方案	
C+D	尼群地平+氢氯噻嗪	硝苯地平+氢氯噻嗪	氨氯地平+复方阿米洛利	非洛地平+氢氯噻嗪
A+C	卡托普利+尼群地平	依那普利+尼群地平	替米沙坦+氨氯地平 卡托普利+非洛地平	培哚普利+氨氯地平 贝那普利+氨氯地平 福辛普利+氨氯地平
或C+A	硝苯地平+卡托普利	硝苯地平+依那普利	拉西地平+依那普利 左旋氨氯地平+氯沙坦	氨氯地平+缬沙坦 硝苯地平控释片+坎地沙坦
A+D	卡托普利+吲达帕胺	卡托普利+氢氯噻嗪+	缬沙坦+氢氯噻嗪 缬沙坦+氢氯噻嗪	贝那普利+氢氯噻嗪 厄贝沙坦+氢氯噻嗪
或D+A			吲达帕胺+依那普利	吲达帕胺+替米沙坦
C+B	尼群地平+阿普洛尔	硝苯地平+美托洛尔	氨氯地平+比索洛尔	非洛地平+美托洛尔

注：A：ACEI或ARB；B：小剂量β受体阻滞剂；C：钙离子通道阻滞剂（二氢吡啶）；D：小剂量利尿剂。

（九）综合干预高血压伴多种危险因素

治疗高血压的主要目的是最大程度地降低心脑血管并发症发生和死亡的总体危险，高血压患者往往同时存在多个心血管病危险组分，包括危险因素，因此，应在治疗高血压的同时，干预所有其他的可逆性心血管危险因素（如吸烟、高胆固醇血症或糖尿病等），并适当处理同时存在的各种临床情况。除了针对某一项危险组分进行干预外，更应强调综合干预多种危险组分。综合干预有利于全面控制心血管危险因素，有利于及早预防心血管病。高血压患者综合干预的措施是多方面的，常用有降压、调脂、抗栓治疗。通过控制多种危险因素、保护靶器官、治疗已确诊的糖尿病等疾患，来达到预防心脑血管病发生的目标。

1.高血压的调脂治疗

对伴脂代谢异常者，在生活方式干预的基础上，可考虑适度调脂治疗。① 高血压伴血TC水平持续升高（TC≥6.2 mmol/L），考虑予以他汀类调脂治疗，治疗目标是TC<5.2 mmol/L。② 高血压伴冠心病、糖尿病、缺血性卒中、周围血管病，血TC≥5.2 mmol/L（LDL-c≥3.4 mmol/L），即开始他汀类调脂治疗，治疗目标

TC<4.1 mmol/L（LDL-c<2.6 mmol/L）。③ 高血压伴心肌梗死，血TC≥4.1 mmol/L（LDL-c≥2.6 mmol/L），即开始他汀类调脂治疗，治疗目标TC<3.1 mmol/L（LDL-c<2.1 mmol/L）。

使用他汀调脂治疗的患者，应注意肌肉疼痛等不良反应，必要时定期检测血清酶学（丙氨酸氨基转移酶、天门冬氨酸氨基转移、肌酸激酶）。

高血压和血脂异常均为动脉粥样硬化性心脑血管疾病的重要危险因素，高血压伴有血脂异常显著增加心血管病事件发生的风险。《中国成人血脂异常防治指南（2016年修订版）》首次明确了中国动脉粥样硬化性心血管病（ASCVD）一级预防人群的理想胆固醇水平为LDL-c<2.6 mmol/L（非HDL-c<3.4 mmol/L）。

在下列情况下，高血压患者应考虑应用他汀类药物：高血压合并≥1种代谢性危险因素，或伴靶器官损害，应使用他汀类药物作为心血管疾病的一级预防；高血压合并临床疾病（包括心、脑、肾、血管等）应使用他汀类作为二级预防。高血压患者应用他汀类药物作为一级预防，可采用低强度他汀，如合并多重危险因素（≥3个）或靶器官损害较严重，可采用中等强度他汀。高血压患者应用他汀类药物作为二级预防，初始治疗采取中等强度他汀，必要时采用高强度他汀或他汀联合其他降脂药物治疗（特异性肠道胆固醇吸收抑制剂）。

2. 高血压的抗血小板治疗

高血压伴缺血性心脑血管疾病（冠心病、缺血性卒中）、糖尿病患者，建议每天用75~100 mg阿司匹林治疗。高血压患者血压水平控制在安全范围（血压<160/100 mmHg）后方可使用抗血小板治疗，并注意出血等不良反应。三类人群不建议服用阿司匹林一级预防：

（1）年龄>70岁或<40岁的人群。

（2）高出血风险人群：

1）未控制的高血压；

2）有胃肠道出血、消化道溃疡或其他部位出血病史；

3）未根除的幽门螺杆菌感染；

4）正在使用增加出血风险的其他药物（包括抗血小板药物、抗凝药物、糖皮质激素、非甾体抗炎药物）；

5）血小板减少、凝血功能障碍、严重肝病或慢性肾病4~5期等。

（3）经评估出血风险大于血栓风险的患者。

抗血小板治疗在心脑血管疾病二级预防中的作用已被大量临床研究证实，可有效

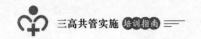

降低心血管事件风险19%~25%，其中非致死性心肌梗死下降1/3，非致死性脑卒中下降1/4，致死性血管事件下降1/6。

3. 高血压的降糖治疗

高血压常合并糖代谢异常。我国门诊高血压患者中24.3%合并糖尿病，糖尿病合并高血压可使患者心脑血管事件的风险显著增加，而降压治疗与糖尿病合并高血压患者的全因死亡率及心脑血管疾病等其他临床转归的改善显著相关。

高血压伴糖尿病的治疗时机和降压目标：SBP在130~139 mmHg或者DBP在80~89 mmHg的糖尿病患者，可进行不超过3个月的非药物治疗。如血压不能达标，应采用药物治疗。

血压≥140/90 mmHg的患者，应在非药物治疗基础上立即开始药物治疗。伴微量白蛋白尿的患者应该立即使用药物治疗。高血压伴糖尿病常需要严格控制血压，建议糖尿病患者的降压目标为130/80 mmHg，老年或伴严重冠心病患者，宜采取更宽松的降压目标值140/90 mmHg。

高血压伴糖尿病的药物选择和应用：首先考虑使用ACEI或ARB；如需联合用药，应以ACEI或ARB为基础，加用小剂量噻嗪类利尿剂（氢氯噻嗪）或二氢吡啶类CCB，合并心绞痛可加用β受体阻滞剂。糖尿病合并高尿酸血症的患者慎用利尿剂。反复低血糖发作者，慎用β受体阻滞剂，以免掩盖低血糖症状。如需应用利尿剂和β受体阻滞剂时宜小剂量使用。有前列腺肥大且血压控制不佳的患者可使用α受体阻滞剂。血压达标通常需要2种或2种以上药物的联合治疗。

合理使用降糖药，血糖控制目标：空腹血糖一般目标为4.4~7.0 mmol/L；非空腹血糖<10.0 mmol/L；糖化血红蛋白<7.0%。请参考2017年版《中国2型糖尿病防治指南》如果LDL-c>70 mg/dL（1.8 mmol/L）（糖尿病且有并发症）或>100 mg/dL（2.6 mmol/L）（糖尿病但无并发症），则应使用他汀类药物进行一级预防。

（十）特殊高血压人群的处理

高血压患者一般会伴发多个常见和其他合并症，并能影响心血管风险和治疗策略。合并症的数量随着年龄的增长以及高血压和其他疾病的流行而增加。常见合并症包括冠状动脉疾病（CAD）、脑卒中、慢性肾脏病（CKD）心衰以及慢性阻塞性肺病（COPD）。少见合并症包括风湿性疾病和精神疾病。以往的指南严重低估了少见合并症，这种情况下经常使用自行处方的药物进行治疗可能对血压控制带来干扰。应根据现有证据识别和管理常见和少见合并症。特殊高血压人群还包括老年单纯收缩性高血压（ISH）。

1. 高血压合并冠心病

冠状动脉病变是高血压导致的全身血管病变的一部分，高血压在冠心病发生发展过程中起着极为重要的作用，持续增高的血压所产生的血流动力学变化，可激活血液中的血小板，促发粥样硬化病变，进而导致心肌缺血缺氧或坏死，引起冠心病。在流行病学方面，CAD和高血压之间存在非常强的交互作用，占急性心肌梗死原因的25%~30%。

冠状动脉粥样硬化是多种原因共同作用的疾病，高血压是其中极重要的因素。研究表明，收缩压每升高10 mmHg，发生心肌梗死的风险可增加31%，60%~70%的冠状动脉粥样硬化者患有高血压，而高血压患者发生冠状动脉粥样硬化较血压正常者高出3~4倍。高血压可以加速及恶化冠状动脉发生粥样硬化病变，造成心肌耗氧量的增加而加剧冠心病发展，可发生心绞痛，重者可致急性心肌梗死、心脏性猝死的发生。此外，由于清晨是一天中血压最高的时段，猝死和心肌梗死等发病高峰均在觉醒前后1~2小时，清晨血压与冠心病的关系更为密切。

（1）高血压伴冠心病的降压目标水平：

推荐<140/90 mmHg作为合并冠心病的高血压患者降压目标。如能耐受，可降至<130/80 mmHg。应注意DBP不宜降至60 mmHg以下。高龄、存在冠脉严重狭窄病变的患者，血压不宜过低。

（2）高血压伴冠心病的药物选择：

推荐改善生活方式（戒烟、健康饮食和运动）。无论血压水平如何，一线治疗用药为ACEI/ARB或β受体阻滞剂±CCB。

1）稳定性心绞痛：首选β受体阻滞剂、CCB；血压控制不理想，可以联合使用ACEI/ARB以及利尿剂。

2）非ST段抬高急性冠脉综合征：首选β受体阻滞剂、CCB；血压控制不理想，可联合使用ACEI/ARB以及利尿剂；当考虑血管痉挛因素存在时，应该注意避免使用大剂量β受体阻滞剂。

3）急性ST段抬高心肌梗死：β受体阻滞剂和ACEI/ARB在心梗后长期服用作为二级预防可以明显改善患者的远期预后，没有禁忌证者应早期使用。血压控制不理想时可以联合使用CCB及利尿剂。

4）心肌梗死后病人：用ACEI、β受体阻滞剂和醛固酮拮抗剂。

5）进行降脂治疗，目标为LDL-c<55 mg/dL（1.4 mmol/L）。

6）常规推荐使用阿司匹林进行抗血小板治疗。

7）涉及急性心肌梗死，及时启动绿色通道协诊至"三高中心"进行治疗，转诊前处理① 应立即通过信息化平台转诊，及时传递院前信息。② 若无禁忌则应立即嚼服阿司匹林300 mg、氯吡格雷300 ~ 600 mg或替格瑞洛180 mg，尽早开始口服阿托伐他汀20 ~ 40 mg或瑞舒伐他汀10 ~ 20 mg。③ 严密监测生命体征。④ "三高之家"或者"三高基地"首诊家庭（全科）医生陪同转诊。

2.高血压合并心力衰竭

中国心力衰竭患者合并高血压的比率为54.6%。高血压患者心力衰竭的发生率为28.9%，与脑卒中相当（30.0%）。长期和持续的高血压最终导致的心力衰竭包括射血分数保留的心力衰竭（heart failure with preserved ejection fraction，HFPEF）和射血分数降低的心力衰竭（heart failure with reduced ejection fraction，HFrEF）。

高血压合并慢性HFrEF的处理：高血压的治疗对降低早期心衰和因心衰住院的风险有重要影响。如果血压≥140/90 mmHg，应进行降压治疗，建议调整生活方式（健康饮食和运动），降压药物首先推荐应用ACEI（不耐受者可使用ARB）、β受体阻滞剂和醛固酮受体拮抗，症状多的可将ACEI或ARB、β受体阻滞剂和醛固酮拮抗剂，或与袢利尿剂合用；症状少者用ACEI和β受体阻滞剂。这3种药物的联合也是HFrEF治疗的基本方案，可以降低患者的死亡率和改善预后，又均具有良好降压作用。多数此类心力衰竭患者需常规应用袢利尿剂或噻嗪类利尿剂，也有良好降压作用。β受体阻滞剂从小剂量开始，逐渐缓慢加至目标量。心力衰竭者的血压目标<130/80 mmHg但>120/70 mmHg。如仍未能控制血压，推荐应用氨氯地平、非洛地平。对于高血压人群，血管紧张素受体和脑啡肽酶抑制剂（ARNI，沙库巴曲/缬沙坦）可替代ACEI或ARB用于高血压人群中HFrEF的治疗。同样的治疗策略也适用于合并HFpEF的患者，最佳治疗策略目前尚不清楚。

高血压合并HFpEF的处理：病因大多为高血压，在心力衰竭症状出现后仍可伴高血压。ACEI（不能耐受者可使用ARB）、β受体阻滞剂和醛固酮受体拮抗剂并不能降低此类患者的死亡率和改善预后，但用于降压治疗仍值得推荐，也是安全的。如仍未能控制高血压，推荐应用氨氯地平、非洛地平。不推荐应用α受体阻滞剂、中枢降压药（如莫索尼定）。有负性肌力效应的非二氢吡啶CCB如地尔硫卓和维拉帕米不能用于HFrEF，但对于HFpEF患者，仍可能是安全的。

高血压合并急性心力衰竭的处理：临床特点是血压升高，以左心衰竭为主，发展迅速，且多为HFpEF。需在控制心力衰竭的同时积极降压，主要静脉给予袢利尿剂和血管扩张药，包括硝酸甘油、硝普钠或乌拉地尔。若病情较轻，可以在24 ~ 48小时内逐渐降压；病情重伴有急性肺水肿的患者在初始1小时内平均动脉压的降低幅度不超过治疗前水平的25%，2~6小时内降至160/100~180/110 mmHg，24~48小时内使血压逐渐降至正常。

以上因病情需要启动协诊者，应及时启动绿色通道协诊。协诊前处理：如果血压高给予利尿剂和血管扩张药处理；同时联系三级医防融合的上一级医疗机构救护车；严密监测生命体征。

3. 高血压合并CKD

高血压和肾脏病密切相关，互为病因和加重因素。各种CKD导致的高血压称为肾性高血压，主要分为肾血管性高血压和肾实质性高血压。我国非透析CKD患者高血压患病率为67.3%~71.2%，而透析患者中高血压患病率高达91.7%。

（1）CKD患者降压治疗的时机和降压目标。

CKD合并高血压患者SBP≥140 mmHg或DBP≥90 mmHg时开始药物降压治疗。降压治疗的靶目标在白蛋白尿<30 mg/d时为<140/90 mmHg，在白蛋白尿30~300 mg/d或更高时为<130/80 mmHg，60岁以上的患者可适当放宽降压目标。蛋白尿是CKD患者肾功能减退及心血管疾病（CVD）疾病和CVD死亡的危险因素，对存在蛋白尿的患者推荐更严格的130/80 mmHg的降压目标。

（2）CKD患者的降压药物应用原则。

ACEI/ARB、CCB、α受体阻滞剂、β受体阻滞剂、利尿剂都可以作为初始选择药物。RAS抑制剂是一线药物，因为其在降低血压的同时可以减少蛋白尿。ACEI/ARB不但具有降压作用，还能降低蛋白尿、延缓肾功能的减退，改善CKD患者的肾脏预后。初始降压治疗应包括一种ACEI或ARB，单独或联合其他降压药，但不建议两药联合应用。用药后血肌酐较基础值升高<30%时仍可谨慎使用，超过30%时可考虑减量或停药。二氢吡啶类和非二氢吡啶类CCB都可以应用，其肾脏保护能力主要依赖其降压作用。GFR>30 mL/（min·1.73 m^2）（CKD1~3期）患者，噻嗪类利尿剂有效；GFR<30 mL/（min·1.73 m^2）（CKD4~5期）患者可用襻利尿剂。β受体阻滞剂可以对抗交感神经系统的过度激活而发挥降压作用，α/β受体阻滞剂具有较好的优势，可发挥心肾保护作用，可应用于不同时期CKD患者的降压治疗。其他降压药，如α1受体阻滞剂、中枢α受体激动剂，均可酌情与其他降压药物联用。应注意监测eGFR、微量白蛋白尿和血电解质。

（3）ESRD透析患者（CKD5期）的降压治疗。

ESRD需要进行透析治疗，要求协诊至有透析资质的三高中心的血液净化中心进行维持性血液透析或者腹膜透析治疗，对于ESRD血压＜140/90 mmHg，首选ACEI、ARB，但要注意监测肾功能，如用ACEI/ARB后血肌酐较基础升高<30%，则可谨慎使用或减量；如升高>30%，可考虑停用。血压不达标者应积极联合长效钙拮抗剂。部分患者表现为难治性高血压，需要多种降压药联用。血液透析患者使用肾素-血管紧张素（Renin-Angiotensin-System，RAS）抑制剂（ACEI/ARB）应监测血钾和肌酐水平。要避免在透析血容量骤减阶段使用降压药，以免发生严重的低血压。降压药物剂量需考虑到血流动力学变化以及透析对药物的清除情况而调整。透析前或诊室测量的血压并不能很好反映透析患者的平均血压，推荐患者进行家庭血压测量。透析患者血压变异不易过大。透析后SBP理想靶目标为120～140 mmHg。

4. 脑血管病后高血压

高血压是脑卒中的独立危险因素，较早进行的以舒张期血压（DBP≥90 mmHg）为入选标准的降压治疗试验显示，DBP每降低5 mmHg（SBP降低10 mmHg）可使脑卒中的风险降低40%；稍后进行的单纯收缩期高血压（SBP≥160 mmHg），DBP（90 mmHg）降压治疗试验则显示，SBP每降低10 mmHg（DBP降低4 mmHg）可使脑卒中的风险分别降低30%。

（1）病情稳定的脑卒中的血压处理。病情稳定的脑卒中患者，降压目标应达到<140/90 mmHg。颅内大动脉粥样硬化性狭窄（狭窄率70%～99%）导致的缺血性卒中或短暂性脑缺血发作（TIA）患者，推荐血压达到<140/90 mmHg。低血流动力学因素导致的脑卒中或TIA，应权衡降压速度与幅度对患者耐受性及血流动力学影响。降压药物种类和剂量的选择以及降压目标值应个体化，综合考虑药物、脑卒中特点和患者三方面因素。

（2）急性脑卒中的血压处理。对于急性缺血性卒中发病6小时之内，需要进行溶栓治疗患者，及时启动线下绿色通道转诊，转诊前处理：① 卒中患者需要立即转诊至有溶栓资质的医院。② 尽可能保持患者的生命体征平稳。③ 做好转诊前患者信息的及时传递。对于准备溶栓者血压应控制在<180/110 mmHg。缺血性卒中后24小时内血压升高的患者应谨慎处理，应先处理紧张焦虑、疼痛、恶心呕吐及颅内压升高等情况。血压持续升高，SBP≥200 mmHg或DBP≥110 mmHg，或伴有严重心功能不全、主动脉夹层、高血压脑病的患者，可予降压治疗。但应缓慢降压和密切观察病人反应。选用拉贝洛尔、尼卡地平等静脉药物，避免使用引起血压急剧下降的药物。有短暂性脑缺血发作或脑卒中史（非急性期）者，进行适度的降压治疗均能减少卒中的再发。噻嗪类利尿剂（氢氯噻嗪）、ACEI与利尿剂合用、CCB及ARB等有利于减少脑卒中再发

事件。降压后头晕加重者，应注意有无颈动脉狭窄问题。如双侧颈动脉严重狭窄，则谨慎或缓慢降压。

（3）急性脑出血的降压治疗。应先综合评估患者的血压，分析血压升高的原因，再根据血压情况决定是否进行降压治疗。患者SBP>220 mmHg，应积极使用静脉降压药物降低血压；患者SBP>180 mmHg，可使用静脉降压药物控制血压，160/90 mmHg可作为参考的降压目标值。早期积极降压是安全的，但改善预后的有效性还有待进一步验证。在降压治疗期间应严密观察血压的变化，每隔5~15分钟进行1次血压监测。对于需要进行开颅手术者，及时启动绿色通道转诊至三高中心进行治疗。

（4）ACEI/ARB、CCBs和利尿剂是一线治疗药物。

（5）伴缺血性脑卒中者需要强化降脂治疗，目标为LDL-c<70 mg/dL（1.8 mmol/L）。

（6）缺血性卒中通常推荐采用抗血小板治疗，出血性卒中应仅在有强适应证的情况下才谨慎考虑抗血小板治疗。

5. 妊娠期高血压疾病

孕妇中妊娠合并高血压的患病率占5%~10%，其中70%是妊娠期出现的高血压，其余30%在妊娠前即存在高血压。妊娠高血压增加胎盘早剥、脑出血、弥散性血管内凝血、急性肝功能衰竭、急性肾衰竭及胎儿宫内发育迟缓等并发症的风险，是孕产妇和胎儿死亡的重要原因之一。

（1）妊娠高血压的分类及定义：

妊娠高血压分为妊娠期高血压、子痫前期/子痫、妊娠合并慢性高血压、慢性高血压并发子痫前期、子痫。

妊娠期高血压为妊娠20周后发生高血压（血压≥140/90 mmHg）；或血压较孕前或孕早期升高≥30/15 mmHg；至少测量两次血压，应间隔6小时。不伴明显蛋白尿，分娩后12周内血压恢复正常。产后方可确诊。少数患者可伴有上腹部不适或血小板减少。

妊娠合并慢性高血压是指妊娠前即存在或妊娠前20周出现的高血压，或妊娠20周后出现高血压而分娩12周后仍持续血压升高。

子痫前期定义为妊娠20周后的血压升高伴临床蛋白尿（尿蛋白≥300 mg/d）、伴或不伴水肿或无蛋白尿伴有器官和系统受累，如心、肺、肝、肾，血液系统、消化系统及神经系统等。

重度子痫前期定义为血压≥160/110 mmHg，伴临床蛋白尿，和（或）出现脑功能异常、视力模糊、肺水肿、肾功能不全、血小板计数<10万/mm³、肝酶升高等，常合

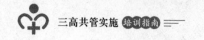
并胎盘功能异常。

子痫是子痫前期基础上发生的不能用其他原因解释的抽搐。是妊娠期高血压疾病的五种状况之一，也可以是子痫前期紧急严重并发症。子痫可以发生在产前、产时、产后等不同时间，不典型的子痫还可发生于妊娠20周以前。

（2）妊娠高血压的治疗：

1）药物治疗时机和降压目标：

推荐血压≥150/100 mmHg启动药物治疗。

如无蛋白尿及其他靶器官损伤存在，也可考虑≥160/110 mmHg启动药物治疗。

治疗目标为150/100 mmHg以下。

应避免将血压降至低于130/80 mmHg，以避免影响胎盘血流灌注。

2）妊娠高血压的药物治疗：

最常用的口服药物有拉贝洛尔、甲基多巴和硝苯地平，必要时可考虑小剂量噻嗪类利尿剂。妊娠期间禁用ACEI和ARB，有妊娠计划的慢性高血压患者，也应停用上述药物，因其可能引起胎儿生长迟缓、羊水过少、新生儿肾衰、胎儿畸形等情况；禁用利尿剂，因其可进一步减少血容量，使胎儿缺氧加重。β受体阻滞剂慎用。对既往妊娠合并高血压、慢性肾病、自身免疫病、糖尿病、慢性高血压、合并≥1项先兆子痫的危险因素（初产妇、>40岁、妊娠间隔>10年、BMI>35、先兆子痫家族史、多胎妊娠）的患者，建议从妊娠12周起服用小剂量阿司匹林（75～100 mg/d），直至分娩前一周。

（3）妊娠期高血压疾病的处理原则：

1）慢性高血压在妊娠前的处理：应大力倡导慢性高血压患者进行孕前评估，了解血压升高的原因和程度。治疗措施以改善生活方式和非药物干预为主，部分患者在松弛情绪，并将摄盐量控制到6 g左右后，血压可降低到150/100 mmHg以下，从而缩短妊娠期间降压药的服用时间，减少药物对胎儿的可能影响。不建议患者在血压≥160/110 mmHg的情况下受孕。

2）妊娠合并轻度高血压的处理：对轻度高血压患者应强调非药物治疗，并积极监测血压、定期复查尿常规等相关检查。对存在靶器官损害或同时使用多种降压药物的慢性高血压患者，应根据妊娠期间血压水平进行药物治疗，原则上采用尽可能少用药种类和剂量。对血压轻度升高伴先兆子痫，由于其子痫的发生率仅0.5%，不建议常规应用硫酸镁，但需要密切观察血压和尿蛋白变化，以及胎儿状况。

3）妊娠合并重度高血压的处理：对妊娠合并重度高血压治疗的主要目的是最大程度降低母亲的患病率和病死率。在严密观察母婴状态的前提下，应明确治疗的持续时间、降压目标、药物选择和终止妊娠的指征。对重度先兆子痫，建议静脉应用硫酸镁，并确定终止妊娠的时机。当SBP≥180 mmHg或DBP≥120 mmHg时，应按照高血压急症处理。及时通过绿色通道转诊至"三高基地"首席医生或者"三高中心"专科医生治疗；必要时用甲基多巴、肼苯哒嗪、拉贝洛尔、硫酸镁等；分娩后继续监测血压。

6. 难治性高血压

难治性高血压的定义和原因筛查：在改善生活方式基础上应用了可耐受的足够剂量且合理的3种降压药物（包括一种噻嗪类利尿剂）至少治疗4周后，诊室和诊室外（包括家庭血压或动态血压监测）血压值仍在目标水平之上，或至少需要4种药物才能使血压达标时，称为难治性高血压（resistanthypertension，RH）。难治性高血压有真性与假性之分，应注意区别。假性难治性高血压多为白大衣高血压，以及病人上臂较粗、使用的袖带不合适等导致的血压升高。

难治性高血压的原因筛查：确定患者是否属于RH常需配合采用诊室外血压测量（家庭血压测量及动态血压监测），以排除白大衣血压效应以及假性高血压。

要寻找影响血压控制不良的原因和并存的疾病因素：

（1）较常见的原因是患者治疗依从性差（未坚持服药）；

（2）降压药物选择使用不当（药物组合不合理、使用药物剂量不足）；

（3）应用了拮抗降压的药物，包括口服避孕药、环孢素、促红细胞生成素、糖皮质激素、非甾体类抗炎药、抗抑郁药，可卡因及某些中药（如甘草、麻黄）等；

（4）其他影响因素有：不良生活方式、肥胖、容量负荷过重（利尿剂治疗不充分、高盐摄入、进展性肾功能不全）；或某些并存疾病状况，如糖尿病、血脂异常、慢性疼痛以及长期失眠、焦虑等。患者可能存在1种以上可纠正或难以纠正的原因；

（5）排除上述因素后，应该警惕继发性高血压的可能性，启动继发性高血压的筛查。

难治性高血压的处理原则：

应认真分析原因并及时处理。可采用规范血压测量方法，正确使用降压药物，明确诊断，找出原因，对症治疗等防治措施，及时转诊至"三高基地"首席医生或者"三高中心"专科医生诊治。RH的诊断应由有资质的"三高基地"首席医生和"三高中心"的高血压专科医生确定。提倡进行诊室外血压测量（家庭血压及动态血压），与患者有效沟通。关注患者长期用药的依从性。尽量消除影响因素，主要有肥胖、代谢紊乱、钠盐摄入过多等不良生活习惯。调整降压联合方案。首先检查多药联合方案的组成是否合理，推荐选择常规剂量的ACEI或ARB + CCB + 噻嗪类利尿剂联合治疗，也可根据患者特点和耐受性考虑增加各药物的剂量，应达到全剂量。效果仍不理想者可依据患者特点加用第四种降压药，可在醛固酮受体拮抗剂、β受体阻滞剂、α受体阻滞剂或交感神经抑制剂（可乐定）中做选择，尤其加用安体舒通对部分患者可能有效，但仍需要采用个体化治疗的原则。

7. 高血压急症

高血压急症是指原发性或继发性高血压患者在某些诱因作用下，血压突然和显著升高（一般超过180/120 mmHg），同时伴有进行性心、脑、肾等重要靶器官功能不全的表现。收缩压>220 mmHg和（或）舒张压>130 mmHg无论有无临床症状都应视为高血压急症。常见高血压急症包括高血压脑病、高血压伴颅内出血（脑出血和蛛网膜下隙出血）、脑梗死、心力衰竭、急性冠状动脉综合征（不稳定型心绞痛、急性心肌梗死）、主动脉夹层、嗜铬细胞瘤危象、使用毒品（如安非他明、可卡因、迷幻药等）、围术期高血压、子痫前期或子痫等。应注意血压水平的高低与急性靶器官损害的程度并非成正比。不论是何种类型的高血压急症均应立即处理，在紧急处理的同时，及时协诊至"三高基地"首席医生或者"三高中心"专科医生治疗，必要时家庭医生陪同转诊。

高血压急症的治疗：初始阶段（1小时内）血压控制目标为平均动脉压的降低幅度不超过治疗前水平的25%。在随后的2～6小时内将血压降至较安全水平，一般为160/100 mmHg左右。如果可耐受这样的血压水平，在以后24～48小时逐步降压达到正常水平。

高血压亚急症的治疗：在24～48小时内将血压缓慢降至160/100 mmHg。没有证据说明紧急降压治疗可以改善预后。许多高血压亚急症患者可通过口服降压药控制。

8. 高血压与慢性阻塞性肺病（COPD）

高血压是COPD患者最常见的合并症。

如果血压≥140/90 mmHg，应进行降压治疗，目标为<130/80 mmHg（老年患者<140/80 mmHg）。

应该改善生活方式（戒烟）。

应考虑环境（大气）污染的影响，如果可能请避免。

治疗策略应包括ARB、CCB和/或利尿剂，而β受体阻滞剂（选择性β_1受体阻滞剂）应该在特定患者（例如CAD、心力衰竭）中使用。

根据心血管风险状况管理其他心血管危险因素。

9. 艾滋病毒/艾滋病（HIV/AIDS）

艾滋病毒（HIV）携带者的心血管风险增加。

大多数抗逆转录病毒治疗都可能会与CCB产生药物相互作用。

高血压的管理应与一般高血压人群相似。

10. 代谢综合征（MS）

患有高血压和MS的患者具有高风险。

MS的诊断应通过分别评估单个组分来进行。

MS的治疗应在改善生活方式（饮食和运动）的基础上进行。

高血压合并MS患者的治疗应包括像普通人群一样控制血压，并根据水平和总体心血管风险（SCORE和/或ASCVD评分）来治疗其他危险因素。

11. 高血压与炎症性风湿病（IRD）

IRD（风湿性关节炎、牛皮癣性关节炎等）与高血压的患病率升高有关，而诊断率低，控制较差。

IRD的心血管风险增大，仅与心血管危险因素呈部分相关。

风湿性关节炎在IRD中最为常见。

IRD会将心血管风险等级提高1级。

应参照一般人群进行降压治疗，优先选用RAS抑制剂（存在RAAS系统过度激活的证据）和CCBs。

应该通过减少炎症和避免使用高剂量非甾体类抗炎药（NSAIDs）来有效治疗基础疾病。

应根据SCORE/ASCVD评分使用降脂药物，并考虑生物制剂可能带来的影响。

12. 高血压与精神疾病

精神疾病，特别是抑郁症患者的高血压风险增加。

根据以往指南，社会心理压力和重大精神疾病增加心血管风险。

抑郁症与心血管疾病的发病率和死亡率有关，这提示控制血压的重要性。

应按照一般人群进行降压治疗，优先使用与抗抑郁药物相互作用发生率低的RAS抑制剂和利尿剂。体位性低血压患者［如使用5-羟色胺再摄取抑制剂（SRI）的情况下］应谨慎使用CCB和α_1受体阻滞剂。

必须考虑药物相互作用、心电图异常和体位性血压变化的风险。

如果出现药物（抗抑郁、抗精神病药物）引起的心动过速，应使用β受体阻滞剂（不包括美托洛尔）。

应根据SCORE / ASCVD评分，管理其他心血管危险因素。

13. 老年人高血压

（1）老年人高血压基本情况：

2012年我国≥60岁人群高血压患病率城市为60.6%，农村为57.0%；高血压知晓率、治疗率和控制率分别为53.7%、48.8%和16.1%。年龄≥65岁，可定义为老年高血压，若SBP≥140 mmHg，DBP<90 mmHg，则为ISH。

（2）老年高血压具备以下特点：

1）SBP增高，脉压增大：ISH是老年高血压最常见的类型，占老年高血压60%～80%，大于70岁高血压人群中，可达80%～90%。SBP增高明显增加卒中、冠心病和ESRD的风险。

2）血压波动大：高血压合并体位性血压变异和餐后低血压者增多。体位性血压变异包括直立性低血压和卧位高血压。血压波动大，可显著增加发生心血管事件的危险。

3）血压昼夜节律异常的发生率高：夜间低血压或夜间高血压多见，清晨高血压也增多。

4）白大衣高血压和假性高血压增多。

5）常与多种疾病如冠心病、心力衰竭、脑血管疾病、肾功能不全、糖尿病等并存，使治疗难度增加。

（3）老年人高血压的药物治疗原则：

1）老年（>65岁）高血压降压药务必从小剂量开始，根据耐受性逐步降压，应测量用药前后坐、立位血压；尤其对体质较弱者更应谨慎。注意原有的以及药物治疗后出现的体位性低血压。

2）老年人有较多危险因素，靶器官损害，合并心血管病、糖尿病等情况也较多，常需多药合用。

3）≥80岁的一般体质尚好的老年高血压患者进行适度降压治疗也有好处，当SBP≥160 mmHg者，可用小剂量的利尿剂，必要时加小剂量ACEI。目标SBP<150 mmHg。降压达标时间适当延长。

4）部分DBP低的老年ISH患者的降压治疗有一定难度。DBP<70 mmHg，如SBP<150 mmHg，则观察；如SBP≥150 mmHg，则谨慎用小剂量利尿剂、ACEI、钙拮抗剂；DBP不应低于60 mmHg。

（4）药物治疗的起始血压水平：

65～79岁的老年人，如血压≥150/90 mmHg，应开始药物治疗；血压≥140/90 mmHg时可考虑药物治疗。≥80岁的老年人，SBP≥160 mmHg时开始药物治疗。

老年高血压治疗的主要目标是SBP达标。共病和衰弱症患者应综合评估后，个体化确定血压起始治疗水平和治疗目标值。65～79岁的老年人，第一步应降至<150/90 mmHg；如能耐受，目标血压<140/90 mmHg。≥80岁应降至<150/90 mmHg；患者如SBP<130 mmHg且耐受良好，可继续治疗而不必回调血压水平。双侧颈动脉狭窄程度>75%时，中枢血流灌注压下降，降压过度可能增加脑缺血风险，降压治疗应以避免脑缺血症状为原则，宜适当放宽血压目标值。衰弱的高龄老年人降压注意监测血压，降压速度不宜过快，降压水平不宜过低。推荐利尿剂、CCB、ACEI或ARB作为初始或联合药物治疗。应从小剂量开始，逐渐增加至最大剂量。无并存疾病的老年高血压患者不宜首选β受体阻滞剂。利尿剂可能降低糖耐量，诱发低血钾、高尿酸和血脂异常，需小剂量使用。α受体阻滞剂可用作伴良性前列腺增生或难治性高血压患者的辅助用药，但高龄老年人以及有体位血压变化的老年人使用时应当注意体位性低血压。

DBP<60 mmHg的患者如SBP<150 mmHg，可不用药物。

如SBP为150～179 mmHg，可用小剂量降压药。

如SBP≥180 mmHg，需用降压药，用药中应密切观察血压的变化和不良反应。

（十一）中医治疗

高血压是以体循环动脉压升高为主要表现，伴或不伴有多种心血管危险因素的临床心血管综合征。高血压是多种心、脑血管疾病的重要病因和危险因素，影响心、脑、肾等重要脏器的结构和功能，最终导致器官功能衰竭。高血压属于中医学"眩晕""头痛"等范畴。中医药在治疗高血压前期、高血压、肥胖性高血压、难治性高血压等方面积累了大量经验。在治疗1、2级高血压以及部分3级高血压方面优势显著，不仅能改善症状，提高生活质量，还能稳定血压，平稳降压，缓和降压，改善危险因素，保护靶器官，使部分患者达到停药减量目的。

1. 中医病因病机

对于高血压病因病机的认识，历代医家及现代学者大多强调"诸风掉眩，皆属于肝"，倡导从肝风、肝阳论治。然而，由于高血压具有病机复杂、缠绵难愈、终生服药特点，在其疾病进展过程中，病机不可能一成不变，特别是由于现今临床对高血压的早期诊断、降压西药的早期干预以及降压西药的不断优化与广泛运用，使升高的血压被迅速控制，直接改变了高血压的自然进程，及时阻断了高血压的自然进展，使得高血压的中医学病机发生了深刻变化。因此，重新认识高血压病的现代病因病机，探索其治则、治法及经典名方防治规律具有重要临床价值。

高血压与情志失调、饮食不节、久病过劳、年迈体虚等因素有关。本病病位与肝、脾、肾三脏关系密切。其病机主要与肝阳上亢、痰饮内停、肾阴亏虚等火证、饮证、虚证相关，三者常常合并存在，交互为病。具体而言，包括肝阳上亢，肝火上炎，阳升风动，上冲脑窍；脾胃虚弱，痰饮内生，肝风、肝阳夹痰浊之邪上冲清窍；大病久病及肾，肾阴亏虚，水不涵木，脑窍失养。

2. 辨证论治

（1）肝阳上亢：肝阳上亢证主要表现为眩晕耳鸣，头痛，头胀，劳累及情绪激动后加重，颜面潮红，甚则面红如醉，脑中烘热，肢麻震颤，目赤，口苦，失眠多梦，急躁易怒，舌红，苔薄黄，脉弦数，或寸脉独旺，或脉弦长，直过寸口。治以平肝潜阳、补益肝肾，方选天麻钩藤饮。因天麻钩藤饮方中夜交藤有肝毒性，建议小剂量运用。其他平肝潜阳、清肝泻火方剂还包括镇肝熄风汤、建瓴汤、龙胆泻肝汤。

若证见心烦意乱，心中懊憹，神志不宁，失眠多梦，辗转反侧，难以入眠，大便干，舌红，脉数，方选三黄泻心汤、黄连解毒汤。若证见头晕，头胀，口干，项强，心悸，失眠，大便稀，或大便黏，舌红，苔薄干，脉数，方选葛根芩连汤。若证见口干，口渴欲冷饮，消谷善饥，宜加生石膏。若证见口气重，大腹便便，腹胀，腹痛，便秘，大便气味重，舌红，苔黄厚，脉弦实有力，方选大柴胡汤、柴胡加龙骨牡蛎汤。

中成药可选用天麻钩藤颗粒、清肝降压胶囊、松龄血脉康。

（2）痰饮内停：痰饮内停证主要表现为眩晕，头重，头昏沉，头不清爽，如有物裹，头痛，视物旋转，容易胸闷心悸，胃脘痞闷，恶心呕吐，食少，多寐，下肢酸软无力，下肢轻度水肿，按之凹陷，小便不利，大便或油或秘，舌淡，苔白腻，脉濡滑。治以化痰熄风，健脾祛湿，方选《医学心悟》半夏白术天麻汤。

若痰饮内停，上冲清窍，证见起则头眩，脉沉紧，方选泽泻汤。若痰饮内停化热，兼有湿热下注，证见双下肢酸软无力，舌苔根部黄腻，方选四妙丸。

中成药可选用半夏天麻丸。

（3）肾阴亏虚：肾阴亏虚证主要表现为眩晕，视力减退，两目干涩，健忘，口干，耳鸣，神疲乏力，五心烦热，盗汗，失眠，腰膝酸软无力，遗精，舌质红，少苔，脉细数。治以滋补肝肾，养阴填精，方选六味地黄丸。肾虚是高血压现代病机关键，补肾降压已成为临床降压新策略。针对肾阴亏虚型高血压，可加天麻、杜仲、三七等而成补肾降压方。肾阴亏损日久，阴损及阳，肾阳亏虚，方选肾气丸、真武汤。

中成药可选用六味地黄丸、杞菊地黄丸、金匮肾气丸。

（4）其他：若证见头痛，痛如针刺，痛处固定，口干，唇色紫暗，舌质紫暗，有瘀点，舌下脉络曲张，脉涩等瘀血内停，方选血府逐瘀汤、养血清脑颗粒、银杏叶片。膳食补充剂还包括大蒜素、红曲制剂。

3. 非药物疗法

运动能够改善血压水平已为现代临床研究所证实。传统的运动疗法也具有即刻降压及远期降压疗效，包括太极、八段锦、气功、瑜伽。针刺疗法是中医传统治疗方法之一，针对高血压患者，针刺疗法不仅能够改善头痛、头晕症状，还能有效降压。根据中医针灸理论，常用降压穴位包括太冲、涌泉、行间、三阴交、足三里、丰隆、太溪、阳陵泉、曲池。其他非药物疗法还包括灸法、推拿、刺络、拔罐、浴足等。

4. 预防调摄

在中医"治未病"理论指导下的预防调摄包括"未病先防"和"既病防变"这两方面。其对高血压患者降低血压，保护靶器官，提高远期生存率，延缓疾病进展具有重要作用。具体方法包括避风寒，预防疾病外感；调情志，避免情绪波动；慎起居，生活起居规律；劳逸结合，坚持适当活动；合理饮食，低盐低脂饮食；保持大便通畅等。

第六节　高血压的随访规范

一、初诊和既往确诊患者随访

初次发现SBP≥140 mmHg和（或）DBP≥90 mmHg的辖区居民，随访管理。

（1）如SBP 140～179 mmHg和（或）DBP 90～109 mmHg者，如果无伴随症状建议2～4周内再复测血压2次，均达到高血压诊断标准，则诊断为高血压。启动生活方式干预，如果有伴随症状，需要及时进行复测，血压仍升高，给予药物治疗并观察1小时，仍不缓解及时启动协诊流程。如果无伴随症状建议2～4周内再复测血压2次，复测

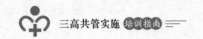

血压未达到高血压诊断标准者，则增加血压测量次数（每3~6个月至少测1次）；对有条件者，进行动态血压或家庭血压测量。

（2）如SBP≥180 mmHg和（或）DBP≥110 mmHg者，排除其他干扰因素，并安静休息后，复测仍重度升高，可诊断为高血压。对上述诊断为高血压的患者，应在非药物治疗基础上，给予合理的药物治疗及相应处理。"三高之家"在持续管理过程中根据规范和临床需要来发起协同诊疗，三级机构协同完成。也可以由"三高基地"和"三高中心"在进行协同诊疗过程中按需发起和协同完成。确保一体化协同诊疗体系内的"三高基地"首席医师或"三高中心"专科医师能及时接诊、经绿色通道无缝隙转诊。

（3）可疑高血压急症，"三高之家"立即启动协同诊疗程序，三级机构协同完成。也可以由"三高基地"和"三高中心"在进行协同诊疗过程中按需发起和协同完成。确保一体化协同诊疗体系内的"三高基地"首席医师或"三高中心"专科医师能及时接诊、经绿色通道无缝隙转诊。

二、既往确诊高血压，目前在治疗患者，随访管理

需要评估患者病情是否达标，根据血压水平分级、伴随症状、合并心血管危险因素、并发靶器官损害等情况，确定随访方式、方案和内容。

已达标：无合并症的高血压患者，如已用药达标，可维持原治疗方案；

若伴有上述合并症，建议采用上述推荐方案治疗；

未达标：建议采用上述治疗方案调整药物。

因客观原因无法实施推荐方案，则以降压达标为根本，允许使用其他类别降压药物。

已服药达标的患者，出现偶尔的血压波动，应注意排除诱因，避免依据单次血压测量值频繁调整药物。

三、随访方式

（一）三高之家

鼓励社区患者家庭自测血压，通过"三高共管"信息化平台APP终端自动上传后能有效监控血压控制水平，根据实际情况，一般血压相对平稳者，采取电话随访指导，对于需要健康评估或者血压控制不达标者或者血压恶化者，采取预约家庭（全科）医生团队门诊就诊随访，特殊患者家庭（全科）医生社区上门随访等方式随访。

（二）三高基地

（1）"三高基地"首席医师通过"三高共管"信息化平台监控"三高之家"的随访情况，进行考核，并协助"三高之家"随访一些特殊患者、依从性差的高血压患者。

（2）"三高基地"的家庭（全科）医生从事随访工作，鼓励社区患者家庭自测血压，通过"三高共管"信息化平台APP终端自动上传后能有效监控血压控制水平，根据实际情况一般血压相对平稳者，采取电话随访指导，对于需要健康评估或者血压控制不达标者或者血压恶化者，采取预约家庭（全科）医生团队门诊就诊随访，特殊患者家庭（全科）医生社区上门随访等方式随访。

（三）三高中心

（1）协助"三高基地"的首席医师随访特殊或者合并症较多患者，及时给予指导意见后再进行处理。

（2）信息化平台监控考核"三高基地"随访情况。

四、随访内容

各级医师应对接诊和管理的高血压患者进行定期健康评估（半年），根据危险分层纳入不同的管理级别。将低危、中危、高危患者分为家庭（全科）、初、高级专科医生团队随访管理。管理6个月后视情况调整；血压连续6个月控制好的，可谨慎降低管理级别。对新发生心脑血管病变、肾脏病变、眼底病变或者原有以上并发症的患者应1年进行1次评估（表1-11）。以上随访需要各级医师进行协同诊疗。

表1-11　高血压医防协同分级服务清单

序号	服务项目	服务频次			服务提供		
		低危患者	中危患者	高危患者	三高之家	三高基地	三高中心
1	开展一次健康评估、面对面签定一份服务协议、建立一份健康档案、制定一个健康管理方案、确定一份服务时间表、发放一本连续服务手册		1年1次		√	协同下级	协同下级

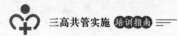

续表

序号	服务项目	服务频次			服务提供		
		低危患者	中危患者	高危患者	三高之家	三高基地	三高中心
2	高血压健康档案建立维护	3个月1次，随诊更新			√	协同下级	协同下级
3	心血管疾病风险评估	3个月1次，随诊评估			√	协同下级	协同下级
4	高血压药物治疗及指导	每月1次，或根据血压控制情况增减	按需	按需	√	协同下级	协同下级
5	监测血压	血压未达标或者不稳定半个月1次，稳定达标后每月1次	血压未达标或者不稳定半个月1次，稳定达标后每月1次	血压未达标或者不稳定每周1次，稳定达标后每月1次	√		
6	测身高、体质量、腰围	3个月1次，随诊更新			√		
7	血脂检测	1年1次	6个月1次，高血脂根据高血脂管理	3个月1次，高血脂根据高血脂管理	√		
8	血糖检测	1年1次	6个月1次，高血糖根据高血糖管理	3个月1次，高血糖根据高血糖管理	√		
9	尿常规检测	1年1次	1年1次	6个月1次	√	协同下级	
10	肾功能检测	1年1次	1年1次	6个月1次	√	协同下级	
11	血钾检测	1年1次	1年1次	6个月1次	√	协同下级	
12	心电图检查	1年1次			√	协同下级	
13	眼底检查	1年1次				√	协同下级
14	颈部血管超声	1年1次				√	协同下级
15	下肢血管超声	1年1次				√	协同下级

续表

序号	服务项目	服务频次			服务提供		
		低危患者	中危患者	高危患者	三高之家	三高基地	三高中心
16	超声心动图检查	1年1次				√	协同下级
17	新发或原有并发症评估						
18	心血管病变	初诊时，1年1次				协同上级	√
19	脑血管病变	初诊时，1年1次				协同上级	√
20	肾脏病变	初诊时，1年1次				协同上级	√
21	眼底病变	初诊时，1年1次				协同上级	√
22	外周血管病变	初诊时，1年1次				协同上级	√

注：血压监测：医院、社区或家庭自测均可，血压不稳定者鼓励自我监测血压，"血压平稳达标"标准为连续2次，"血压不达标或不稳定"标准也为连续2次*各级协同机构除可以发起本级服务项目外，也可以根据病情需要发起下级未开立的服务事项，本清单之外的医疗项目按照其他有关规定执行。辅助检查频率为基本频率，根据需要增加次数，但不纳入管理，仅登记。

常规管理面对面随访次数2～4次/年，强化管理面对面随访次数至少达4～6次/年，根据病情可以增加随访次数。

第七节　高血压考核规范

一、"三高之家"高血压考核规范

（一）健康评估率

健康评估率是指"三高之家"所在医疗机构随访的高血压患者进行健康评估人数占辖区高血压患病总人数的比例。

计算公式：健康评估率=随访的高血压患者进行健康评估人数/同时期或者年内辖区随访高血压总人数×100%

辖区高血压患病总人数估算：辖区常住成年人口总数×0.8×成年人高血压患病

率，高血压患病率按照20.16%比例计算。同时期至少有一次随访或体检记录或者年内至少有一次随访或体检记录。

（二）规范管理率

规范管理率是指"三高之家"所在医疗机构规范管理的高血压患者人数占辖区高血压患病总人数的比例。

计算公式：规范管理率=按规范要求进行高血压管理的人数/同时期或者年内辖区高血压患病总人数×100%

同时期或者年内至少有四次及以上随访或体检记录。根据病情评估不同风险级别情况，按要求增加随访次数，6个月调整1次风险级别。

（三）规范协诊率

规范协诊率=按照规范（无不及时和无误转、漏转）转诊高血压人数/同时期或者年内辖区高血压患病总人数×100%

包括线上、线下转诊，规范转诊即及时转诊（不超过48小时），无误转、漏转。

（四）治疗率

治疗率=药物或非药物治疗患者数/同时期或者年内已管理高血压患病总人数×100%

（五）规律服药率

规律服药率=遵照医生医嘱规律服用降压药物高血压患者数/同时期或者年内已管理服用降压药物高血压人数×100%

规律用药是指当年9个月（或每个月服药天数在75%以上）及以上时间坚持服用1种及以上降血压药物治疗。

（六）管理人群血压达标率

接受管理的高血压患者中血压达标的人数占管理高血压患者人数的比例。

计算公式：管理人群血压达标率=血压达标人数/管理的高血压患病总人数×100%

高血压的血压达标是指SBP<140 mmHg和DBP<90 mmHg，即SBP和DBP同时达标。

血压达标可分为时点达标和时期达标二种评估方法：

时点达标：指高血压患者最近一次血压控制在140/90 mmHg以下；

时期达标：指选定时期（一般选用1年）不同时段测量的血压值，同一病人血压值控制在140/90 mmHg以下的次数达70%以上。

二、"三高基地"高血压考核规范

（一）健康评估率

健康评估率是指"三高基地"所在医疗机构随访的高血压患者进行健康评估人数占辖区高血压患病总人数的比例。

计算公式：健康评估率=随访的高血压患者进行健康评估人数/同时期或者年内辖区随访高血压总人数×100%

辖区高血压患病总人数估算：辖区常住成年人口总数×0.8×成年人高血压患病率，成年人高血压患病率按照20.16%比例计算。同时期至少有一次随访或体检记录或者年内至少有一次随访或体检记录。

（二）规范管理率

规范管理率是指"三高基地"所在医疗机构规范管理的高血压患者人数占辖区高血压患病总人数的比例。

计算公式：规范管理率=按规范要求进行高血压管理的人数/同时期或者年内辖区高血压患病总人数×100%

同时期或者年内至少有四次及以上随访或体检记录。根据病情评估不同风险级别情况，按要求增加随访次数，6个月调整1次风险级别。

（三）规范协诊率

规范协诊率=按照规范（无不及时和无误转/漏转）转诊高血压人数/同时期或者年内辖区高血压患病总人数×100%

包括线上、线下转诊，规范转诊即及时转诊（不超过48小时），无误转/漏转。

（四）治疗率

治疗率=药物或非药物治疗患者数／同时期或者年内已管理高血压患病总人数×100%

（五）规律服药率

规律服药率=遵照医生医嘱规律服用降压药物高血压患者数／同时期或者年内已管理服用降压药物高血压人数×100%

规律用药是指当年9个月（或每个月服药天数在75%以上）及以上时间坚持服用1种及以上降血压药物治疗。

（六）管理人群血压达标率

接受管理的高血压患者中血压达标的人数占管理高血压患者人数的比例。

计算公式：管理人群血压达标率=血压达标人数/管理的高血压患病总人数×100%

高血压的血压达标是指SBP＜140 mmHg和DBP＜90 mmHg，即SBP和DBP同时达标。

血压达标可分为时点达标和时期达标二种评估方法：

时点达标：指高血压患者最近一次血压控制在140/90 mmHg以下；

时期达标：指选定时期（一般选用1年）不同时段测量的血压值，同一病人血压值控制在140/90 mmHg以下的次数达70%以上。

（七）并发症评估和筛查率

心血管（冠心病、血运重建、心肌梗死、心绞痛、心力衰竭、心律失常）、脑血管（TIA、缺血性脑卒中、脑出血）及高血压肾病（微量白蛋白尿、慢性肾功能不全、尿毒症、血液透析）、高血压眼病、外周血管等高血压并发症的发病率。

计算公式=同时期或者年内评估和筛查并发症人数/同时期或者年内已管理高血压患病总人数×100%。

三、"三高中心"高血压考核规范

管理高血压患者的主要考核指标如下。

（一）健康评估率

健康评估率是指"三高中心"所在医疗机构随访的高血压患者进行健康评估人数占辖区高血压患病总人数的比例。

计算公式：健康评估率=随访的高血压患者进行健康评估人数/同时期或者年内辖区随访高血压总人数×100%

辖区高血压患病总人数估算：辖区常住成年人口总数×0.8×成年人高血压患病率，成年人高血压患病率按照20.16%比例计算。同时期至少有一次随访或体检记录或者年内至少有一次随访或体检记录。

（二）规范协诊率

规范协诊率=按照规范（无不及时和无误转/漏转）转诊高血压人数/同时期或者年内辖区高血压患病总人数×100%

包括线上、线下转诊，规范转诊即及时转诊（不超过48小时），无误转/漏转。

（三）并发症评估和筛查率

心血管（冠心病、血运重建、心肌梗死、心绞痛、心力衰竭、心律失常）、脑血管（TIA、缺血性脑卒中、脑出血）及高血压肾病（微量白蛋白尿、慢性肾功能不全、尿毒症、血液透析）、高血压眼病、外周血管等高血压并发症的发病率。

计算公式=同时期或者年内评估和筛查并发症人数/同时期或者年内已管理高血压患病总人数×100%。

（四）疑难危重患者诊治率

计算公式=同时期或者年内诊治疑难危重患者人数/同时期或者年内已管理高血压患病总人数×100%。

第二章
高血压三级协同一体化管理工作标准

第一节　高血压三级协同医防融合机构建设标准

在"三高共管""三级协同""医防融合"一体化体系中，高血压、糖尿病、高脂血症的综合防治服务均以"三高之家""三高基地""三高中心"的形式统一呈现，同时符合各疾病的一体化防治要求，高血压、高血糖、高脂血症不再出现各自的防治组织名称。目前高血压诊疗主要是高血压和糖尿病高级专科中心承接，重点诊疗二级学科为心血管内科、内分泌科，因此主要归于高血压和糖尿病中心进行合理规范管理。

一、"三高之家"建设标准

"三高之家"是"三高共管""三级协同"医防融合机构的最基础工作单元，也是高血压一体化医防融合体系的网底。主要设置在基层医疗机构，由家庭（全科）医生所在的卫生室或社区服务站、卫生院或社区卫生服务中心组成。也可以设置在有全科（家庭）医生的二级及以上医疗机构全科医学科或老年医学科。"三高之家"及其家庭（全科）医生承担对签约的社区人群尤其是易患人群进行高血压筛查及健康教育，能够完成大多数稳定期高血压患者的连续性诊疗和持续健康管理服务，根据高血压签约服务包提供年度签约服务。承担签约的高血压患者及易患人群管理档案的维护，承担需要上一级协同诊疗的签约高血压患者的对接与转诊服务，同时承担职责范围内高血糖和高血脂医防融合职责。

1. 基本条件

（1）功能布局要求：在家庭（全科）医生诊室设置候诊椅、符合要求的"三高之家"统一标志的诊桌，有定期校准的水银柱血压计或经过验证的电子血压计、身高体重秤、腰围尺、血糖仪、血脂仪等检测设备，具备符合工作要求的电脑及网络。工作量较大、有两个以上家庭（全科）医生工作室的机构，可以设置专门"三高共管"健康管理室，用于测量血压、身高体重、信息录入和其他健康管理工作。

（2）人员配置及技术要求：具有经过"三高共管"医防融合培训认证的家庭（全科）医生或内科医师、有支撑其开展"三高共管"工作的上一级"三高基地"首席医师和公卫医师（可由卫生院或社区卫生服务中心指定），工作量大的家庭（全科）医生可以配备社区护士，以提高工作效率，可以以家庭（全科）医生团队的组织形式开展工作。家庭（全科）医生负责高血压患者签约和诊疗、康复、健康教育、随访服务，如果配备社区护士，则其应协助家庭（全科）医生进行签约服务、日常诊疗、转诊、健康教育及上门服务等工作。

2. 组织管理

通过"三高之家"向签约患者提供高血压医防融合一体化服务是卫生室、社区卫生服务站的主要工作任务，必须在经过高血压医防融合培训和认证的上一级机构的统一组织下，按照统一工作标准、诊治规范和流程开展工作，服从上一级（"三高基地"）高血压医防融合机构的管理和质量控制，认真执行医疗质量和安全的相关管理制度、各级各类人员岗位职责。做好高血压医防融合工作信息的登记与上报。

3. 服务要求

"三高之家"是高血压防治的第一线，是确保高血压患者和易患人群获得持续管理的关键，具有无可替代的作用。"三高之家"必须担负起高血压检出、登记、治疗及随访管理的职责。掌握社区高血压患者和高血压易患人群基本情况，同时知晓社区高血压患病率及具体的患病个体，主动采取相应的干预措施。筛查方式主要通过60岁以上老年查体筛查、健康小屋自测血压筛查、35岁以上重点人群系统筛查、机会性检查（日常医疗服务时），确保高血压患者检出率，做好稳定期高血压管理和诊疗所需的转诊工作，与上级机构一起做好高血压的无缝隙一体化协同诊疗工作。服务标准参考《"三高共管""三级协同"标准化操作手册》、《"三高共管""三级协同"服务模式指南》及《"三高共管""三级协同"信息化系统操作标准化手册》。

4. 信息化管理

"三高之家"需要安装统一的"三高共管"信息化管理系统，在上级专科医生的指导下，通过信息化平台实施高血压患者的协同诊疗，为高血压患者提供精准的融饮食、运动、用药、教育、监测等综合措施一体化的规范管理，提高管理率，对于需到上一级就诊的患者开通转诊绿色通道。对签约的高血压易患人群进行预防管理。

二、"三高基地"建设标准

"三高基地"是高血压"三级协同、医防融合"体系的核心工作单元，是高血压一体化工作的枢纽，具有重要的承上启下作用，具备条件的机构可以承担高血压初级专科中心职责。主要设置在经过"三高共管、医防融合"一体化培训和认证的卫生院或社区卫生服务中心。也可以在二级及以上的医院依托心血管内科、内分泌科、全科医学科或老年医学科等科室组建综合性"三高基地"，承担对负责范围内的"三高之家"的组织管理、工作指导、培训考核、质量控制、承接转诊等工作。卫生院、社区卫生服务中心的家庭（全科）医生同时要承担"三高之家"职责，完成一定数量的高血压签约服务工作。二级及以上综合医院可以不设置"三高之家"、只承担"三高基地"的高血压初级专科中心工作，如若同时承担"三高之家"工作，必须有固定的家庭（全科）医生，开展高血压签约服务，接受相关工作考核。"三高基地"由辖区卫生健康主管部门划定区域，承担覆盖范围内的高血压并发症筛查和管理任务，能力范围内的继发性高血压病人初步诊断、"三高之家"难以控制的高血压或存在明显并发症或其他复杂情况的患者诊治，对于超出自身诊疗能力的患者，具有及时联系上一级机构协同诊疗的职责。同时承担职责范围内高血糖和高血脂"三级协同、医防融合"的工作任务。

1. 基本条件

（1）功能布局要求：设置符合标准的"三高基地"候诊室、健康宣教室、诊室及并发症筛查室。在"三高之家"设备设施之外，配备24小时动态血压监测、尿微量白蛋白检测仪，相关心脏、血管超声、生化检验等支撑检查项目或者在第三方支持下，能开展所需的检验检测及影像检查项目。

（2）人员配置及技术要求：同时承担"三高之家"任务的卫生院、社区卫生服务中心和二级及以上医院，原则上按照每个家庭（全科）医生承担500名高血压签约服务量安排工作，"三高基地"高血压首席医师（达到初级高血压专科认证水平）管理10个"三高之家"，每个"三高基地"公卫医师管理10~20个"三高之家"。检验、心血管超声、心电图等项目按照有关标准配备。"三高基地"可以统筹机构内的"三高之家"相关工作。

2. 组织管理

区卫健局要指定专人负责辖区内"三高基地"和"三高之家"的建设与管理，将"三高共管"纳入慢病防治体系和慢病防治行动计划。设立"三高基地"的医疗机构，要成立由分管领导和有关职能部门、相关科室组成的领导小组，主要领导要定期调度"三高共管"医防融合工作，将"三高共管"列入医院重要议事日程，严格按照统一工作标准、诊治规范和流程，建立高血压诊治质量和安全的相关管理制度、各级各类人员岗位职责并认真执行。与上级机构、所辖的"三高之家"一起做好高血压的无缝隙一体化协同诊疗工作。作为高血压医防融合工作枢纽，及时监测指导"三高之家"工作，与上一级"三高中心"保持密切联系，及时解决辖区患者面临的问题，确保"三级协同"体系平稳运转。依据国家高血压诊治规范及指南制定的高血压诊治流程进行工作，由专人负责高血压相关信息的登记与上报。建立落实定期考核制度及工作流程的持续改进措施。设置由首诊医生负责的高血压随访、健康宣教、继续教育等活动。

3. 服务要求

"三高基地"是高血压防治的核心，起到承上启下的作用，需统筹区域内高血压的医防融合一体化、是"三级协同"平滑运行的关键，除了担负起"三高之家"的一些基础性工作，需要进一步对高血压合并症及并发症检查，如血糖、血脂、心电图、肾功能、尿常规的检查，进行心血管危险因素分层。做好一般性高血压患者双向转诊工作，对于疑难急危重症患者、危难治性、继发性高血压病人或存在多脏器损伤严重疾病患者及时转诊到"三高中心"依托的上级医院，首席医师承担起家庭（全科）团队的培训工作。服务标准参考《"三高共管""三级协同"标准化操作手册》、《"三高共管""三级协同"服务模式指南》及《"三高共管""三级协同"信息化系统操作标准化手册》

4. 信息化管理

"三高基地"要统一安装"三高共管"信息化管理系统，通过信息化平台指导"三高之家"对高血压患者的健康管理、危险因素筛查、双向转诊和质量控制。对"三高之家"发现的初诊高血压患者要及时进行复核，对于稳定期高血压患者的治疗方案定期审核，对于要求上转的患者要及时开通绿色通道，对于高血压急症要立即接诊妥善处置。"三高基地"所在的医疗机构要完善疑难急危重症患者、危难治性、继发性高血压病人或存在多脏器损伤严重疾病患者及心脑血管病、肾脏、眼底病变等并发症患者的救治流程，对相关数据及时读取和管理。

三、"三高中心"建设标准

"三高中心"是高血压"三级协同、医防融合"体系的支撑工作单元，是体系中的最高级机构，是高血压的高级专科中心，发挥着体系内学术支撑、业务支撑、组织管理支撑作用。主要设置在设有高血压、糖尿病（代谢）专科病房的二级及以上医疗机构，除具备高血压基层医疗机构的必备条件外，还拥有多学科、亚专科技术和专业人员，有规范科学的高血压诊疗流程，能够对难治、继发性高血压及急危重症患者进行诊治和救治，并提供高血压相关重症患者内外科医疗、专门性检查（如心脏超声、颈部血管超声、颅脑CT检查等），能够完成继发性高血压诊断、心脑肾和外周血管并发症诊断和治疗。"三高中心"可以仅承担高血压高级专科中心职责，也可以同时承担"三高基地"和"三高之家"工作，相关工作按照相应标准管理和考核。对于辖区内"三高基地"能力覆盖不足的，"三高中心"要统筹安排力量，完成高血压"三级协同、医防融合"工作。

"三高中心"由市级卫生健康主管部门划定区域，承担覆盖范围内的初级高血压专科中心的指导、高血压并发症防治管理、继发性高血压病人诊断、"三高基地"难以控制的高血压或存在明显并发症或其他复杂情况的患者诊治职责。同时承担职责范围内高血糖和高血脂"三级协同、医防融合"的工作任务。

"三高中心"所在机构要统筹"三高共管"工作，设立"三高共管"办公室，作为"三高中心"联合工作场所，统筹各有关业务科室的"三高中心"工作，统筹高血糖和高血脂医防融合工作。

1. 基本条件

（1）功能布局要求：

在医院的门诊区域集中设置与工作量相适应的标准化"三高中心"候诊室、健康宣教与小组治疗室、普通和专家诊室、并发症筛查室和血尿标本采集室，根据工作量和工作性质由相关科室安排相应人员集中工作。同时承担"三高之家"、"三高基地"工作的医院，其"三高之家"和"三高基地"可以在"三高中心"所在区域集中设置，也可以在家庭（全科）医生工作场所设置，但必须符合"三高之家"和"三高基地"的设置要求。"三高中心"所在医疗机构的下列检查室要设置"三高共管"统一标识，并有明显的导向指示：① 24小时动态心电图检查室；② 四肢动脉硬化检测室；③ 高血压相关的医学影像室（放射、超声、CT等）；④ 血液透析和腹膜透析室；⑤ 呼吸睡眠监测室等。

（2）人员配置及技术支撑：

1）"三高中心"人员：

集中设置的"三高中心"要配备经培训认证的与高级高血压专科中心能力匹配的相关专业医生，保证每天有一名副高以上的专科医生参与日常工作。为保持工作连续性，"三高中心"负责人要相对固定。依托心血管、糖尿病及内分泌代谢病门诊设置的"三高中心"，各相关科室要固定一名工作协调员，所在科室要统一设置标准的诊疗环境，要指定科主任以上级别负责人协调"三高共管"行政事务和业务协调。"三高中心"带领支撑一定数量的"三高基地"开展工作，符合条件经过认证的医生和护士均可参与"三高中心"工作，原则上每名专科医生至少支持2家"三高基地"协同诊疗工作，根据需要安排一定数量的护理人员参与工作。

2）必备的亚专科支撑和高级专科技术人员：

为确保"三高中心"完成"三高共管"亚专科支撑任务，所在的医疗机构还需配备以下亚专科和相应的高级专科技术人员：① 设有心血管内科高血压亚专业，有至少1名以上副主任医师职称以上医生负责日常高血压门诊和病房患者诊治工作，配置主治医师和住院医师4名配合副主任医师工作；② 设有内分泌的继发性高血压亚专业，有至少1名以上副主任医师职称以上医生负责日常继发性高血压门诊和病房患者诊治工作，配置主治医师和住院医师2名，配合副主任医师工作；③ 设有神经内科脑卒中亚专业，有至少1名以上副主任医师职称以上医生负责日常脑卒中门诊和病房患者诊治工作；④ 设有肾脏内科亚专业，至少1名以上副主任医师职称以上医生能够诊治肾性高血压、肾动脉狭窄、终末期肾病合并高血压，按照血液透析机数量配置合适比例的医生和护理人员，能够开展内血液净化和腹膜透析治疗，20台以上血液透析机配备一名技师；⑤ 设有泌尿外科亚专业，1名以上副主任医师职称以上医生具有高血压相关肾上腺疾病临床诊治经验，能独立完成高血压相关肾上腺肿瘤手术；⑥ 设有血管介入亚专业，有专职的血管介入科医生完成肾动脉狭窄的介入治疗；⑦ 设有耳鼻喉科的呼吸睡眠暂停亚专业，并配备合适的专业人员；⑧ 设有与"三高中心"相适应的检验、超声、影像及病理技师。

2. 组织管理

设区的市卫健委负责规划和认定"三高中心"布局和建设，将"三高共管"工作体系纳入全市慢病防治体系和慢病防治行动计划，指定专人负责辖区内"三高中心"管理。"三高中心"所在机构要有分管院长统筹"三高共管"工作，设立"三高共管"办公室，作为"三高中心"联合工作场所，设置"三高中心"办公室主任统筹各有关业务科室的"三高中心"工作，统筹高血糖和高血脂医防融合工作。成立以心内科和内分泌科医生团队为主体的高血压医防融合协同诊疗小组，高血压医防融合协同诊疗小组以高血压诊治相关规范为依据，按照高血压相关诊治指南，制定实施"三高中心"及其所辖的"三高基地""三高之家"统一工作标准、诊治规范和质量控制，建立专人负责的高血压医防融合协同诊疗管理制度、质控制度、例会制度、培训制度、周调度会议制度及绩效考核制度和信息上报制度，设置专人负责的高血压健康宣教、继续教育、科研工作小组。开展各种高血压流行病学调查工作，参与临床药物试验，同时参与高血压基础与临床研究。

3. 信息化管理

"三高中心"需要安装统一的"三高共管"信息化管理系统，需要搭建和协助搭建"三高中心"协诊运行和数据传输网络平台，基本网络建设局域网、外网、接入HIS诊疗系统、和HIS系统对接。不断完善信息化平台的功能，指导数据库分析和汇总，及时修订相关制度和流程，改进工作计划和措施。通过信息化平台联合"三高之家""三高基地"对高血压患者提供精细化的融饮食、运动、用药、教育、检测等综合措施一体化的连续在线管理，检测和干预数据自动导入患者病历中，为医生诊疗和患者长期管理提供全面的数据支持。三级机构间实行线上协同诊疗，制定数据库的管理规范、使用细则及监督管理制度，并有数据的审核制度，确保数据库的真实、客观、准确，配备专职或兼职的数据管理员，负责数据日常整理、导出、读取等管理工作，对相关人员进行数据库使用方法和相关制度的培训。使针对患者的诊断、用药情况、检测、随访事件等数据可以溯源。

"三高中心"各分中心应根据要求，搭建和协助搭建"三高中心"运行和数据传输所需要的基本网络。基本网络建设包括：专用局域网、专用外网、各中心接入检验科信息系统（Laboratory information system，Lis）、各中心与HIS系统数据对接等四方面的内容。整体网络拓扑图如图2-1所示。

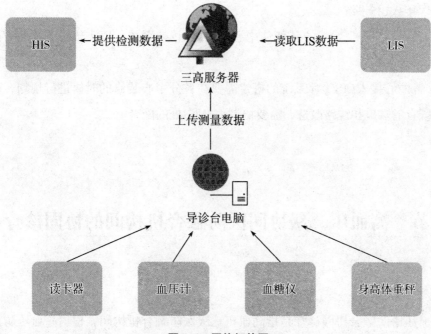

图2-1 网络拓扑图

（1）专用局域网。

1）"三高中心"内部需要搭建一个专用内部局域网，进行患者登录、检测设备检测、患者信息登录和报告打印等业务流程。

2）专用局域网的搭建需要在各分中心装修的时候进行规划，可以使用科室既有的端口和线路改造或者布设无线信号，需要协调信息科/处的配合。

3）患者登录区、基础检测区、患教区、有创检测区、医生诊室、信息登录区等功能区均需放置多个内部专用局域网端口和布置对应的网线或无线信号，内部专用局域网端口需要做好标记，与别的端口进行有效区分。

（2）专用外网。

1）"三高中心"各分中心需要部署专用外网，该外网主要用于各分中心测量设备与三高服务器进行交互和数据同步。

2）专用外网的搭建需要在各分中心装修的时候进行规划。

3）外网要求：

① 确保可以访问 Internet 的网络环境；

② 确保可以使用路由器链接医院内部局域网；

③ 如具备条件优先使用无线网络覆盖。

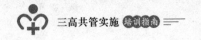

（3）接入LIS系统

1）"三高中心"分中心需要使中心接入LIS诊疗系统，以完成患者检测数据采集的需求。

2）各中心接入LIS诊疗系统的搭建需要在各分中心装修的时候进行规划，可以使用科室既有的端口和线路改造，需要协调信息科/处的配合。

第二节　高血压三级协同医防融合机构间的协同诊疗标准

高血压医防融合协同诊疗是指高血压三级医防融合机构间，根据高血压防治指南和形成共识的防治准则，基于实施获取和机构间完全共享的患者信息，依靠无缝隙的互联网信息化系统，按照各级机构职责和能力分工合作形成的整合式线上诊疗行为。

一、"三高之家"的协同诊疗

"三高之家"对高血压易患人群、高血压患者按照"六个一"的标准开展工作："开展一次健康评估、面对面签定一份服务协议、建立一份健康档案、制定一个健康管理方案、确定一份服务时间表、发放一本连续服务手册"。在管理服务过程中如果出现超出"三高之家"服务能力、治疗效果不理想、管理对象依从性差等情况时，应及时进行协同诊疗。

1. 线上协同诊疗

建立管理档案的高血压易患人群，在监测过程中或随机门诊中出现以下情况：

（1）血压明显升高（大于160/100 mmHg）；

（2）心血管危险评估升级达到高危；

（3）空腹血糖高于11.1 mmol/L或者随机血糖高于13.9 mmol/L；

（4）LDL-c ≥ 4.9 mmol/L或者TG ≥ 5.7 mmol/L；

（5）其他与高血压和心脑肾眼脏器损害相关的征象。

管理中的高血压患者，出现以下情况时：

（1）社区初诊的高血压患者；

（2）初诊高血压患者达到药物治疗标准，实施药物治疗一个月后血压不能够有效控制；

（3）心血管危险因素评估升级；

（4）空腹血糖高于11.1 mmol/L或者随机血糖高于13.9 mmol/L；

（5）LDL-c≥4.9 mmol/L或者TG≥5.7 mmol/L；

（6）其他情况如患者及家属有内诊意愿。

2. 线下转诊与绿色通道

"三高之家"的管理对象，出现以下情况时，立即进行线下转诊并开启绿色通道：

（1）在协同诊疗过程中，"三高基地"确认需要线下面诊时，"三高之家"应及时启动线下转诊流程。

（2）社区初诊的高血压患者，如有以下情况之一：

1）血压达到或超过180/110 mmHg，持续1小时以上，或者出现高血压急症症状；

2）可能存在靶器官损害需要进一步评估治疗；

3）怀疑继发性高血压；

4）妊娠和哺乳期妇女。

（3）在社区随访的高血压患者，如有以下情况之一：

1）采用2种以上降压药物规律治疗，经3个月协同诊疗血压仍然不达标；

2）血压控制平稳的患者，再度出现血压升高并难以控制，血压达到或超过180/110 mmHg，持续1小时以上或症状明显或伴有心、脑、肾、眼等急性并发症中2个器官损害的临床症状；

3）血压明显波动并难以控制，或者血压短时间下降30 mmHg以上，或者伴有头晕、心慌、胸疼甚至意识改变等明显不适症状；

4）随访过程中出现新的严重临床疾病或原有疾病加重；

5）患者服用降血压药物后出现不能解释或难以处理的不良反应；

6）高血压伴有多重危险因素或靶器官损害而处理困难。

（4）合并其他严重情况。

二、"三高基地"的协同诊疗（包括线上向下协同内容、线上向上协同、预约诊疗、绿色通道）

"三高基地"是高血压"三级协同、医防融合"体系中的枢纽，具有重要的承上启下作用，对高血压易患人群、高血压患者按照初级专科中心标准规范进行管理，当日解决覆盖范围内"三高之家"发起的线上协同诊疗需求，及时发起需要"三高中心"线上协同诊疗的需求，对于所辖"三高之家"要求的线下转诊需求要及时对接，紧急情况下要立即开通绿色通道，使"三高之家"的危急患者能通过绿色通道及时转至基地或"三高中心"所在的机构，必要时安排医护力量护送。

1. 线上协同诊疗

线上协同诊疗是"三高基地"高血压首席医师的主要工作内容。

（1）与"三高之家"的协同诊疗：每日常规处理所辖"三高之家"的协同诊疗需求。

（2）与"三高中心"的协同诊疗：

1）经"三高基地"高血压首席医师参与协同诊疗，已采用3种以上降压药物规律治疗，3个月血压仍然不达标；

2）血压2级以上，或合并3个以上其他心血管疾病危险因素或合并靶器官损害，存在相关疾病的，高血压危险分层属于高危的高血压患者3个月内进行一次线上协同诊疗；

3）心脑肾等重要靶器官损害，出现器官功能异常的；

4）治疗效果不理想、患者依从性差或合并其他情况，"三高基地"高血压首席医师认为需要进行协同诊疗的。

2. 向上转诊与绿色通道

（1）经协同诊疗，限于"三高基地"诊治能力和条件，高血压首席医师认为病人需要到"三高中心"面诊和检查评估的，"三高基地"应完成面诊和检查时间预约、检查申请开立、患者引导及面诊和检查评估前注意事项的准备等工作，并跟踪面诊及检查评估结果，及时调整治疗方案。

（2）在协同诊疗过程中，"三高中心"确认需要线下面诊时，"三高基地"应及时启动线下转诊流程。

（3）"三高基地"高血压首席医师无法解决的高血压急症、合并严重靶器官损害并影响功能，24小时内有可能会发生变化的，应立即转诊并开启绿色通道。"三高基地"首席医师在线上发起转诊的同时，要同步采用其他最快捷可靠的方式与上级"三高中心"进行确认，必要时安排人员陪同。

三、"三高中心"的协同诊疗

"三高中心"是高血压"三级协同、医防融合"机构的最高级支撑机构，按照高级高血压专科中心标准规范进行管理，负责解决"三高基地"能力之外的问题。其工作场景分为线上协同诊疗和线下病人面诊两方面。原则上只接受所辖的"三高基地"发起的协同诊疗和转诊，原则上不接受"三高之家"的越级协同诊疗和转诊要求。

1. 线上协同诊疗

每日常规处理所辖"三高基地"的协同诊疗需求。根据工作需要可以调整协同诊疗启动标准，经批准并嵌入信息系统后实施。

2. 线下接诊与转诊绿色通道

（1）院内普通门诊接诊的高血压患者，应转至"高血压中心"经评估后按以下方式进行持续管理：

1）本院设有"三高之家""三高基地"的，可以承接普通门诊转诊的高血压签约和持续管理。

2）本院不承担"三高之家""三高基地"职责的，需要经"三高中心"将患者信息通过平台转至患者所在社区由家庭医生签约和实施管理。

（2）"三高基地"向上转诊的患者，应统一由"三高中心"固定人员接诊并按照诊疗规范实行。"三高中心"工作人员要及时应答转诊需求，需要开通绿色通道的，由"三高中心"做好对接，妥善安排流程，确保转诊患者能及时就诊并绕行医院挂号、预约排队等环节。

四、高血压医防融合一体化协同诊疗流程

该流程详见第三章第五节高血压管理流程。

第三节　高血压三级协同医防融合机构的培训与教育

培训与教育工作是高血压"三级协同"管理的重要工作内容和职责，因为高血压"三级协同"的目标是规范我国高血压患者的诊治和管理，提高高血压患者的知晓率、治疗率和控制率，最大限度地降低心血管发病和死亡的总体危险。由于所涉及到

的部门较多，例如在医院内部，除了以心血管内科为核心外，内分泌科、神经内科、肾内科、泌尿外科、耳鼻喉科、血管介入科等相关临床学科、放射科（含CT室）、超声科、检验科等辅助检查科室以及医务管理等部门均与高血压"三级协同"的规范化建设与日常运作具有密切的关系。此外，高血压"三级协同"必须与当地和周边的基层医院或社区医疗机构等进行紧密合作才能充分发挥其技术和社会效益。因此，规范化的高血压"三级协同"是一个系统工程，必须建立整体的诊治原则、协同和管理机制以及制订相应的实施细则，但上述原则通常是由心血管内科、内分泌科负责制订，其他相关部门对高血压"三级协同"的运作机制、要求、体系和各项流程并不了解，必须经过反复的教育、培训和演练，使高血压"三级协同"所涉及到的各有关部门、人员在全面了解高血压"三级协同"的主要目标和运作机制的基础上，明确自身的职责和任务，才能使整个高血压"三级协同"系统正常运行，并发挥各部门和人员的主观能动性，推动高血压"三级协同"工作质量的持续改进，最终形成良好的区域内三级协诊制度。

一、"三高之家"的培训

1. 家庭（全科）医生

（1）培训家庭（全科）医生的岗位职责，制定年度培训计划并按照计划进行。

（2）培训适合家庭（全科）医生的国内外有关高血压、高血糖、高血脂管理指南和专家共识。

（3）培训《"三高共管""三级协同"标准化操作手册》《"三高共管""三级协同"服务模式指南》及《"三高共管""三级协同"信息化系统操作标准化手册》等相关内容。

（4）培训三高之家的家庭（全科医生）针对高血压、高血糖及高血脂诊疗过程中的数据采集及汇总数据库。

2. 护士

（1）培训护士岗位职责，制定年度培训计划并按照培训计划进行。

（2）培训慢病护理和基础护理实践技能。

（3）培训高血压、高血糖、高血脂健康宣教知识及"三高共管""三级协同"服务手册。

（4）培训日常工作流程。

3. 公共卫生医师

（1）培训公共卫生医师的岗位职责，制定年度培训计划并按照计划进行。

（2）培训高血压、高血糖、高血脂患者的健康管理及"三高共管""三级协同"服务手册。

（3）培训基本公共卫生服务项目的管理流程和工作制度。

二、"三高基地"的培训

首席医生

（1）培训首席医生的岗位职责，制定年度培训计划并按照计划进行。

（2）培训首席医生有关高血压、高血糖、高血脂管理指南和专家共识。

（3）培训《"三高共管""三级协同"标准化操作手册》《"三高共管""三级协同"服务模式手册》及《信息化系统操作标准化手册》。

（4）培训针对高血压、高血糖及高血脂诊疗过程中的数据汇总及分析。

三、"三高中心"的培训

1. 高级专科医生包括首席专家

（1）参与省市及国家级高血压及其并发症相关的会议，参与高血压及其并发症相关的继续医学教育。

（2）参与卫生行政部门或机构组织的省市及国家级慢病分级诊疗政策或者实施方案培训。

（3）考察省内外医疗机构目前实施高血压、高血糖、高血脂等慢性代谢性疾病的管理模式。

（4）培训国内外有关高血压诊治指南和专家共识。

2. 专科护士

（1）培训高血压专科护士岗位职责，制定年度培训计划并按照计划进行。

（2）培训高血压相关护理及健康宣教知识。

（3）培训"三高共管""三级协同"服务手册。

（4）参与高血压相关专业继续教育项目。

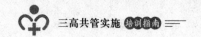

第四节　高血压管理的工作督导及持续改进制度的实施

高血压"三级协同、医防融合"机构管理工作的督导和持续改进制度的落实是"三级协同"模式可持续推进的核心价值所在，持续改进要求制定管理和随访考核监控指标，定期评价和分析"三级协同"管理工作实施的效果和存在的问题，并制订各类督促管理流程和质量改进的措施和方法，通过数据显示持续改进的效果。

一、高血压"三级协同"医防融合机构应根据当前的实际情况确定关键监控指标及质量改进计划

包括高血压管理率、治疗率、达标率、线上线下有效转诊率及并发症筛查率等，并确立关键性效率指标和预后指标的目标值，原则上应每年修改一次预期目标值以体现持续改进的效果。

二、制订促进"三级协同"质量改进的重要管理制度并付诸实施

1. 联合例会制度

联合例会制度是为协调"三高之家"和"三高基地"及"三高中心"立场和观念、共同促进高血压"三级协同"建设和发展而设立的专门会议。由"三高之家"和"三高基地"及"三高中心"相关责任科室人员参加，要求有联合例会制度以及实施记录。该制度应为联合例会制订规则，包括主持及参加人员、频度、时间、会议讨论的主要内容等。

2. 质量分析会制度

质量分析会的主要内容是通过对"三级协同"运行过程中的阶段性宏观数据分析，肯定工作成绩、发现存在问题并制订改进措施。由"三高之家"和"三高基地"及"三高中心"的相关责任科室人员参加。该制度必须为质量分析会制定出标准的规则，包括主持及参加人员、频度、时间、主要分析内容等。

3. 建立周调度工作制度

卫生健康局行政督导部门进行工作调度，"三高之家"和"三高基地"及"三高中心"相关责任科室人员汇报工作进展情况，包括本周的工作进展、工作量、遇到的问题、对系统的建议等多方面内容，形成简要汇报材料，会议调度时一并汇报，日常调度时通过微信群内上报。

4. 其他制度

如与质量分析会制度配套的奖惩制度、各类人员值班制度等，"三高中心"可以通过科室绩效分配和职称晋升作为相关责任科室的医护人员的激励机制。"三高之家"和"三高基地"通过辖区街道或者"三高之家"和"三高基地"年终加分和年总医疗系统评比绩效机制，来进一步激励家庭（全科）医生工作推进。

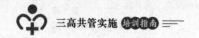

第三章
高血压三级协同一体化管理流程

高血压"三级协同"一体化的管理规范与工作标准是高血压"三级协同"一体化执行实施的基石，而一体化工作的顺利实施离不开管理细节的流程化与规范化。为了三级医疗机构的临床医师更好地做好高血压的协同一体化管理。本章从高血压的测量、筛查检出、诊断、评估到协诊、转院、转科、治疗、随访——制订了相应的流程图。

第一节　血压测量流程

血压计测量血压是一项简单的技术，但是如果测量方法不正确，就会影响血压测量值，不能真正反映病人本身血压，血压测量结果的准确性将直接影响医护人员对疾病的诊断、处理和对治疗结果的判断。血压测量方式有诊室血压测量、家庭自测血压和动态血压监测，不同测量方式相互结合可以提高高血压诊断和管理效果。以上3种测量血压方式流程如下（图3-1、图3-2、图3-3）。

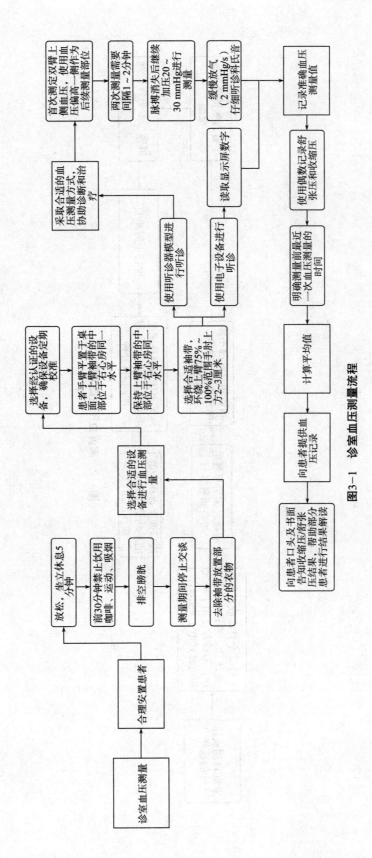

图3-1 诊室血压测量流程

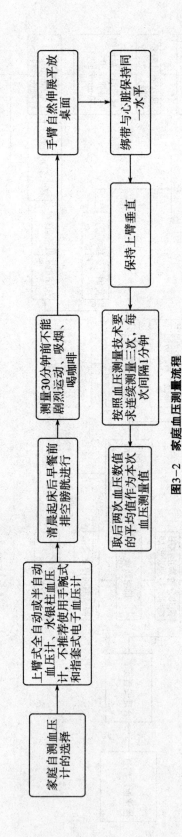

图3-2 家庭血压测量流程

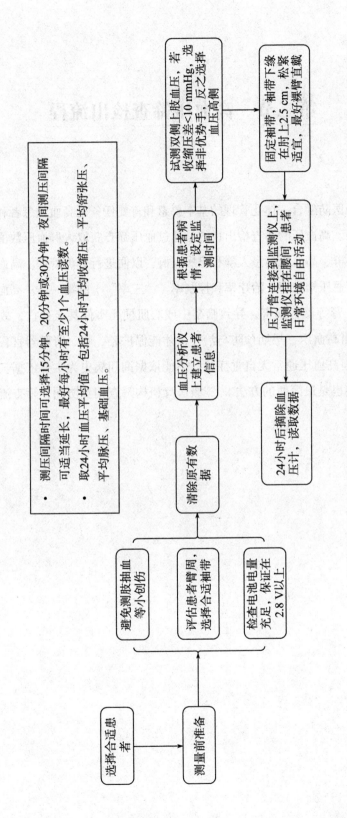

图3-3　动态血压测量流程

注：患者选择详见第一章第一节动态血压监测规范

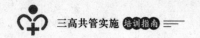

第二节 高血压筛查检出流程

实行高血压医防融合一体化管理的基本要素和首要任务是高血压患者和高血压易患人群的筛查检出。高血压的筛查检出目的是通过血压筛查获取人群血压数值，将社区人群区分出一般人群、高血压易患人群和患病人群，以便进行分类管理。高血压的筛查检出是提高人群高血压知晓率、治疗率和控制率（"三率"）的第一步。高血压可以使患者发生心、脑、肾等器官损害，导致脑卒中或心肌梗死事件甚至死亡，故俗称"无声杀手"。只有检出高血压，早期预防与治疗，才能保护心、脑、肾靶器官，减少心血管事件的发生。但高血压通常无自觉症状，不能依据询问病史为主要依据。测量血压是最直接、最准确也是最简便的方法。三级医疗机构筛查相互协同，筛查流程如下（图3-4、图3-5）。

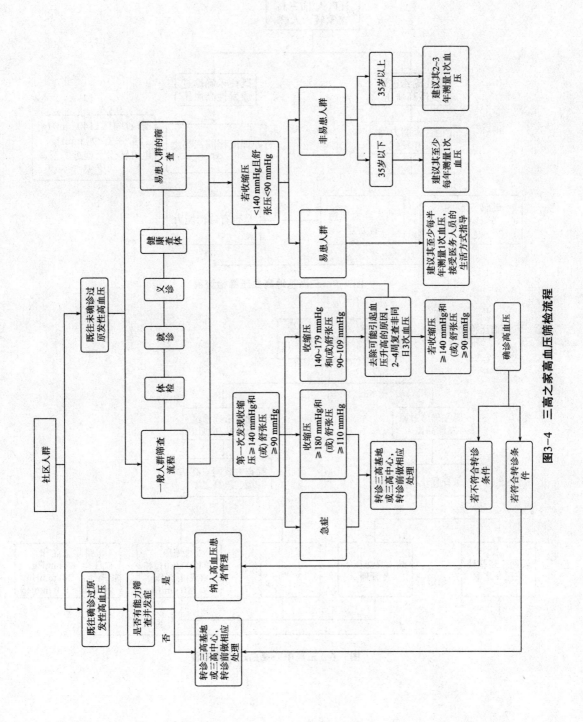

图3-4 三高之家高血压筛检流程

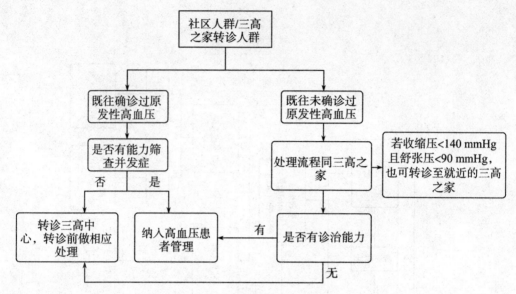

图3-5 三高基地高血压筛检流程

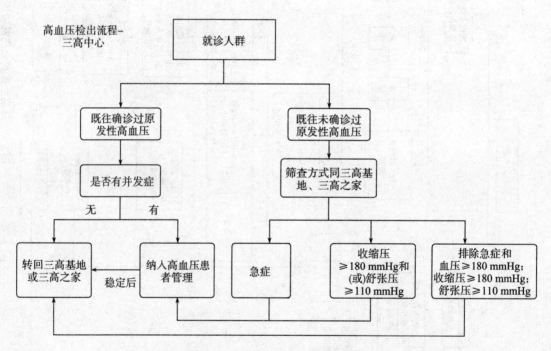

图3-6 三高中心高血压筛检流程

第三节　高血压诊断流程

　　根据3次非同日测量血压水平诊断高血压——评估高血压水平分级——评估是否存在高血压急诊——评估并发症和评估危险因素分层及心血管风险因素——初诊高血压应鉴别继发性高血压（由某些疾病引起的血压增高）——根据血压情况制定治疗方案（图3-7、图3-8）。

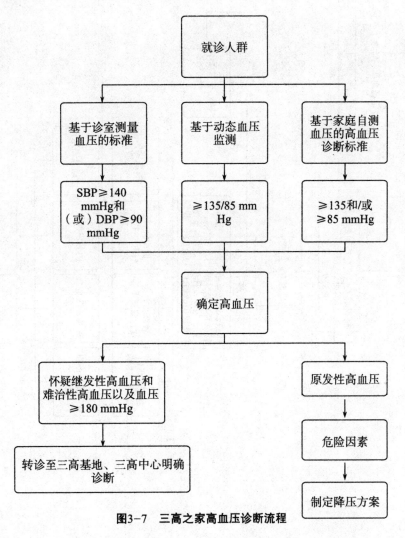

图3-7　三高之家高血压诊断流程

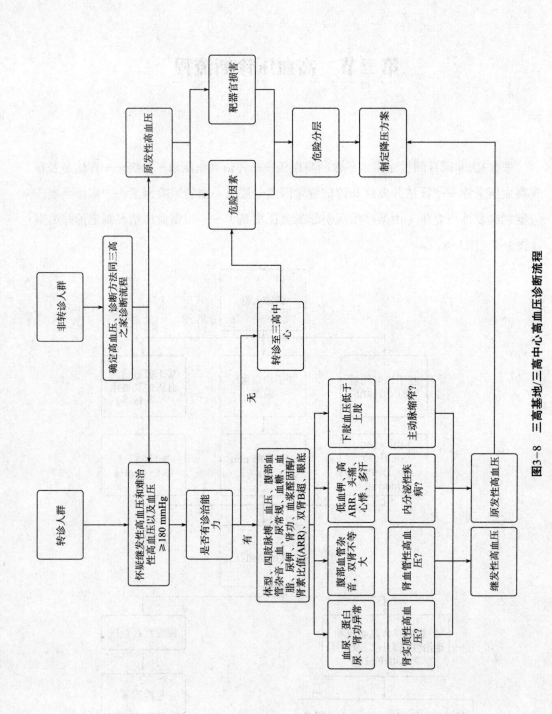

图3-8 三高基地三高中心高血压诊断流程

第四节 高血压评估流程

对于高血压患者要进行评估，一个是对血压高低进行分级，根据血压高低分为一级、二级、三级。另外还要对高血压风险进行评估，包括对危险因素的评估和靶器官损伤进行评估，以及合并临床症状进行评估，分为低危、中危、高危、极高危四种危险层。评估流程分别如图3-9、图3-10、图3-11所示。

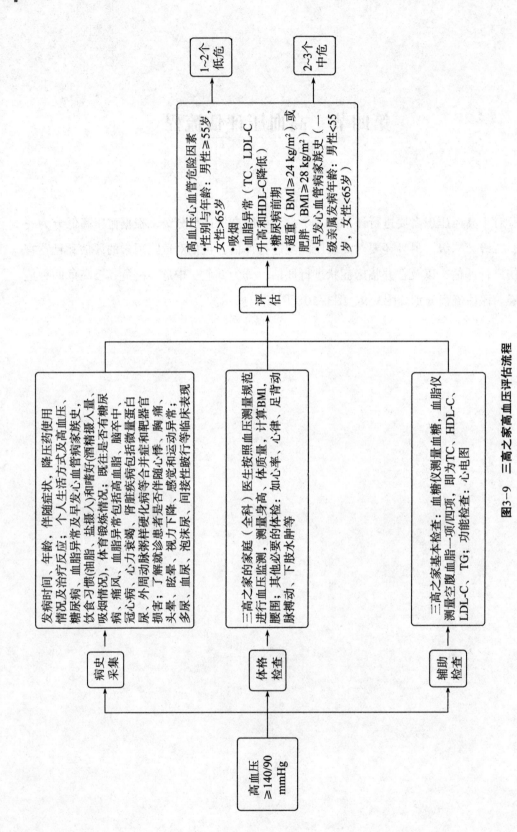

图3-9 三高之家高血压评估流程

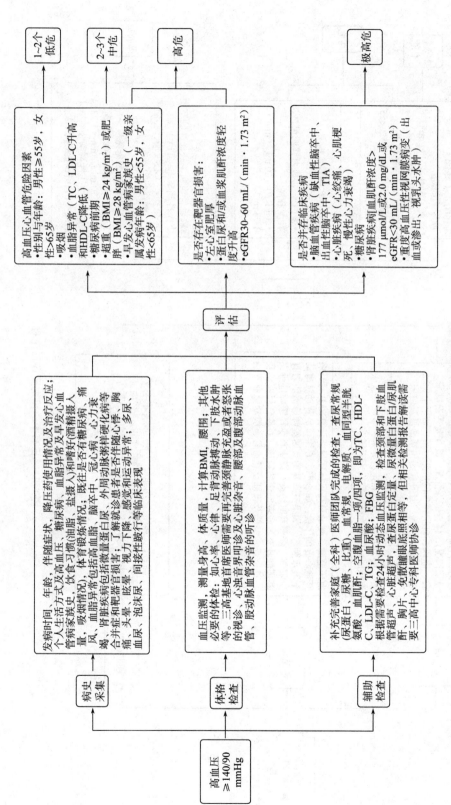

图3-10 三高基地高血压评估流程

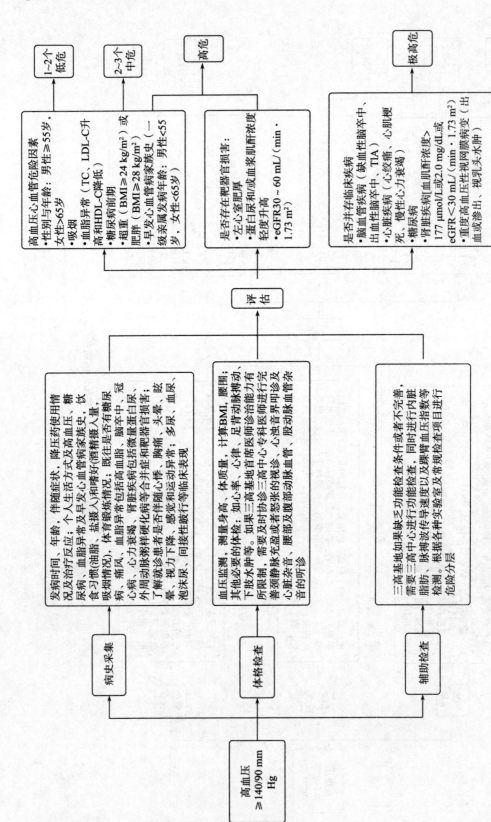

图3-11　三高中心高血压评估流程

第五节　高血压协诊流程

　　高血压的诊治涉及各学科领域，部分患者诊治难度大，家庭（全科）医生团队受专科诊治能力和设备的限制，难以承担这些复杂高血压的临床诊治，需要和初高级专科医生团队形成双向转诊，明确诊断后制订合理治疗方案，使得病情得以控制，待病情稳定后制定长期随访计划，患者转诊至原家庭（全科）医生团队继续随访管理。转诊流程如下（图3-12）。

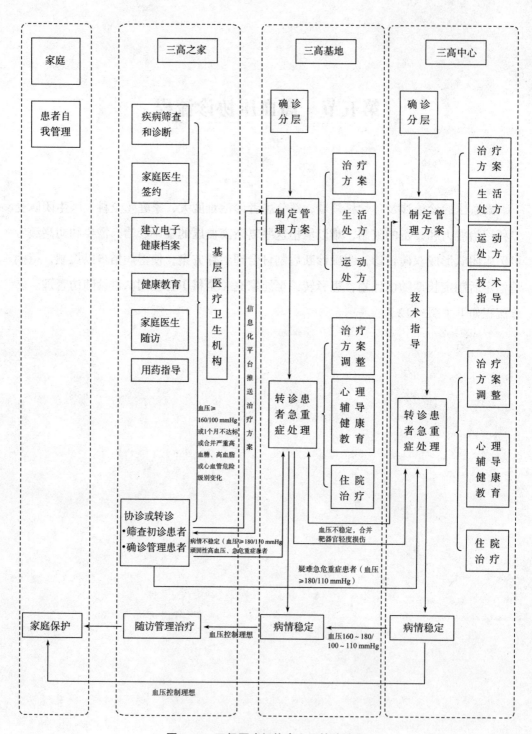

图3-12 三级医疗机构高血压协诊流程

第六节　高血压治疗流程

一、易患人群生活方式干预目标

高血压是最常见的慢性病之一，也是心脏病、脑卒中、肾脏病和糖尿病发病和死亡的最重要的危险因素。高血压在任何年龄段都可能发生，因此要及早做好预防措施，尤其是高血压易患人群更应加强预防。无论是高血压易患人群还是高血压患者，生活方式干预都是预防、治疗的基础。干预目标如下（表3-1）。

表3-1　易患人群生活方式干预目标

项目	目标	频率
运动管理	规律运动	3～5次/周，30 min，中等强度
膳食管理	低盐	<6 g/d
BMI/腰围控制	<24 kg/m^2；<90 cm/85 cm	
血压监测	140/90 mmHg	每半年测量血压一次
戒烟限酒	白酒<0.5～1两/天；葡萄酒<2～3两/天；啤酒<5～10两/天，女性减半	
心理	调节情绪，缓解压力	
健康教育	了解高血压基础知识	每年2～4次

二、高血压的治疗流程

高血压治疗的根本目的是降低心脑肾及血管并发症和死亡的总风险。降压治疗的获益主要来自血压降低本身。对于普通高血压患者，建议在生活方式干预的基础上，根据高血压的总体风险水平决定是否给予降压药物和药物治疗方案。生活方式干预包括饮食、运动、戒烟限酒、心理等非药物治疗方式，药物治疗包括启动药物治疗时机及药物选择流程如图3-13、图3-14、图3-15、图3-16、图3-17所示。

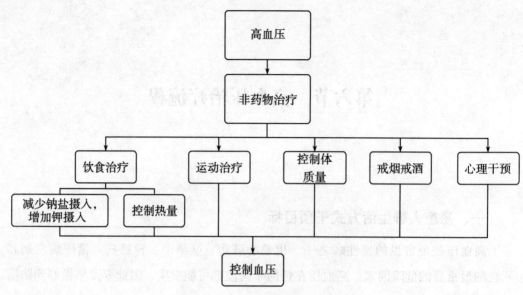

图3-13 高血压非药物治疗流程

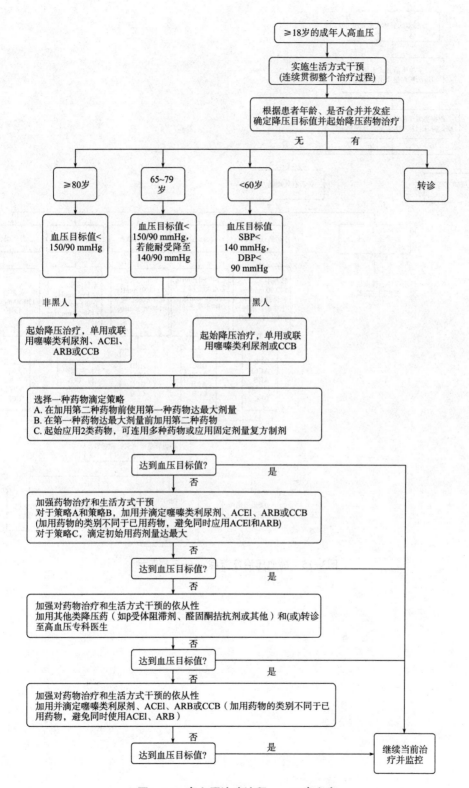

图3-14 高血压治疗流程——三高之家

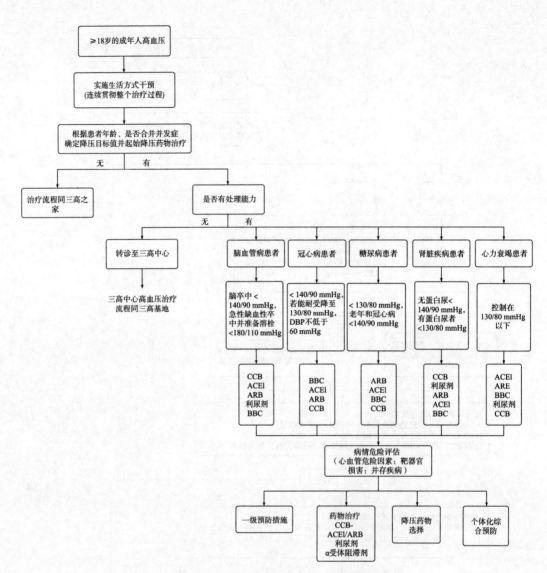

图3-15 高血压治疗流程——三高基地

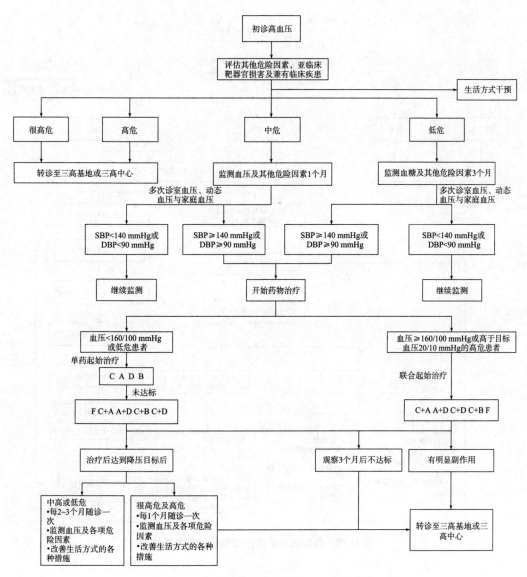

图3-16 高血压药物治疗流程——三高之家

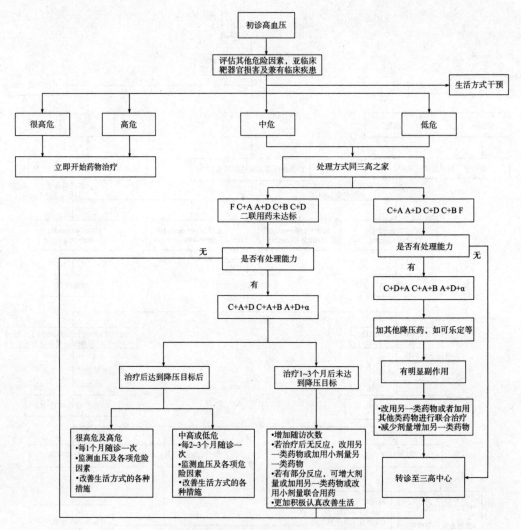

图3-17 高血压药物治疗流程——三高基地

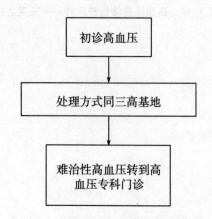

图3-18 三高中心高血压药物治疗流程

第七节　高血压随访规范

　　高血压是一种慢性疾病，一经确诊，治疗期间就需要长期随访。随访内容包括：监测血压、其他心血管疾病危险因素及并存的相关疾病的变化；评估治疗效果，及时纠正或维持治疗方案，使血压长期稳定地维持目标水平，临床称达标；促进患者坚持降压治疗，延缓高血压并发症的发生和发展，提高患者生活质量，延长寿命（图3-19、图3-20、图3-21）。

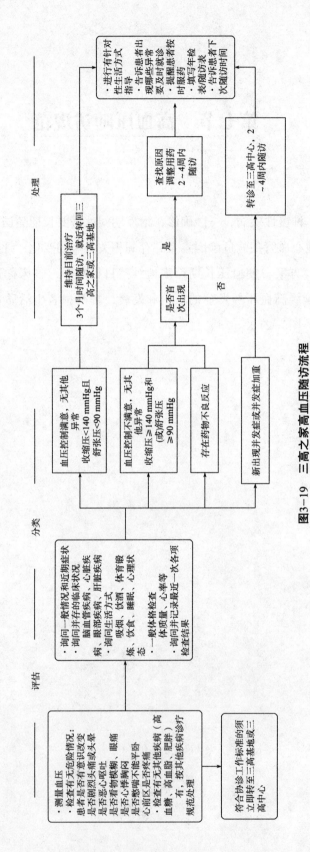

图3-19 三高之家高血压随访流程

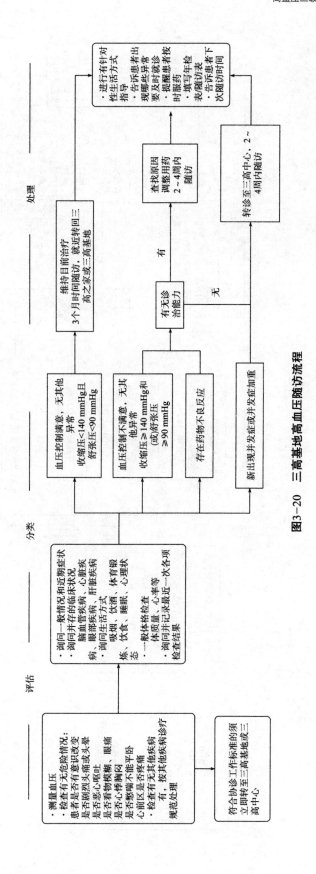

图3-20 三高基地高血压随访流程

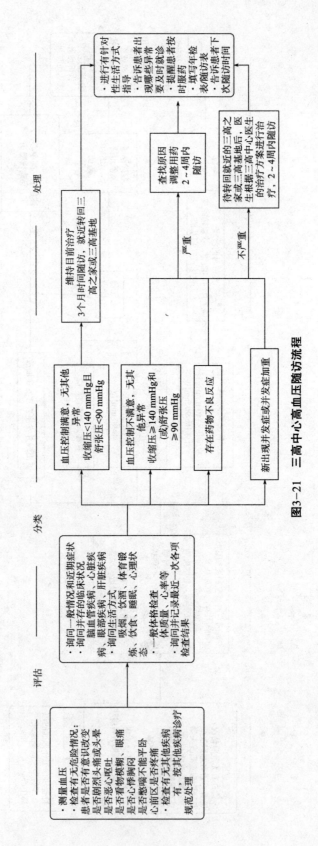

图3-21 三高中心高血压随访流程

第四章
高血压三级协同一体化管理临床路径

第一节 三高之家高血压管理临床路径

基层医疗卫生机构应承担原发性高血压的诊断、治疗及长期随访管理工作，识别出不适合在基层诊治的高血压患者并及时转诊。管理目标是降压达标，降低并发症发生风险。"三高之家"管理路径包括筛查、诊断、评估、治疗、监测及随访。

"三高之家"是"三高共管""三级协同、医防融合"机构的最基础工作单元，也是高血压一体化医防融合体系的网底。主要设置在基层医疗机构，由家庭（全科）医生所在的卫生室或社区服务站、卫生院或社区卫生服务中心组成。也可以设置在有全科（家庭）医生的二级及以上医疗机构全科医学科或老年医学科。"三高之家"及其家庭（全科）医生承担对签约的社区人群尤其是易患人群进行高血压的筛查及健康教育，能够完成大多数稳定期高血压患者的连续性诊疗和持续健康管理服务，根据高血压签约服务包提供年度签约服务。承担签约的高血压患者及易患人群管理档案的维护。承担需要上一级协同诊疗的签约高血压患者的对接与转诊服务。同时承担职责范围内高血糖和高血脂医防融合职责。

一、高血压基本诊疗路径标准流程

1. 适用对象

第一诊断为高血压（疾病编码ICD-10：I10.02）

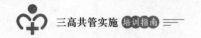

2. 诊断依据

根据《中国高血压防治指南（2017年基层版）》：

（1）高血压诊断标准：

在未用抗高血压药的情况下，非同日3次测量，收缩压≥140 mmHg和（或）舒张压≥90 mmHg，可诊断为高血压。规范的血压测量方法及合格的血压计是诊断高血压的前提。

（2）高血压水平分级：

1）1级高血压：收缩压140～159 mmHg和/或舒张压90～99 mmHg；

2）2级高血压：收缩压160～179 mmHg和/或舒张压100～109 mmHg；

3）3级高血压：收缩压≥180 mmHg和/或舒张压≥110 mmHg；若患者的收缩压与舒张压分属不同级别时，则以较高的级别为准。

3. 进入管理路径标准

（1）首次诊断高血压（疾病编码ICD-10：I10.02），既往管理稳定期高血压，患者来源如下：

1）社区35岁以上及其他易患人群；

2）社区就诊高血压患者；

3）"三高中心"和"三高基地"线下协诊患者。

（2）进行家庭医生签约服务，建立高血压易患人群和高血压患者电子健康档案并进行维护。

（3）完成大多数稳定期高血压患者的连续性诊疗和持续健康管理服务，根据高血压签约服务包提供年度签约服务。

（4）承担需要上一级协同诊疗的签约高血压患者的对接与转诊服务。同时承担职责范围内高血糖和高血脂医防融合职责。

（5）高血压急症及严重临床情况如不稳定型心绞痛、心肌梗死、心力衰竭、可疑主动脉夹层等患者及时线上线下协诊。

（6）如以上患者需要住院，及时线下面诊进入"三高中心"的临床路径管理。

4. 管理期间检查项目

必需的检查项目：

（1）基本检查：血糖仪测量血糖，血脂仪测量空腹血脂一项/四项，即为TC、HDL-c、LDL-c、TG。

（2）功能检查：心电图。

5. 治疗原则

（1）个体化治疗，采用较小的有效剂量以获得疗效而不良反应最小，逐渐增加剂量或联合用药（2种及以下）。

（2）根据国家基本药物制度，基层降压药的选择应考虑安全有效、使用方便、价格合理和可持续利用的原则。

6. 治疗方案的选择及依据

（1）治疗目标：

1）普通高血压患者血压降至140/90 mmHg以下；

2）老年≥65岁高血压患者的血压降至150/90 mmHg以下；

3）年轻人或同时患有糖尿病、脑血管病、稳定性冠心病、慢性肾病的患者血压降至130/80 mmHg。

如能耐受，以上全部患者的血压水平还可进一步降低，建议尽可能降至120/80 mmHg以下。

（2）治疗方案：

1）根据患者心血管总体危险程度和具体情况决定治疗方案。

2）非药物治疗

初诊高血压患者，立即采取治疗性生活方式干预。改善不良生活方式，控制危险因素。

3）药物治疗：

3级高血压或伴发心脑血管病、糖尿病、肾脏病等高危患者，立即开始并长期药物治疗。1～2级高血压伴有不适症状的患者考虑小剂量药物治疗；如无症状，但属高危的，立即药物治疗；属中危的，则随防1月内，2次测量血压，如平均血压≥140/90 mmHg者，则开始服药；如血压＜140/90 mmHg的继续监测血压；属低危的，则随防3个月内，多次测量血压，如平均血压≥140/90 mmHg者，考虑开始药物治疗；如血压＜140/90 mmHg的继续监测血压。

① 钙拮抗剂。二氢吡啶类CCB无绝对禁忌证，降压作用强，对糖脂代谢无不良影响；我国抗高血压临床试验的证据较多，均证实其可显著减少脑卒中事件；故推荐基层使用二氢吡啶类CCB。适用于大多类型高血压，尤其对老年高血压、ISH、稳定型心绞痛、冠状或颈动脉粥样硬化、周围血管病患者适用。可单药或与其他4类药联合应用。对伴有心力衰竭或心动过速者应慎用二氢吡啶类CCB，对不稳定心绞痛患者不用硝苯地平。少数患者可有头痛、踝部水肿、牙龈增生等不良反应。

用药剂量：硝苯地平初始剂量10 mg，一日3次，维持剂量10～20 mg，一日3次。尼群地平初始剂量10 mg，一日1次，以后可调整为10 mg，一日2～3次或20 mg，一日2次。

② ACEI所有合并糖尿病、心力衰竭、左心室收缩功能不全、心肌梗死后左室功能不全的患者，均应使用ACEI。不能耐受者可选用ARB治疗。

ACEI起效缓慢，3～4周达最大作用，限制钠盐摄入或联合使用利尿剂可使起效迅速和作用增强；降压作用明确，保护靶器官证据较多，对糖脂代谢无不良影响；适用于1～2级高血压，尤对高血压合并慢性心力衰竭、心肌梗死后、心功能不全、糖尿病肾病、非糖尿病肾病、代谢综合征、蛋白尿/微量白蛋白尿患者有益。可与小剂量噻嗪类利尿剂或二氢吡啶类CCB合用。对双侧肾动脉狭窄、妊娠、高血钾者禁用；注意咳嗽等不良反应，偶见血管神经性水肿。不能耐受者可选用ARB治疗。

用药剂量：卡托普利初始剂量12.5 mg，一日2～3次，按需要1～2周内增至50 mg，一日2～3次；儿童常用初始剂量，按体质量0.3 mg/kg，一日3次，必要时每8～24小时增加0.3 mg/kg。依那普利初始剂量5～10 mg，一日1次，维持剂量10～20 mg，一日1次，最大剂量一日40 mg，分1～2次服。

③ ARB降压作用明确，保护靶器官证据较多，对糖脂代谢无不良影响；适用于1～2级高血压，尤对高血压合并慢性心力衰竭、心肌梗死后、心功能不全、糖尿病肾病、非糖尿病肾病、代谢综合征、蛋白尿/微量白蛋白尿患者有益，也适用于ACEI引起的咳嗽。可与小剂量噻嗪类利尿剂或二氢吡啶类CCB合用。对双侧肾动脉狭窄、妊娠、高血钾者禁用；偶见血管神经性水肿。可选用氯沙坦50～100 mg，一日1次，或缬沙坦80～160 mg，一日1次，或替米沙坦40～80 mg，一日1次。

④ 利尿剂（噻嗪类）。降压作用明确，小剂量噻嗪类利尿剂适用于1～2级高血压或脑卒中二级预防，也是难治性高血压的基础药物之一。利尿剂尤对老年高血压、心力衰竭患者有益。可与ACEI/ARB、CCB合用，但与β受体阻滞剂联合时注意对糖脂代谢的影响。慎用于有糖脂代谢异常者。大剂量利尿剂对血钾、尿酸及糖代谢有一定影响，要注意检查血钾、血糖及尿酸。

首选噻嗪类利尿剂：氢氯噻嗪一日25～100 mg，分1～2次服用，并按降压效果调整剂量，具有排钾作用。

保钾利尿剂：螺内酯开始一日40～80 mg，分1～2次服用，至少2周，以后酌情调整剂量，不宜与ACEI合用，以免增加发生高钾血症的机会。氨苯蝶啶成人常用量开始一日25～100 mg，分2次服用，与其他利尿药合用时，剂量可减少。维持阶段可改为隔日疗法。最大剂量不超过每日300 mg。儿童常用量开始一日按体质量2～4 mg/kg或按体表面积120 mg/m²，分2次服，每日或隔日疗法。以后酌情调整剂量。最大剂量不超过每日6 mg/kg或300 mg/m²。

祥利尿剂：呋塞米起始一日40～80 mg，分2次服用，并酌情调整剂量，主要用于肾功能不全时。高血压急症或高血压危象时需要20 mg，肌内或静脉注射。

吲达帕胺：兼有利尿和血管扩张作用，能有效降压而较少引起低血钾的副作用。口服常释剂型2.5 mg，一日一次；缓释剂型1.5 mg，一日一次。

⑤ β受体阻滞剂。降压作用明确，小剂量适用于伴心肌梗死后、冠心病心绞痛或心率偏快的1～2级高血压。对心血管高危患者的猝死有预防作用。可与二氢吡啶类CCB合用。对哮喘、慢性阻塞性肺气肿、严重窦性心动过缓及房室传导阻滞患者禁用；慎用于糖耐量异常者或运动员。注意支气管痉挛、心动过缓等不良反应；长期使用注意对糖脂代谢的影响。

用药剂量：美托洛尔口服普通制剂25～50 mg，一日2～3次，最大可达一日100 mg。阿替洛尔初始剂量6.25～12.5 mg，一日2次，最大可达一日50～200 mg。普萘洛尔初始剂量10 mg，一日3～4次，可单独使用或与利尿剂合用，最大可达一日200 mg。

⑥ α受体阻滞剂。适用于高血压伴前列腺增生患者，但体位性低血压者禁用，心力衰竭者慎用。开始用药应在入睡前，以防体位性低血压发生。使用中注意测量坐立位血压。可选用哌唑嗪2～20 mg，一日2～3次，多沙唑嗪2～4 mg，一日1～2次，特拉唑嗪1～20 mg，一日1～2次。

⑦ 固定复方制剂。为常用的一类高血压药物，其优点是使用方便，可改善治疗的依从性，但应用时注意其相应组成成分的禁忌证或不良反应。通过多种药物小剂量联合，达到有效降压和减少副作用的目的。

复方利血平口服常释剂型初始剂量0.1～0.25 mg，一日1次，经1～2周调整剂量，最大剂量一次0.5 mg。主要成分是利血平0.032 mg、氢氯噻嗪3.1 mg、盐酸异丙嗪2.1 mg、硫酸双肼屈嗪4.2 mg。

复方利血平氨苯蝶啶口服常释剂型常用量：1片，一日1次，维持量：1片，2～3日1次，或遵医嘱。主要成分是利血平0.1 mg、氨苯蝶啶12.5 mg、氢氯噻嗪12.5 mg、硫酸双肼屈嗪12.5 mg。对于有抑郁倾向患者应当小心使用。珍菊降压片主要成分是可乐定0.03 mg、氢氯噻嗪5 mg。

⑧ 联合治疗。适用于2级以上高血压以及高危的高血压患者，常见联合方案：

CCB联合ACEI（例如：尼群地平或硝苯地平+依那普利）。

CCB+β受体阻滞剂（例如：尼群地平+美托洛尔或阿替洛尔）。

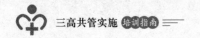

CCB+利尿剂（例如：尼群地平+吲达帕胺或氢氯噻嗪）。

⑨ 药物治疗中不良反应的处理。

老年人在大剂量药物治疗时容易出现体位性低血压，建议平卧位，补盐水处理。

利尿剂出现低血钾乏力（血钾低于3.5 mmol/L），建议补充钾盐或口服氯化钾。

使用ACEI时出现严重干咳，建议减量或停药。

服用CCB出现明显的水肿，建议CCB联合小剂量利尿剂或ACEI类（小剂量是指常规量的1/4至1/2，如氢氯噻嗪的常规量是25 mg/d，小剂量是指6.25 mg/d及12.5 mg/d）。

7. 标准管理日

为14天（强化管理期），稳定后转入常规管理；30～90天（常规管理期），随访管理。

8. 达标标准

（1）血压达标。

（2）症状改善。

（3）稳定后规律随访管理。

9. 变异及原因分析

（1）血压恶化或者难以控制，出现并发症，须要线下转诊者，不符合高血压正常临床路径组。

（2）需进一步检查明确诊断。不符合常规高血压正常临床路径组。

二、高血压基本诊疗路径表单

将高血压基本诊疗路径标准流程进行表格化，使入组管理更加简单方便，且具有可追溯性（表4–1）。

表4–1　管理路径表单

对象	首诊人群	既往诊断高血压患者
筛查	□测量血压、身高、体质量 □签约家庭医生 □完成门诊病历书写和健康电子档案建立 □根据血压水平，明确高血压诊断，高血压急症及高危立即处理后转诊"三高基地"	□询问病史 □测量血压、身高、体质量，进行体格检查 □完成门诊病历书写和完善健康电子档案 □根据血压水平高危及时线上或线下协诊 □如出现高血压急症立即处理后转诊

对象	首诊人群	既往诊断高血压患者
诊断	□《中国高血压防治指南2017年基层版）》 □根据诊室血压、动态血压监测、家庭自测血压等血压水平，非同日3次超过标准，诊断高血压 □可疑继发性高血压及时线下协诊 □确定血压级别和合并其他心血管风险因素	□确定血压级别和合并其他心血管风险因素
评估	□病史采集 □体格检查 □血糖仪测量血糖 □血脂仪测量血脂 □根据病情需要进行心电图检查	□病史采集 □体格检查 □血糖仪测量血糖 □血脂仪测量血脂 □根据病情需要进行心电图检查
治疗	□饮食处方开具 □运动处方开具 □心理和生活指导 □进行"常规药物治疗"（参见《中国高血压防治指南》2018年基层版） □进行健康教育	□运动处方开具 □饮食处方开具 □心理和生活指导 □进行健康教育 □根据血压调整降压药物（必要时联合2种用药）（参见《中国高血压防治指南》2018年基层版），需要3种降压药及时协诊
监测	□血压至少下降20/10 mmHg □最好降至140/90 mmHg □老年患者或者特殊患者，具体制定降压目标 □观察药物不良反应 □观察患者治疗依从性	□患者3个月血压达标情况 □督促常规治疗药物的正确应用 □观察降压疗效，及时调整治疗方案 □观察药物不良反应 □观察患者治疗依从性
随访	□非急诊和血压140～179/90～109 mmHg，2～4周随访2～3次 □通过电话随访 □预约社区就诊 □上门随访 □急诊协诊至三高基地回转患者2周随访	□非急诊和血压140～179/90～109 mmHg，1个月随访 □通过电话随访 □预约社区就诊 □上门随访 □急诊协诊至三高基地回转患者2周随访
病情变异记录	□无□有，原因： 1. 2.	□无□有，原因： 1. 2.

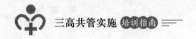

续表

对象	首诊人群	既往诊断高血压患者
转诊	□双向转诊：□转入□转出 原因：	□转出原因：
护士签名		
医师签名		

第二节　三高基地高血压管理临床路径

　　基层医疗卫生机构应承担原发性高血压的诊断、治疗及长期随访管理工作，识别出不适合在基层诊治的高血压患者并及时转诊。管理目标是降压达标，降低并发症发生风险。"三高基地"管理路径包括筛查、诊断、评估、治疗、监测及随访。

　　"三高基地"是高血压"三级协同"医防融合体系的核心工作单元，是高血压一体化工作的枢纽，具有重要的承上启下作用，具备条件的机构可以承担高血压初级专科中心职责。主要设置在经过"三高共管"医防融合一体化培训和认证的卫生院或社区卫生服务中心。也可以在二级及以上的医院依托心血管内科、内分泌科、全科医学科或老年医学科等科室组建综合性"三高基地"，承担对负责范围内的"三高之家"的组织管理、工作指导、培训考核、质量控制、承接转诊等工作。卫生院、社区卫生服务中心的家庭（全科）医生同时要承担"三高之家"职责，完成一定数量的高血压签约服务工作。二级及以上综合医院可以不设置"三高之家"，只承担"三高基地"的高血压初级专科中心工作，如果同时承担"三高之家"工作，必须有固定的家庭（全科）医生，开展高血压签约服务，接受相关工作考核。"三高基地"由辖区卫生健康主管部门划定区域，承担覆盖范围内的高血压并发症筛查和管理任务，能力范围内的继发性高血压病人初步诊断、"三高之家"难以控制的高血压或存在明显并发症或其他复杂情况的患者诊治，对于超出自身诊疗能力的患者，具有及时联系上一级机构协同诊疗的职责。同时承担职责范围内高血糖和高血脂"三级协同、医防融合"的工作任务。

一、高血压基本诊疗路径标准流程

1. 适用对象

第一诊断为高血压（疾病编码ICD-10：I10.02）

2. 诊断依据

根据《中国高血压防治指南（2018年基层版）》

（1）高血压诊断标准：

在未用抗高血压药的情况下，非同日3次测量，收缩压≥140 mmHg和（或）舒张压≥90 mmHg，可诊断为高血压。规范的血压测量方法及合格的血压计是诊断高血压的前提。

（2）特殊高血压定义：

1）高血压急症：

短期内（数小时或数天）血压重度升高，舒张压＞130 mmHg和（或）收缩压＞200 mmHg，伴有重要脏器组织的严重功能障碍或不可逆性损害。

2）顽固性高血压：

使用了3种及3种以上最佳剂量降压药物（其中包括一种利尿剂）联合治疗后，血压仍在140/90 mmHg以上。

（3）高血压水平分级：

1）1级高血压：收缩压140～159 mmHg和（或）舒张压90～99 mmHg；

2）2级高血压：收缩压160～179 mmHg和（或）舒张压100～109 mmHg；

3）3级高血压：收缩压≥180 mmHg和（或）舒张压≥110 mmHg。若患者的收缩压与舒张压分属不同级别时，则以较高的级别为准。

（4）简化的高血压危险分层：

1）影响高血压患者预后的因素包括心血管病的危险因素、靶器官损害及并存的临床情况：

① 危险因素指年龄≥55岁、吸烟、血脂异常、早发心血管病家族史、肥胖、缺乏体力活动；

② 靶器官损害指左心室肥厚、颈动脉增厚或斑块、肾功能受损；

③ 临床疾患指心脏病、脑血管病、肾脏病、周围血管病、视网膜病变、糖尿病。

2）根据患者血压水平、存在的危险因素、靶器官损害及伴发的临床疾患进行危险分层。分为：

低危：1级高血压，且无其他危险因素；

中危：2级高血压；1级高血压并伴1~2个危险因素；

高危：3级高血压；高血压1或2级伴≥3个危险因素；高血压伴任何一项靶器官损害；高血压并存任何一项临床疾患。

（5）鉴别诊断：

初诊高血压应鉴别继发性高血压（由某些疾病引起的血压增高），常见的有肾脏病、肾动脉狭窄、原发性醛固酮增多症、嗜铬细胞瘤、皮质醇增多症、大动脉疾病、睡眠呼吸暂停综合征、药物引起的高血压等。

3. 进入路径标准

（1）初诊高血压（疾病编码ICD-10：I10.02），既往管理高血压，患者来源：

1）社区35岁以上及其他易患人群；

2）社区就诊患者；

3）"三高中心"和"三高之家"线下协诊患者，"三高之家"线上协诊患者。

（2）卫生院、社区卫生服务中心的家庭（全科）医生同时要承担"三高之家"职责，完成一定数量的高血压签约服务工作。

（3）承担对负责范围内"三高之家"的组织管理、工作指导、培训考核、质量控制、承接转诊等工作。

（4）管理高血压急症及严重临床情况如不稳定型心绞痛、心力衰竭患者及时线上线下协诊，如果可疑心肌梗死、主动脉夹层等需要及时线下绿色通道转诊至"三高中心"。

（5）如以上患者需要住院，及时线下转诊进入"三高中心"的临床路径管理。

4. 管理期间检查项目

管理14~90天，在"三高之家"的检查项目基础上，完善以下实验室检查项目：

（1）基本检查：查尿常规（尿蛋白、尿糖、比重）、血常规、电解质；

（2）血生化：血同型半胱氨酸、血肌酐；空腹血脂一项/四项，即为TC、HDL-c、LDL-c、TG；血尿酸；FBG；

（3）功能检查：检查24小时动态血压监测，检查颈部和下肢血管超声、心脏超声，查尿蛋白定量、尿微量白蛋白/尿肌酐、胸片。

5. 治疗原则

（1）个体化治疗，采用较小的有效剂量以获得疗效而不良反应最小，逐渐增加剂量或联合用药。

（2）根据国家基本药物制度，基层降压药的选择应考虑安全有效、使用方便、价格合理和可持续利用的原则。

6. 治疗方案的选择及依据

（1）治疗目标，见"三高之家"。

（2）治疗方案，见"三高之家"。

（3）药物治疗。

涉及3级高血压或伴发心脑血管病、糖尿病、肾脏病等高危患者，立即开始并长期药物治疗。涉及3种以上的药物联合（CCB+利尿剂+ACEI），需要"三高基地"制定联合治疗方案。其他药物治疗方法同"三高之家"。

7. 标准管理日

标准14天（强化管理期），稳定后进入常规管理；30～90天（常规管理期），稳定后线下协诊至"三高之家"随访管理。

8. 达标标准

（1）血压达标。

（2）症状改善。

（3）稳定后随访管理。

9. 变异及原因分析

（1）血压恶化难以控制或者出现严重慢性并发症，超过首席医师诊治能力范围，须要线下转诊者。

（2）需进一步检查明确诊断。

二、高血压基本诊疗路径表单

将高血压基本诊疗路径标准流程进行表格化，使入组管理更加简单方便，且具有可追溯性（表4-2）。

表4-2　管理路径表单

对象	首诊人群	既往诊断高血压患者
筛查	□测量血压、身高、体质量 □签约家庭医生 □完成门诊病历书写和健康电子档案建立 □根据血压水平，明确高血压诊断，识别高血压急症及高危 □无诊治能力及时协诊"三高中心"	□询问病史 □测量血压、身高、体质量，进行体格检查 □完成门诊病历书写和完善健康电子档案 □根据血压水平高危及时线上或线下协诊 □识别高血压急症及高危，无诊治能力及时协诊"三高中心"

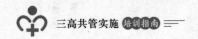

续表

对象	首诊人群	既往诊断高血压患者
诊断	□《中国高血压防治指南》2018年基层版） □根据诊室血压、动态血压监测、家庭自测血压等血压水平，非同日3次超过标准，诊断高血压 □鉴别继发性高血压 □确定血压级别和合并靶器官损害及其他心血管风险因素	□确定血压级别和合并靶器官损害及其他心血管风险因素
评估	□病史采集 □体格检查 □基本检查：查尿常规（尿蛋白、尿糖、比重）、血常规、电解质； □血生化：血同型半胱氨酸、血肌酐；空腹血脂一项/四项，即为TC、HDL-c、LDL-c、TG；血尿酸；FBG； □功能检查：检查24小时动态血压监测，检查颈部和下肢血管超声、心脏超声，查尿蛋白定量、尿微量白蛋白/尿肌酐、胸片	□病史采集 □体格检查 □基本检查：查尿常规（尿蛋白、尿糖、比重）、血常规、电解质； □血生化：血同型半胱氨酸、血肌酐；空腹血脂一项/四项，即为TC、HDL-c、LDL-c、TG；血尿酸；FBG； □功能检查：检查24小时动态血压监测，检查颈部和下肢血管超声、心脏超声，查尿蛋白定量、尿微量白蛋白/尿肌酐、胸片
治疗	□饮食处方开具 □运动处方开具 □心理和生活指导 □进行"常规药物治疗"（参见《中国高血压防治指南》2018年基层版） □进行健康教育	□运动处方开具 □饮食处方开具 □心理和生活指导 □进行健康教育 □根据血压调整降压药物（必要时联合2种及以上用药）（参见《中国高血压防治指南》2018年基层版）
监测	□最好降至130/80 mmHg □老年患者或者特殊患者，具体制定降压目标 □观察药物不良反应 □观察患者治疗依从性	□患者3个月血压达标情况 □督促常规治疗药物的正确应用 □观察降压疗效，及时调整治疗方案 □观察药物不良反应 □观察患者治疗依从性
随访	□非急诊和血压140~179/90~109 mmHg，2~4周随访2~3次 □通过电话随访 □预约社区就诊 □上门随访 □急诊协诊至三高基地回转患者2周随访	□非急诊和血压140~179/90~109 mmHg，1个月随访 □通过电话随访 □预约社区就诊 □上门随访 □急诊协诊至三高基地回转患者2周随访

续表

对象	首诊人群	既往诊断高血压患者
病情变异记录	□无□有，原因： 1. 2.	□无□有，原因： 1. 2.
转诊	□双向转诊：□转入□转出 原因：	□转出原因：
护士签名		
医师签名		

第三节　三高中心高血压管理临床路径

　　临床路径管理是指针对一个病种，制定出医院内医务人员必须遵循的诊疗模式，使病人从入院到出院依照该模式接受检查、手术、治疗、护理等医疗服务。实施临床路径管理将保证患者所接受的治疗项目精细化、标准化、程序化，减少治疗过程的随意化；提高医院资源的管理和利用，加强临床治疗的风险控制；缩短住院周期，降低费用。"三高中心"管理路径包括诊断、评估、治疗、监测及随访。

　　"三高中心"是高血压"三级协同、医防融合"体系的支撑工作单元，是体系中的最高级机构，是高血压的高级专科中心，发挥着体系内学术支撑、业务支撑、组织管理支撑作用。主要设置在设有高血压、糖尿病（代谢）专科病房的二级及以上医疗机构，除具备高血压基层医疗机构的必备条件外，拥有多学科、亚专科技术和专业人员，有规范科学的高血压诊疗流程，能够对难治、继发性高血压及急危重症患者进行诊治和救治，并提供高血压相关重症患者内外科医疗、专门性检查（如心脏超声、颈部血管超声、颅脑CT检查等），能够完成继发性高血压诊断、心脑肾和外周血管并发症诊断和治疗。"三高中心"可以仅承担高血压高级专科中心职责，也可以同时承担"三高基地"和"三高之家"工作，相关工作按照相应标准管理和考核。对于辖区内"三高基地"能力覆盖不足的，"三高中心"要统筹安排力量，完成高血压"三级协同、医防融合"工作。

"三高中心"由市级卫生健康主管部门划定区域，承担覆盖范围内的初级高血压专科中心的指导、高血压并发症防治管理、继发性高血压病人诊断、"三高基地"难以控制的高血压或存在明显并发症或其他复杂情况的患者诊治职责。同时承担职责范围内高血糖和高血脂"三级协同、医防融合"的工作任务。

"三高中心"所在机构要统筹"三高共管"工作，设立"三高共管"办公室，作为"三高中心"联合工作场所，统筹各有关业务科室的"三高中心"工作，统筹高血糖和高血脂医防融合工作。

一、高血压基本诊疗路径标准住院流程

1. 适用对象

第一诊断为高血压（疾病编码ICD-10：I10.02）

2. 诊断依据

根据《中国高血压防治指南（2018修订版）》。

（1）高血压诊断标准：

在未用抗高血压药的情况下，非同日3次测量，收缩压≥140 mmHg和（或）舒张压≥90 mmHg，可诊断为高血压。规范的血压测量方法及合格的血压计是诊断高血压的前提。

（2）特殊高血压定义：

1）高血压急症：

短期内（数小时或数天）血压重度升高，舒张压＞130 mmHg和（或）收缩压＞200 mmHg，伴有重要脏器组织的严重功能障碍或不可逆性损害。

2）顽固性高血压：

使用了3种及3种以上最佳剂量降压药物（其中包括一种利尿剂）联合治疗后，血压仍在140/90 mmHg以上。

（3）高血压水平分级：

1）1级高血压：收缩压140～159 mmHg和（或）舒张压90～99 mmHg；

2）2级高血压：收缩压160～179 mmHg和（或）舒张压100～109 mmHg；

3）3级高血压：收缩压≥180 mmHg和（或）舒张压≥110 mmHg。若患者的收缩压与舒张压分属不同级别时，则以较高的级别为准。

（4）简化的高血压危险分层：

1）影响高血压患者预后的因素包括心血管病的危险因素、靶器官损害及并存的临

床情况：

① 危险因素指年龄≥55岁、吸烟、血脂异常、早发心血管病家族史、肥胖、缺乏体力活动；

② 靶器官损害指左心室肥厚、颈动脉增厚或斑块、肾功能受损；

③ 临床疾患指心脏病、脑血管病、肾脏病、周围血管病、视网膜病变、糖尿病。

《中国高血压防治指南（2017年基层版）》

2）根据患者血压水平、存在的危险因素、靶器官损害及伴发的临床疾患进行危险分层。分为：

低危：1级高血压，且无其他危险因素；

中危：2级高血压；1级高血压并伴1~2个危险因素；

高危：3级高血压；高血压1或2级伴≥3个危险因素；高血压伴任何一项靶器官损害；高血压并存任何一项临床疾患。

（5）鉴别诊断：

初诊高血压应鉴别继发性高血压（由某些疾病引起的血压增高），常见的有肾脏病、肾动脉狭窄、原发性醛固酮增多症、嗜铬细胞瘤、皮质醇增多症、大动脉疾病、睡眠呼吸暂停综合征、药物引起的高血压等。

3. 进入路径标准

（1）第一诊断高血压（疾病编码ICD-10：I10.02），2~3级高血压或需要住院的1级高血压患者，患者来源如下：

1）"三高中心"门诊就诊患者；

2）"三高之家"和"三高基地"线下协诊患者；

（2）高血压急症及严重临床情况如不稳定型心绞痛、心肌梗死、心力衰竭、可疑主动脉夹层等。

（3）如患有其他非心血管疾病，但在住院期间不需特殊处理（检查和治疗），也不影响第一诊断时，可以进入路径。

4. 治疗原则

（1）个体化治疗，采用较小的有效剂量以获得疗效而不良反应最小，逐渐增加剂量或联合用药。

（2）根据国家基本药物制度，基层降压药的选择应考虑安全有效、使用方便、价格合理和可持续利用的原则。

5. 治疗方案的选择及依据

（1）治疗目标：

1）普通高血压患者血压降至140/90 mmHg以下；

2）老年≥65岁高血压患者的血压降至150/90 mmHg以下；

3）年轻人或同时患有糖尿病、脑血管病、稳定性冠心病、慢性肾病的患者血压降至130/80 mmHg。

如能耐受，以上全部患者的血压水平还可进一步降低，建议尽可能降至120/80 mmHg以下。

（2）治疗方案：

1）根据患者心血管总体危险程度和具体情况决定治疗方案。

2）非药物治疗：

初诊高血压患者，立即采取治疗性生活方式干预。改善不良生活方式，控制危险因素。

（3）药物治疗：

难治性、顽固性及特殊人群高血压药物治疗方案需要三高中心制定，其余同"三高之家"及"三高基地"。

6. 标准住院日

为10～14天（非急危重症），稳定转至基层家庭医生团队进一步管理；14～21天（急危重症），稳定转至基层家庭医生团队进一步管理。

7. 住院期间检查项目

入院后1～3天必需的检查项目：

（1）基本检查：血常规、尿常规（尿蛋白、尿糖、比重）；大便常规+潜血。

（2）常规检查：肝功能、血肌酐；空腹血脂（TC、LDL-c、HDL-c、TG）；血尿酸；FBG；肾功能、电解质。

（3）心电图、胸片、眼底。

有条件应检查的项目：

（1）超声心动图。

（2）颈动脉超声、尿微量白蛋白、肢体动脉硬化检测。

8. 出院标准

（1）血压达标。

（2）症状改善。

（3）稳定转至家庭（全科）医生团队进一步管理。

9. 变异及原因分析

（1）血压难以控制，须要转诊者。

（2）需进一步检查明确诊断。

（3）治疗过程出现并发症，需要转诊或延长住院时间。

二、高血压基本诊疗路径表单

将高血压基本诊疗路径标准流程进行表格化，使入组管理更加简单方便，且具有可追溯性（表4-3）。

表4-3　基本临床路径表单

患者姓名：　　　　性别：　　　　年龄：　　　　门诊号：　　　　　住院号：

住院日期：　年　月　日　　出院日期：　年　月　日

标准住院当日：10～14天（非急危重症）14～21天（急危重症）

对象	住院第1～3天	住院期间
主要诊疗工作	□询问病史与体格检查 □描记十二导联心电图 □上级医师查房：危险性分层，明确诊断，制订诊疗方案 □进行常规治疗（参见《中国高血压防治指南（2018修订版）》 □开化验单 □完成病历书写及上级医师查房记录	□日常查房，完成病程记录 □上级医师查房：病情评估 □完成上级医师查房记录 □复查异常的检验结果 □督促"常规治疗"药物的正确应用 □观察药物不良反应 □症状不能控制，调整药物，决定会诊或转诊 □如出现高血压急症立即处理后转诊
重点医嘱	长期医嘱： □高血压病护理常规 □一～三级护理（据危险分层） □低盐饮食 □血压监测 □个体化选择降压药物（必要时联合用药）（参见《中国高血压防治指南》2018修订版）	长期医嘱： □高血压病护理常规 □一～三级护理 □低盐饮食 □根据血压调整药物

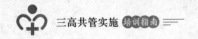

对象	住院第1～3天	住院期间
重点医嘱	临时医嘱： □血常规、尿常规，粪便常规+潜血 □肝肾功能、电解质、血糖、血脂、血尿酸 □心电图、胸片、双肾及肾上腺超声、眼底检查 □有条件时检查：超声心动图、颈动脉超声、肾动脉彩超、肢体动脉硬化检测、尿微量白蛋白	临时医嘱： □对症治疗 □异常指标复查
主要护理工作	□入院宣教 □完成病人心理与生活护理 □安排各项检查时间 □完成日常护理工作	□完成病人心理与生活护理 □安排各项检查时间 □完成日常护理工作 □观察降压疗效
病情变异记录	□无□有，原因： 1. 2.	□无□有，原因： 1. 2.
转诊	□双向转诊：□转入□转出 原因：	□转出原因：
护士签名		
医师签名		
时间	出院前1～3天	住院第14～21天（出院日）
主要诊疗工作	□上级医师查房 □评估降压效果、预后 □观察降压药物不良反应 □确定出院日期及出院后治疗方案 □完成上级医师查房记录 □康复及宣教	□住院医师查房，监测心率、血压、心电图，并完成出院前病程记录 □书写出院记录、诊断证明，填写住院病历首页 □向患者及家属交代出院后注意事项，预约复诊时间 □如果患者不能出院，在病程记录中说明原因和继续治疗的方案 □二级预防的方案
重点医嘱	长期医嘱： □基本同前 □根据病情调整	出院医嘱： □低盐饮食、适当运动、改善生活方式（戒烟限酒、调节心情） □控制高血脂、糖尿病等危险因素

续表

对象	住院第1~3天	住院期间
重点医嘱		□出院带药 □定期复查 □转至家庭（全科）医生团队进行管理
主要护理工作	□完成病人心理与生活护理 □完成日常护理工作 □出院准备指导 □高血压防治知识教育	□帮助办理出院手续 □出院指导 □出院后宣教
病情变异记录	□无□有，原因： 1. 2.	□无□有，原因： 1. 2.
转诊	□转出原因：	□转出原因：
护士签名		
医师签名		

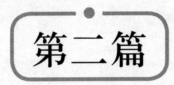

第二篇

高血糖三级协同一体化管理

- 管理规范
- 工作标准
- 管理流程
- 临床路径

第一章
高血糖三级协同一体化管理规范

第一节　高血糖反应指标测量规范

反应血糖高低的指标检测在高血糖尤其糖尿病管理中有着举足轻重的作用，目前临床反应血糖指标主要有：尿糖、毛细血管血糖检测、动态血糖监测（CGB）、糖化白蛋白（GA）监测、糖化血红蛋白（HbA1c）检测等、口服葡萄糖耐量试验（OGTT）和静脉血糖检测。各个指标各有利弊，反映的时间窗也各不同。

一、尿糖

尿糖测试具备无创、便捷、无需采血、依从性高的特点，分为定性和定量两种检测方法。空腹尿糖定性筛查T2DM的敏感度较低，但特异度可达到100%，表明空腹尿糖定性具有高度甄别非T2DM患者的能力。因此，在一些医疗资源缺乏且无其他替代方法的"三高之家"医疗机构，或T2DM未诊断率很高的地区，其结合血糖仪检测的毛细血管血糖可作为一种筛查手段，初步筛查高血糖患者，以便发起进行静脉空腹血糖检测或者口服葡萄糖耐量试验，与"三高基地"协同完成确诊。

二、毛细血管血糖检测

毛细血管血糖检测的是全血，虽然易受血糖仪稳定性、操作技术和环境影响，但毛细血管血糖检测具有简单、方便、微创、受检对象易接受、无需专门技术等优点，并具有与静脉血糖相似的筛查敏感度，被视为是初筛糖代谢紊乱的可靠指标。因此，毛细血管血糖检测目前仍是医疗实践中最常用的筛查方法。

（1）毛细血管血糖检测不能作为高血糖明确诊断指标，但在一些医疗资源缺乏且无其他替代方法的"三高之家"医疗机构，可作为一种筛查手段，初步筛查高血糖患者。

（2）患者自我血糖监测 SMBG，对于已经诊断高血糖患者，尤其是糖尿病患者实施治疗后建议均进行 SMBG，监测血糖的控制情况。

（3）医院内血糖监测，糖尿病患者在"三高基地"或者"三高中心"门诊或者住院治疗过程中需要及时了解治疗的效果，作为及时便利的监测方法监测患者血糖控制水平，以便及时调整治疗方案，方法多通过床旁即时检验（point-of-care testing，POCT）完成以便可尽早处理，但需注意 POCT 法仅用于血糖监测而不可用于诊断。"三高基地"或"三高中心"负责对操作人员进行培训与考核，制定操作规程及制度，按照规范进行严格的质量控制。

（4）毛细血管血糖检测频率与时间点、血糖监测频率及时间点均需根据患者实际情况进行个体化决定：① 生活方式干预以控制糖尿病的患者：据需要有目的地进行血糖监测来了解饮食运动对血糖影响并予以调整；② 服口服降糖药的糖尿病患者：每周2~4次空腹或餐后2 h血糖，或就诊前一周连续监测3天。每天监测早餐前后、午餐前后、晚餐前后、睡前这7点血糖；③ 使用胰岛素的糖尿病患者：基础胰岛素使用者：监测空腹血糖并据之调整睡前胰岛素剂量；预混胰岛素使用者：监测空腹＋晚餐前血糖，据空腹血糖调整晚餐前胰岛素剂量、据晚餐前血糖调整早餐前胰岛素剂量；餐时胰岛素使用者：监测餐后或餐前血糖，据餐后血糖和下一餐前血糖调整上一餐前胰岛素剂量；④ 特殊人群的糖尿病患者：遵循以上基本原则并据情况可实行较宽松血糖控制标准，包括：围手术期患者、低血糖高危人群、危重症患者、老年患者、1型糖尿病、妊娠期糖尿病等。

（5）毛细血管血糖检测注意事项：① 准确性。要求患者同一部位血样血糖仪测试的全血结果和生化仪测试的血浆结果之间的偏差应控制在如下范围：当血糖浓度 ≥ 5.6 mmd/L 时，应在 ±15% 偏差范围内。② 精确性。血糖浓度 ≥ 5.6 mmol/L，变异系数（CV）<7.5%。③ 考虑干扰。常见干扰物有：乙酰氨基酚、维生素 C、水杨酸、尿酸、胆红素、甘油三酯等内源性和外源性物质，当血液中存在大量干扰物时，血糖值会有一定偏差。 pH、温度、湿度和海拔高度都是血糖仪和试纸最佳工作状态的必要条件。④ 排除主客观因素。操作不当、血量不足、局部挤压、更换试纸批号校正码未更换、试纸保存不当等均会影响结果。建议一次性吸取足量的血

样量（某些满足二次加样设计的血糖仪可以允许吸二次血样），在测试中不要按压或移动血糖试纸、血糖仪等。新买的血糖仪、启用新的试纸条及血糖仪更换电池后需要用随机所带的模拟液或质控液进行仪器校正，当毛细血管血糖结果与 HbA1c 或临床情况不符时，或怀疑血糖仪不准确时，应随时进行仪器校准。

三、糖化血红蛋白（HbA1c）检测

糖化血红蛋白（HbA1c）是反映近 2～3 个月平均血糖水平的指标，也是评估长期血糖控制状况的金标准，目前检测方法主要为高效液相法，可以测定静脉血和全血，对于"三高之家"可以应用 HbA1c 仪检测全血 HbA1c，"三高基地"或"三高中心"负责对操作人员进行培训与考核，制定操作规程及制度，按照规范进行严格的质量控制，也可以发起协诊进行静脉 HbA1c 检查，"三高基地"或"三高中心"协助完成。而"三高基地"和"三高中心"可以静脉血和全血结合进行测定。

1. 检测频率

在治疗之初至少每 2～3 个月检测 1 次，一旦达到治疗目标可每 6 个月检测 1 次。

2. 目前我国暂不推荐用于诊断糖尿病

WHO、ADA 均推荐 6.5% 为诊断糖尿病临界值，因 HbA1c 在我国不够普遍、检测方法标准化程度不高、测定 HbA1c 的仪器及质量控制尚不符合诊断糖尿病要求等原因，暂不推荐在我国采用 HbA1c 诊断糖尿病。

3. 注意可影响 HbA1c 检测结果的因素

（1）任何可增加红细胞平均寿命的因素均可升高 HbA1c 水平，如脾切除后红细胞清除率下降。任何可缩短红细胞平均寿命的因素均可降低 HbA1c 的水平，如接受透析治疗的尿毒症患者。

（2）这些药物可使测定结果降低：维生素 C、维生素 E、大剂量水杨酸盐、促红细胞生成素、抗逆转录病毒药物、利巴韦林、氨苯砜。

（3）特殊情况勿忘考虑：慢性肝病可降低 HbA1c 水平，高甘油三酯血症及高胆红素血症可升高 HbA1c 水平，妊娠中期女性 HbA1c 水平略降低，妊娠晚期女性 HbA1c 水平略升高。

四、连续血糖监测（CGM）

可作为传统血糖监测方法的有效补充，是通过监测皮下组织间液的葡萄糖浓度而间接反映血糖水平的技术。可提供连续、全面、可靠的全天血糖信息，了解血糖波动

趋势，发现隐匿性高血糖和低血糖。分回顾性CGM和实时CGM两种。"三高之家"可以发起连续血糖监测，具备条件的"三高基地"可以开展，但需要对操作人员进行培训与考核，制定操作规程及制度，按照规范进行严格的质量控制。结果解读由首席医生完成或者通过"三高中心"专科医生完成。

1. 回顾性CGM适应证

（1）T1DM 患者；（2）需胰岛素强化治疗的T2DM患者；（3）在 SMBG 指导下降糖的 T2DM 患者仍出现如下情况之一者：① 无法解释的严重低血糖/反复低血糖/无症状性低血糖/夜间低血糖；② 无法解释的高血糖尤其是空腹高血糖；③ 血糖波动大；④ 对低血糖恐惧而刻意保持高血糖者；（4）妊娠期糖尿病或糖尿病合并妊娠；（5）患者教育：提供患者健康教育血糖谱，帮助患者了解运动、饮食、应激、控糖治疗等导致的血糖变化，促进医患沟通。

2. 实时CGM适应证

① HbA1c<7%的儿童和青少年T1DM患者，使用实时CGM 可辅助患者HbA1c水平持续达标，且不增加低血糖发生风险；② HbA1c≥7%的儿童和青少年T1DM 患者，如有能力每日使用和操作仪器；③ 有能力接近每日使用的成人T1DM患者；④ 住院胰岛素治疗的T2DM患者；⑤ 围手术期2型糖尿病患者；⑥ 非重症监护室使用胰岛素治疗的患者。

3. CGM 使用规范

（1）保证准确：由于CGM测定的是皮下组织间液的葡萄糖浓度而非静脉血和毛细血管的血糖值，进行数据分析前需首先进行准确度评判。每日匹配的探头测定值和指尖血糖值≥3个；每日匹配的探头测定值和指尖血糖值相关系数≥0.79；指尖血糖最大值与最小值之间的差值≥5.6 mmol/L时，平均绝对差（MAD）≤28%；指尖血糖最大值与最小值的差值<5.6 mmol/L时，平均绝对差（MAD）≤18%。

（2）动态血糖正常值：国际尚缺乏公认标准。国内一项全国多中心研究结果推荐 24 h 平均血糖值<6.6 mmol/L，而 24 h 血糖≥ 7.8 mmol/L 及≤ 3.9 mmol/L的时间百分率分别<17%（4 h）、12%（3 h），平均血糖波动幅度（MAGE）及血糖标准差（SDBG）分别<3.9 mmol/L 和1.4 mmol/L 作为中国人动态血糖正常参考值标准。

（3）推荐三步法解读动态血糖图谱：即第一步分析夜间血糖、第二步看餐前血糖、第三步看餐后血糖，每个步骤先观察低血糖、后看高血糖、并找到具体的原因以指导调整治疗方案。

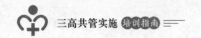

五、口服葡萄糖耐量试验（OGTT）和静脉血糖检测

"三高之家"对于尿糖定性强阳性、尿糖定量或毛细血管血糖水平过高而不宜行OGTT者，宜发起静脉空腹血糖检测，该方法简便易行，宜作为常规筛查方法，但有漏诊的可能；尽管OGTT耗时、不方便，还需要禁食和摄入可能会引起不适的含糖饮料，且常需重复，但OGTT是公认的诊断糖尿病的"金标准"，因此，对于无创或微创试验阳性者，需以OGTT确诊，"三高之家"初步筛查可以发起OGTT，通过测定空腹和糖负荷后2 h的静脉血糖，能够诊断出90%的糖尿病患者，"三高基地"和"三高中心"协助完成。具体操作流程如下：

（1）晨7～9时开始，受试者空腹（8～10 h）后口服溶于 300 mL 水内的无水葡萄糖粉75 g，如用 1 分子水葡萄糖（包括50%葡萄糖注射液）则为82.5 g。儿童则予每千克体质量1.75 g，总量不超过75 g。糖水在5 min之内服完。

（2）从服糖第 1 口开始计时，于服糖前和服糖后2 h分别在前臂采血测血糖。

（3）试验过程中，受试者不喝茶及咖啡，不吸烟，不做剧烈运动，但也无须绝对卧床。

（4）血标本应尽早送检，静脉血糖指标是诊断糖尿病的依据。

（5）试验前 3 d 内，每日碳水化合物摄入量不少于 150 g。

（6）试验前停用可能影响OGTT的药物如避孕药、利尿剂或苯妥英钠等3～7 d。

第二节　高血糖筛查检出规范

国际糖尿病联盟（International Diabetes Federation，IDF）最新数据显示，我国成人糖尿病患病人数1.14亿，未诊断糖尿病患者6 130万人，另有糖尿病前期患者4 680万人。由于糖尿病尤其是早期T2DM症状多隐匿，故诊断常延迟4～7年，既往大量研究显示早期筛查和干预不仅可以明显降低高危人群T2DM的发病风险，还能够显著降低与T2DM相关的全因死亡率。我国87%的糖尿病患者就诊于基层医疗机构。近年来国家卫生与健康工作的战略重点转向"强基层、保基本"，其中关键的一环是建立一支高水平的基层医疗卫生队伍。然而，基层糖尿病筛查能力及同质化水平有待提高。高血糖的发生风险高低主要取决于危险因素的数目和危险度，有些因素不可改变，另一些是可改变的。考虑到成本效益，ADA、IDF及CDS均推荐在高危人群中进行T2DM筛查。

一、高血糖筛查检出分类及筛查方法

（一）高血糖筛查检出分类

1. 糖尿病高危人群

（1）成人高危人群：

成年人中糖尿病高危人群的定义，在成年人（≥18岁）中，具有下列任何一个及以上的糖尿病危险因素者：

① 年龄≥40岁；

② 有糖调节受损（IGR）或糖尿病前期史，包括空腹血糖受损（IFG），即空腹血糖≥6.1 mmol/L，<7.0 mmol/L、餐后或负荷后2小时血糖<7.8 mmol/L；糖耐量异常（IGT），即空腹血糖<6.1 mmol/L、餐后或负荷后2小时血糖≥7.8 mmol/L，<11.1 mmol/L；

③ 超重（体质指数（BMI）≥24 kg/m²）或肥胖（BMI≥28 kg/m²）和（或）中心型肥胖（男性腰围≥90 cm，女性腰围≥85 cm）；

④ 静坐生活方式；

⑤ 一级亲属中有2型糖尿病家族史的高危种族；

⑥ 有巨大儿（出生体质量≥4千克）生产史，妊娠期糖尿病（GDM）史妇女；

⑦ 高血压（收缩压≥140 mmHg和（或）舒张压≥90 mmHg），或正在接受降压治疗；

⑧ 血脂异常高密度脂蛋白胆固醇（HDL-c）≤0.91mmol/L（≤35 mg/dL）及甘油三酯（TG）≥2.22 mmol/L（≥200 mg/dL），或正在接受调脂治疗；

⑨ 动脉粥样硬化性心脑血管疾病患者；

⑩ 有一过性类固醇糖尿病病史者；

⑪ 多囊卵巢综合征（Polycysticovarysyndrome，PCOS）患者；

⑫ 长期接受抗精神病药物和（或）抗抑郁症药物治疗的患者。

在上述各项中，糖调节异常是最重要的2型糖尿病易患人群，每年有1.5%～10.0%的糖耐量减低患者进展为2型糖尿病。

（2）儿童和青少年中糖尿病高危人群的定义，在儿童和青少年（≤18岁）中，超重（BMI>相应年龄值、性别的第85百分位）或肥胖（BMI>相应年龄、性别的第95百分位）且合并下列任何一个危险因素者：

① 一级或二级亲属中有2型糖尿病家族史；

② 存在与胰岛素抵抗相关的临床状态（如黑棘皮病、高血压、血脂异常、PCOS）；

③ 母亲怀孕时有糖尿病史或被诊断为妊娠糖尿病。

2. 糖尿病人群

在未使用降血糖药物的情况下，典型糖尿病症状（烦渴多饮、多尿、多食、不明原因的体质量下降）加上随机血糖≥11.1 mmol/L或加上空腹血糖≥7.0 mmol/L或加上葡萄糖负荷后2 h血糖≥11.1 mmol/L，无典型糖尿病症状者，需再复查一次确认。确诊以后需要进行分型和查找继发性和特殊类型糖尿病原因。患者既往有糖尿病病史，目前正在使用降糖药物，血糖水平虽然低于以上诊断界值，仍应诊断为糖尿病。

（二）筛查的方法

进行社区诊断体检、社区基线调查体检及居民健康体检、就业体检和职工团体体检过程中，可以主动识别糖尿病高危人群，尤其年龄40岁以上人群，先进行糖尿病风险评分，再进行血糖检测可以发现高血糖尤其能检出无症状糖尿病患者。各基层医疗卫生机构应主动将血糖数值输入居民健康档案，各健康体检机构在体检过程中对于首次发现的高血糖，应告知体检对象及时到承担高血压医防融合任务的医疗卫生机构进行管理信息登记，有条件的体检机构应安装"三高共管、医防融合"信息化系统终端，及时上传信息。筛查方法无创法、微创法及抽取静脉血检测。

1. 无创法

（1）风险因素评分法。通过量表对高危人群进行评分，高于标准阈值者行确诊试验——OGTT。针对我国人群开发的糖尿病风险评估量表包括青岛糖尿病筛查量表。青岛市糖尿病风险评估量表包括年龄、腰围及糖尿病家族史3项指标，当青岛市糖尿病风险评估积分（表1-1）≥14分时，个体糖尿病患病风险显著增加，需要尽早检测空腹血糖和随机血糖或餐后或负荷后2小时血糖，或给予HbA1c检测（不常规推荐），如果血糖正常，每年筛查空腹血糖，并至少检测1次随机血糖或餐后或负荷后2小时血糖，或者给予HbA1c检测（不常规推荐），需要改善不良的生活方式预防糖尿病前期及糖尿病发生；如果达到糖尿病前期诊断，按照糖尿病前期管理规范给予生活方式干预，必要时给予药物干预，防止糖尿病发生；如果达到糖尿病诊断标准，按照糖尿病管理规范进行管理。糖尿病风险积分=年龄分+腰围分+家族史分。

举例：

① 某居民，男性，年龄50岁，腰围3尺，有糖尿病家族史，查下表计算其糖尿病风险积分为6+12+8=26分，高危个体，建议进行干预。

② 某居民，女性，年龄52岁，腰围2尺3寸，无糖尿病家族史，查下表计算其糖尿病风险积分为6+3+1=10分，低危个体。

表1-1　青岛市糖尿病风险评分表

腰围（尺）				
男性	对应得分	女性	对应得分	实际得分
≤2.3	1	≤2.0	1	
2.4～2.6	4	2.1～2.3	3	
2.7～2.9	8	2.4～2.6	6	
≥3.0	12	≥2.7	9	
年龄（岁）				
男性	对应得分	女性	对应得分	实际得分
≤35	1	≤35	1	
36～45	3	36～45	3	
46～55	6	46～55	6	
56～65	9	56～65	9	
≥65	12	≥65	12	
糖尿病家族史（父母兄弟姐妹任一人或几人患糖尿病）				
家族史	对应得分			实际得分
有家族史	8			
无家族史	1			
您的风险积分为多少？			（　　　）分	

中国糖尿病风险评估量表包括年龄、性别、腰围、BMI、收缩压及糖尿病家族史6项指标，分值为0～51分，标准阈值为25分（表1-2）。敏感度和特异度分别为92.3%和35.5%。总分≥25分者应进行OGTT，达到糖尿病诊断，进行糖尿病管理及随访，如果糖尿病前期按照其干预策略进行随访管理，如果正常，每年进行1次OGTT或者给予HbA1c检测（不常规推荐）。

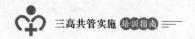
表1-2　中国糖尿病风险评分表

评分指标	分值
年龄（岁）	
20～24	0
25～34	4
35～39	8
40～44	11
45～49	12
50～54	13
55～59	15
60～64	16
65～74	18
体质指数（kg/m²）	
<22	0
22～23.9	1
24～29.9	3
≥30	5
腰围（cm）	
男性<75，女性<70	0
男性75～79.9，女性70～74.9	3
男性80～84.9，女性75～79.9	5
男性85～89.9，女性80～84.9	7
男性90～94.9，女性85～89.9	8
男性≥95，女性≥90	10
收缩压（mmHg）	
<110	0
110～119	1
120～129	3
130～139	6

续表

评分指标	分值
140～149	7
150～159	8
≥160	10
糖尿病家族史（父母、同胞、子女）	
无	0
有	6
性别	
女性	0
男性	2

注：判断糖尿病的最佳切入点为25分，故总分≥25必须行OGTT，确定是否患糖尿病。

（2）尿糖，参见高血糖指标测量规范。

2. 微创法

毛细血管血糖检测，糖负荷后随机毛细血管血糖为7.8 mmol/L时，糖负荷后2 h毛细血管血糖为9.7 mmol/L时，高于上述阈值者行OGTT。

3. 实验室静脉血液检测法

主要包括FPG和HbA1c。FPG简单方便，是常规体检广泛采用的指标。空腹血糖检查是简单易行的筛查糖尿病的方法，宜作为常规的筛查方法，但有漏诊的可能性，要求给予随机血糖检测1次或者给予HbAlc检测（不常规推荐）。条件允许时，应尽可能行口服葡萄糖耐量试验（OGTT），测定空腹血糖和糖负荷后2 h血糖。

二、筛查的策略

鉴于我国的临床实际情况及特点，推荐对不同的对象使用不同的个体化筛查策略，但总体上应遵循两步法：首先，在高危人群中进行初筛试验；其次，对初筛结果阳性者予以确诊试验。无论区域间的经济发展和（或）地理位置如何，两步法可以提高被筛查对象的初始应答率，并减少需要进行OGTT的人数，同时还具有较好的成本效益。

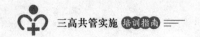

三、实施筛查的地点和工作人员

（1）筛查地点：三级医防融合医疗机构。

（2）筛查医生：三级医防融合医疗机构各级医生均应将筛查高血糖尤其糖尿病作为日常工作内容之一。

四、筛查的年龄和频率

对于成年人的糖尿病高危人群，不论年龄大小，宜及早开始进行糖尿病的筛查，对于除年龄外无其他危险因素的人群，宜在年龄≥40岁时开始筛查。对于儿童和青少年的高危人群，宜从10岁开始，但青春期提前的个体则推荐从青春期开始。首次筛查结果正常者，年龄≥40岁无糖尿病危险因素者每3年筛查1次。糖尿病高危人群和60岁以上老年人每年至少筛查1次。

第三节　高血糖诊断规范

高血糖尤其是糖尿病的诊断，"三高之家"的家庭（全科）医生经培训考核合格、具备糖尿病诊疗资质，可在机构内根据患者三级协同上级医疗机构的静脉血糖检测结果和健康评价结果做出诊断，但确定分型需要发起协诊，"三高基地"首席医生和/或"三高中心"的专科医生协助完成糖尿病分型。但如果首诊患者无相关血糖检测结果，"三高之家"可以先识别是否是高危人群，进行糖尿病风险评分，进行尿糖检测及毛细血管血糖等筛查，异常结果诊断困难者可以发起静脉空腹血糖或者OGTT测定空腹和糖负荷后2 h的静脉血糖，"三高基地"首席医生和/或"三高中心"的专科医生协助完成对所有确诊患者进行分型诊断并制订治疗方案。

一、高血糖的诊断分型

1.诊断标准

糖尿病的临床诊断应依据静脉血浆血糖而不是毛细血管血糖检测结果。若无特殊提示，文中所提到的血糖均为静脉血浆葡萄糖水平值。

目前国际通用的诊断标准和分类是WHO（1999年）标准。糖代谢状态分类标准、糖尿病诊断如下（表1-3、表1-4）。

表1-3　糖代谢状态分类［WHO（1999年）］

糖代谢分类	静脉血浆葡萄糖（mmol/L）	
	空腹血糖	糖负荷后2小时血糖
正常血糖	<6.1	<7.8
空腹血糖受损（IFG）	≥6.1，<7.0	<7.8
糖耐量异常（IGT）	<6.1	≥7.8，<11.1
糖尿病	≥7.0	≥11.1

注：IFG和IGT统称为糖调节受损，也称糖尿病前期。

表1-4　糖尿病诊断标准

诊断标准	静脉血浆葡萄糖（mmol/L）
典型糖尿病症状（烦渴、多饮、多尿、多食、不明原因的体质量下降）加上随机血糖或空腹血糖	≥11.1
空腹血糖或加上葡萄糖负荷后2小时血糖	≥7.0
葡萄糖负荷后2小时血糖无典型临床症状者，需改日复查确认	≥11.1

注：空腹状态指至少8小时没有进食热量，随机血糖指不考虑上次用餐时间，一天任意时间的血糖，不能用来诊断空腹血糖异常或糖耐量异常。

2. 糖尿病分型

我国目前采用WHO（1999年）的糖尿病病因学分型体系，共分为4类，即1型糖尿病、2型糖尿病、特殊类型糖尿病和妊娠期糖尿病（表1-5），其中2型糖尿病是临床最常见类型。

本规范管理对象为年龄≥18岁的成人2型糖尿病患者，对初次发现血糖异常、临床分型不明确者应及时转诊。

表1-5　糖尿病病因分型（WHO1999年分型体系）

一、1型糖尿病
1.免疫介导性
2.特发性
二、2型糖尿病

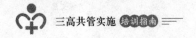

三、特殊类型糖尿病
1. 胰岛 β 细胞功能遗传性缺陷：第12号染色体，肝细胞核因子-1a（HNF-1a）基因突变（MODY3）；第7号染色体，葡萄糖激酶（GCK）基因突变（MODY2）；第20号染色体，肝细胞核因子-4a（HNF-4a）基因突变（MODY1）；线粒体DNA及其他
2. 胰岛素作用遗传性缺陷：A型胰岛素抵抗、矮妖精貌综合征（leprechaunism）、Rabson-Mendenhall综合征、脂肪萎缩性糖尿病及其他
3. 胰腺外分泌疾病：胰腺炎、创伤/胰腺切除术后、胰腺肿瘤、胰腺囊性纤维化、血色病、纤维钙化性胰腺病及其他
4. 内分泌疾病：肢端肥大症、皮质醇增多症、胰高糖素瘤、嗜铬细胞瘤、甲状腺功能亢进症、生长抑素瘤、醛固酮瘤及其他
5. 药物或化学品所致的糖尿病：VacorN-3吡啶甲基N-P硝基苯尿素、喷他脒、烟酸、糖皮质激素、甲状腺激素、二氮嗪、γ-肾上腺素能激动药、噻嗪类利尿剂、苯妥英钠、干扰素a及其他
6. 感染：先天性风疹、巨细胞病毒感染及其他
7. 不常见的免疫介导性糖尿病：僵人综合征、胰岛素自身免疫综合征、胰岛素受体抗体及其他
8. 其他与糖尿病相关的遗传综合征：Down综合征、Klinefelter综合征、Turner综合征、Wolfram综合征、Friedreich共济失调、Huntington舞蹈病、Laurence-Moon-Beidel综合征、强直性肌营养不良、卟啉病、Prader-Willi综合征及其他
四、妊娠期糖尿病

注：MODY：青少年发病的成年型糖尿病。

3. 2型糖尿病和1型糖尿病鉴别

临床诊治糖尿病过程中，通常需要进行糖尿病不同分型的鉴别诊断，主要涉及2型糖尿病和1型糖尿病，有利于制订治疗方案（表1-6）。

表1-6 2型糖尿病与1型糖尿病鉴别要点

	2型糖尿病	1型糖尿病
起病方式	缓慢而隐匿	多急剧，少数缓起
起病时体质量	多超重或肥胖	多正常或消瘦
三多一少症状	不典型，或无症状	常典型
酮症	倾向小	倾向大
C肽释放试验	峰值延迟或不足	低下或缺乏
a自身免疫标记	阴性	阳性

	2型糖尿病	1型糖尿病
治疗	生活方式、口服降糖药或胰岛素	依赖外源性胰岛素
相关的自身免疫性疾病	并存几率低	并存几率高

注：a谷氨酸脱羧酶（GAD）抗体，胰岛细胞抗体（ICA），胰岛细胞抗原（IA-2）抗体。

二、高血糖急/危症诊断

1. 识别急/危症

望：患者是否有意识障碍？闻：患者呼气是否有烂苹果味？问：患者是否有深大呼吸、皮肤潮红或发热，是否有心慌、出汗，是否有食欲减退、恶心呕吐、口渴多饮或腹痛？查：血糖、血酮体（尿酮体）。

2. 诊断急/危症

空腹血糖 ≥ 16.7 mmol/L或随机血糖 ≥ 20.0 mmol/L，应高度怀疑糖尿病酮症酸中毒（diabetic ketoacidosis，DKA），若有条件，可检测尿酮体或床旁检测血酮；"三高共管"各级医生必须掌握低血糖的识别和诊断，尤其是严重低血糖症，非糖尿病患者随机血糖<2.8 mmol/L或糖尿病患者随机血糖<3.9 mmol/L，无论是否有症状，均应考虑有严重的、需要关注的显著低血糖，以上血糖检测值无症状为低血糖，伴有症状为低血糖症。

"三高之家"遇到上述2种情形患者，应紧急处理后立即启动绿色通道转诊至具备诊治能力的"三高基地"或者"三高中心"，若血糖介于二者之间，无伴随急诊临床表现，"三高之家"可以线上协诊评估与处置。

三、高血糖的诊断方法

诊断高血糖，先明确是糖尿病前期还是糖尿病并进行糖尿病分型，还必须将高血糖患者已存在的各种相关疾病诊断明确，糖尿病患者及时予以有效控制血糖，大血管和微血管并发症及其危险因素才能得到充分处理，靶器官损害与心血管疾病才能得到及时防止，最终使患者的心脑肾得到保护。

诊断高血糖时，临床资料的收集和分析是确定诊断的基本条件，正确分析实验室检查结果是诊断的重要依据，确定糖尿病类型是使患者及时得到专科诊疗的前提，找到高血糖患者心血管疾病的证据及时开展相关专科的协同诊疗，是避免心血管事件发生的基础。因此，"三高共管"三级协同一体化防治体系中的各级高血糖医生都应掌握严谨、科学、有效的诊断规范，要具备全面的相关学科诊断思路。

1.高血糖的诊断步骤

"三高共管"各级医师在进行高血糖诊断时，要解决以下5个问题：

（1）确定高血糖及其水平，确定是糖尿病前期还是糖尿病；

（2）对于糖尿病进行原因分析，包括对糖尿病发病因素的确认和查找继发性糖尿病、特殊类型糖尿病的原因；

（3）发现心血管疾病的各种危险因素；

（4）明确是否有靶器官损害和心血管疾病；

（5）糖尿病急危重症诊断。

2.高血糖临床资料采集

（1）症状：

血糖升高的症状：包括多饮、多尿、多食及体质量下降（1型糖尿病多见），乏力、口干舌燥、严重者出现恶心、呕吐、肢体麻木、视力下降及皮肤破溃经久不愈等。不同患者的症状表现各不相同，可以完全没有症状，也可以有全部症状，大多数患者可能出现某一组症状。所以，无论患者有或无症状、或者一组症状，都应该筛查血糖，以便及时发现高血糖患者。

特殊类型糖尿病各原发疾病的症状，见下面特殊类型糖尿病诊断和鉴别诊断。对青少年发病成年糖尿病，需要及时了解患者家族史，一般表现3代遗传。线粒体糖尿病属于母系遗传伴有神经性耳聋和神经肌肉改变。

靶器官损害和心血管疾病的症状。如发生糖尿病肾病，会出现浮肿；发生视网膜病变出现视力下降；发生周围神经病变出现肢体麻木、疼痛等症状；发生高血压左心功能衰竭时，会发生呼吸困难（早期劳累性呼吸困难，逐渐发展到休息时的呼吸困难，夜间阵发性呼吸困难）、胸闷气短、口唇发绀等。发生脑血管疾病时会出现头晕、头疼、恶心、呕吐、四肢活动障碍等。上述四大类症状是诊断和鉴别糖尿病的依据，各级医生在采集病史时应全面，并注意鉴别。

（2）体征：

在做出高血糖诊断时，对高血糖尤其糖尿病患者进行全面的体格检查非常重要。"三高共管"各级医师，特别是承担守门人责任的家庭（全科）医生，是发现异常体征的第一道关口，除了规范筛查血糖以外，还应该完成以下体征指标的采集并全面及时录入"三高共管"信息系统。

① 测量身高和体质量，计算体质指数（1型糖尿病多正常或消瘦，2型糖尿病则相反），测量腰围和臀围；

② 完善心血管系统体征检查，完善颈静脉充盈或者怒张的视诊，触诊脉搏，叩诊心脏浊音界大小，听诊心率、心律，以及有无心衰的证据；

③ 肺部听诊，发现啰音和支气管痉挛证据；

④ 外周血管检查触摸足背动脉搏动；

⑤ 判断有无身高、面貌改变，是否伴有满月脸、向心性肥胖，甲状腺肿大等体征；

⑥ 神经系统和眼底检查确认是否有脑血管损害等；

⑦ 检查眼睑、颜面部及下肢水肿；

⑧ 进行神经病变简易筛查5项（踝反射、针刺痛觉、震动觉、压力觉、温度觉）。压力觉筛查部位双足拇指、I、V跖骨头掌面，避开胼胝和溃疡，震动觉筛查部位在双足拇指背面的骨隆突处（筛查方法见图1-1）。

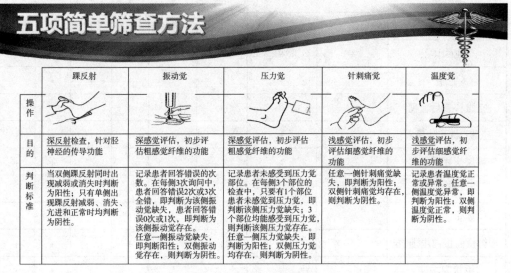

	踝反射	振动觉	压力觉	针刺痛觉	温度觉
操作					
目的	深反射检查，针对胫神经的传导功能	深感觉评估，初步评估粗感觉纤维的功能	深感觉评估，初步评估粗感觉纤维的功能	浅感觉评估，初步评估细感觉纤维的功能	浅感觉评估，初步评估细感觉纤维的功能
判断标准	当双侧踝反射同时出现减弱或消失时判断为阳性；只有单侧出现踝反射减弱、消失、亢进和正常时均判断为阴性	记录患者回答错误的次数。在每侧3次询问中，患者回答错误2次或3次全错，即判断为该侧振动觉缺失，患者回答错误0次或1次，即判断为该侧振动觉存在。任意一侧振动觉缺失，即判断阳性；双侧振动觉存在，则判断为阴性	记录患者未感觉到压力觉部位。在每侧3个部位的检查中，只要有1个部位患者未感觉到压力觉，即判断该侧压力觉缺失；3个部位均能感受到压力觉，则判断该侧压力觉存在。任意一侧压力觉缺失，即判断为阳性；双侧压力觉均存在，则判断为阴性	任意一侧针刺痛觉缺失，即判断为阳性；双侧针刺痛觉均存在，则判断为阴性	记录患者温度觉正常或异常。任意一侧温度觉异常，即判断为阳性；双侧温度觉正常，则判断为阴性

图1-1　简易筛查5项方法

（3）实验室检查：

"三高共管"各级医师在经过详细问诊、仔细查体、发现阳性体征后，要对高血糖尤其糖尿病患者进行实验室检查，并对检查结果进行分析鉴别，对高血糖尤其糖尿病患者的所存在疾病做全面评估、判断疗效和药物是否存在不良反应。"三高共管"各级医师对高血糖尤其糖尿病患者的检查可分为三大类：

1）常规检查：

指所有高血糖尤其糖尿病患者首次就诊时应进行的常规检查，"三高之家"可以通过血糖仪筛查血糖，血酮体仪测定血酮体，糖化血红蛋白仪筛查糖化血红蛋白，血脂仪筛查空腹血脂一项/四项，即为TC、HDL-c、LDL-c、TG；并进行尿糖筛查，配备心电图检查，其他常规检查项目可在"三高基地"完成，免散瞳眼底照相相关检测报告解读需要"三高中心"专科医师协诊完成。剩余的部分检查需要交由其上级"三高中心"完成。"三高之家"的医生应妥善安排筛查项目之外的常规检查，与"三高基地"和"三高中心"协同工作，以实现体系的高效、便捷（表1-7）。

表1-7　高血糖患者常规检查项目及其意义

检查项目	糖尿病和糖尿病前期的鉴别诊断	1型和2型糖尿病的鉴别诊断	发现大血管并发症	发现微血管并发症	用药前后观察	三高之家	三高基地	三高中心
尿常规			+	+	+	+		
血常规			+	+	+	+		
电解质			+	+	+	+		
血肌酐			+	+	+	+		
血酮体	+	+			+	+		
血脂		+	+		+	+		
空腹和餐后血糖	+		+	+	+	+		
空腹C肽和胰岛素	+	+			+		+	+
糖尿病相关抗体		+					+	+
糖化血红蛋白	+		+	+	+	+		
尿蛋白定量				+	+			+
尿微量白蛋白/尿肌酐			+	+			+	+
甲状腺功能		+					+	+
肝功能与肌酸激酶					+		+	+
免散瞳眼底照相				+			+	+
内脏脂肪检测			+				+	+
神经传导速度检测				+			+	+
动脉硬化检测			+				+	+

续表

检查项目	糖尿病和糖尿病前期的鉴别诊断	1型和2型糖尿病的鉴别诊断	发现大血管并发症	发现微血管并发症	用药前后观察	三高之家	三高基地	三高中心
心电图			+		+	+		
超声新动图	+		+		+		+	+
连续血糖监测	+		+	+	+	+	+	+
腹部B超			+		+		+	+
下肢血管B超			+		+		+	+
颈动脉B超			+		+		+	+
胸片					+		+	+
骨密度检测	+				+		+	+

2）特需检查：

指对发现异常者需要进一步明确疾病诊断的检查。包括血管造影、肾上腺CT、核素扫描等，需要"三高中心"的高血糖专科医生决定和完成。

3）复查：

复查指服药后观察药物的效果和不良反应，或者病情变化时的检查。服用和注射胰岛素注意观察血糖控制情况和体质量变化，是否有低血糖发生，是否有胃肠道反应，服用部分降糖药后应注意心功能和骨量情况；合并高血脂和心脏疾病服用调脂药物后要观察血脂控制效果，观察肝功能、肌酸激酶等变化。合并高血压或者糖尿病肾病服用血管紧张素转换酶抑制剂（ACEI）或血管紧张素受体拮抗剂（ARB）后在观察降压效果的同时，要观察药物对肾功能和血钾的影响。复查内容主要由"三高之家"在持续管理过程中根据规范和临床需要来发起，三级机构协同完成。也可以由"三高基地"和"三高中心"在进行协同诊疗过程中按需发起和协同完成。

4）随诊：

① 随诊的目的及内容：患者开始治疗后的一段时间，为了评估治疗反应，使血压稳定地维持于目标水平需加强随诊，诊视的相隔时间较短。随诊中除密切监测血糖及患者的其他危险因素和临床疾患的改变以及观察疗效外，还要与患者建立良好的关系，向患者进行保健知识的宣教：让患者了解自己的病情，包括高血压、高血糖及高血脂等危险因素及同时存在的临床疾患，了解控制血糖、血压、血脂的重要性，了解

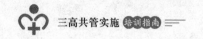

终生治疗的必要性。

为争取药物治疗取得满意疗效，随诊时应强调按时服药，让患者了解该种药物治疗可能出现的副作用，后者一旦出现，应及早报告。深入浅出地耐心向患者解释改变生活方式的重要性，使之理解其治疗意义，自觉地付诸实践，并长期坚持。

② 随诊间隔：根据糖尿病患者的大血管和微血管并发症及血糖水平，由医生视具体情况而定。若糖尿病患者当前血糖水平控制在一般水平及以上至理想水平，仅服一种口服药物或者联合口服2种药物治疗者，可安排每1~3个月随诊一次；出现血糖水平恶化或者可能出现一些急性或者感染并发症或者新的慢性并发症随诊的间隔应较短，出现血糖水平恶化或者可能出现一些急性或者感染并发症血糖未达标的，每1~2周至少随访1次，必要时"三高基地"或者"三高中心"住院治疗；血糖逐渐趋于达标且稳定的，1个月随访 1 次。经治疗后，血糖降低达到目标，其他危险因素得到控制，可以减少随诊次数至3个月1次。若治疗3个月，使用了至少 3 种降糖药或者启用联合胰岛素治疗，血糖仍未达目标，"三高之家"在持续管理过程中根据规范和临床需要来发起，三级机构协同完成。也可以由"三高基地"和"三高中心"在进行协同诊疗过程中按需发起和协同完成。

三级机构协同加强对患者的随访，从而提高高血糖的治疗率和控制率。

应特别强调的是：暂时决定不予药物治疗的患者，应同样定期随诊和监测，并按随诊结果考虑是否给予降血糖药物，以免延误病情。

四、高血糖临床诊断的书写规范

具备诊断资质的"三高共管"各级医师初诊糖尿病，暂时难以分型，可诊断为"糖尿病（未分型）"，能够确定分型为2型糖尿病或1型糖尿病，诊断为"2型糖尿病或1型糖尿病"，能够确定特殊类型糖尿病，直接诊断，例如诊断"青少年发病成人糖尿病"。既往已经诊断和分型的糖尿病患者，即便血糖控制理想，仍需要诊断为2型糖尿病或1型糖尿病或妊娠期糖尿病或特殊类型糖尿病。高血压的诊断书写格式包括诊断、合并疾病和临床并发症，对于糖尿病合并症和并发症需要单独进行诊断，并正确书写合并症和并发症名称。

有关糖尿病前期和糖尿病的书写参考（举例）：

如血糖水平符合糖尿病前期，诊断书写如下：

糖耐量异常或者空腹血糖异常。

如以往诊断为2型糖尿病或1型糖尿病而正在用降糖药治疗的：本次测量空腹血糖

<7.0 mmol/L或者餐后2小时血糖<11.1 mmol/L，则诊断仍写为2型糖尿病或1型糖尿病。

首诊患者如果能够确定分型为2型糖尿病或1型糖尿病，同时伴其他危险因素或靶器官损害的，则可将危险因素或靶器官损害列出。诊断书写如下：

2型糖尿病或1型糖尿病

原发性高血压

高胆固醇血症

左室肥厚等。

如2型或1型糖尿病伴急性和慢性并发症，则书写诊断需要单独列出并发症，诊断书写如下：

2型或1型糖尿病

2型或1型糖尿病酮症酸中毒

2型或1型糖尿病性肾病

2型或1型糖尿病性周围神经病变

2型或1型糖尿病大血管病变

脑梗塞后遗症等。

五、特殊类型糖尿病诊断和鉴别诊断

具备诊断资质的"三高共管"各级医生要注意糖尿病分型鉴别，尤其是2型和1型糖尿病区分，这主要涉及胰岛素起始治疗方案的制定，同时需要避免误诊漏诊一些特殊类型糖尿病，以免造成一些不良后果，因此，认识这四种糖尿病并予以正确鉴别和区分十分重要。除了检测糖化血红蛋白、血糖、尿常规、空腹血清胰岛素和C肽、糖尿病相关抗体检测等常规检查项目以外，可能特殊类型糖尿病的疾病和因素以及鉴别点如下：

1. 甲状腺功能亢进症

甲亢能加速肠壁的血流，使食物中葡萄糖的吸收增加，故餐后血糖明显增高并出现糖尿，葡萄糖耐量试验结果也可能异常，但并非糖尿病。与糖尿病的鉴别如下：

（1）有甲亢特有的症状，如突眼、多汗、性情急躁、低热、手抖、乏力；

（2）食欲亢进、体质量减轻和基础代谢率增高等；

（3）气促、心悸、胸闷、大量进食但体质量不长；

（4）女性月经紊乱、月经过少，甚至闭经。

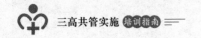

2. 肢端肥大症

因垂体前叶病理因素致生长激素分泌过盛，引起糖代谢紊乱所致。鉴别点是：

（1）肢端肥大症的特点是手足粗大，颜面皮肤粗厚，耳、鼻、唇、舌肥大，前额眉弓隆起，颧骨突出，下颌部伸长，面容丑陋；脊背常后突；发音低沉而粗大；严重者视力下降；

（2）糖尿病症状（三多一少等）多在肢端肥大症状之后出现；

（3）血糖和尿糖不易被胰岛素或口服降糖药物控制；

（4）某些患者的糖尿病症状可自行缓解或消失。

3. 嗜铬细胞瘤

本病与糖尿病的鉴别点：

（1）此瘤可致血压波动大，故临床上发现阵发性高血压兼有糖尿病时，应考虑嗜铬细胞瘤的可能性，要做进一步相应的检查；

（2）高血压、头痛、心悸、高代谢状态、高血糖、多汗；

（3）发作时血中、尿中儿茶酚胺以及儿茶酚胺代谢物增高；

（4）静脉肾盂造影、肾B超、CT可能发现肾被肿瘤挤压移位和肿块。

4. 应用肾上腺皮质激素

风湿免疫性疾病及各种自身免疫性疾病在用肾上腺皮质激素治疗过程中，如长期大量使用，可引起血糖升高、尿糖阳性，酷似糖尿病。和糖尿病鉴别之是，其血糖升高、尿糖阳性为可逆性，一旦停用肾上腺皮质激素后，血糖、尿糖可恢复正常。

5. 皮质醇增多症

是因肾上腺皮质激素可使糖异生旺盛，能抑制葡萄糖的利用和对抗胰岛素，故患本病时能出现糖尿病。本病有以下特点而糖尿病无，两者可以区别：满月脸、颈项部脂肪隆起、向心性肥胖、体毛增多、皮肤紫纹、肌萎缩、骨质疏松甚至易骨折、易感染、易发痤疮、性欲减退、精神症状（如失眠、抑郁、烦躁、幻想、记忆力减退等）。

6. 胰岛a细胞瘤

胰岛a细胞产生胰升血糖素，后者能迅速动员肝糖原分解而升高血糖，作用比肾上腺皮质激素更强。患此瘤时，胰升血糖素大量分泌，故可出现血糖升高。此瘤与糖尿病的鉴别诊断主要是：

（1）有时可在腹部触及包块；

（2）常有发作性上腹疼；

（3）血清中可测出胰升血糖素增多；

（4）B超、CT或核磁共振胰腺扫描可发现瘤体。

7. 胰腺炎

无论是急性或慢性胰腺炎，均有可能在病程中继发糖尿病和糖耐量降低，一般为短暂性，但也有极少数患者演变成永久性糖尿病。鉴别点是先有胰腺炎，后有糖尿病，糖尿病随着胰腺炎的好转或治愈而减轻或消失。

8. 胰腺癌

糖尿病症状可能是胰腺癌的初期或病程中的表现，据研究证实，胰腺癌和糖尿病在发病上互为因果，胰腺癌可诱发糖尿病，糖尿病也可并发胰腺癌。鉴别方法是此类病症可于癌根治术后而消失。

9. 肝功能障碍

患严重肝病时，由于肝功能障碍，食后大量葡萄糖不能转化为肝糖原贮存于肝内，致血糖升高尿糖阳性，并可出现类似糖尿病的糖耐量曲线。鉴别点是：

（1）常有严重的肝病存在；

（2）空腹时血糖往往降低；

（3）可出现低血糖症状。

上述现象与糖尿病不同。

10. 感染

感染可使胰岛素需要量增加，特别是化脓性感染尤甚。当患感染性疾病时，因胰岛素分泌相对不足，故可出现继发性糖尿病。鉴别点是，当感染被控制或治愈，糖尿病可不治自愈。

11. 应激刺激

处于应激状态如患心肌梗死、严重感染性疾病、颅脑疾病和外伤、烧伤、休克、大出血等时，可产生应激刺激，通过神经-垂体-肾上腺轴途径，造成糖代谢紊乱，使肝糖原分解和异生加速. 从而可导致血糖升高，尿糖阳性。鉴别点是，应激刺激形成的继发性糖尿病维持时间短（一般不超过3个月），应激现象消失血糖即可恢复正常。

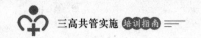

第四节　高血糖评估规范

目的是评估糖尿病前期转化成糖尿病的风险、糖尿病大血管和微血管并发症发生情况，确定高糖尿病前期干预和糖尿病的治疗策略。初诊时及以后随诊时评估其中一部分指标，部分指标3～6个月或者1年评估一次。评估内容包括病史、体格检查、辅助检查及心血管综合风险。

一、病史

"三高共管"各级医生需要了解发病年龄、起病特点（如有无糖尿病症状、酮症、DKA）；饮食与运动习惯、营养状况、体质量变化；了解儿童和青少年要了解生长发育情况、是否接受过糖尿病教育；复习既往治疗方案和治疗效果（如HbA 1c 记录）；目前治疗情况（包括药物、治疗依从性及所存在的障碍、饮食和运动方案以及改变生活方式的意愿、血糖检测的结果和患者数据的分析与使用情况）；了解既往DKA发生史、发生频率、严重程度和原因；了解以往低血糖发生史、发生频率、严重程度和原因；了解目前糖尿病相关并发症和合并疾病病史，包括① 微血管并发症：糖尿病视网膜病变、糖尿病肾脏病、糖尿病神经病变（包括足部损伤、性功能异常、胃轻瘫等）；② 大血管并发症：心脑血管疾病，外周动脉疾病；③ 合并症：如高血压、血脂紊乱、代谢综合征、高尿酸血症；④ 其他：口腔疾病、心理问题。

二、体格检查

"三高共管"各级医生需要测量身高、体质量、BMI、腰围、臀围、血压、心率、心律，进行甲状腺触诊；皮肤检查（黑棘皮、胰岛素注射部位）；详细的足部检查（望诊、足背动脉和胫后动脉搏动触诊、膝反射、振动觉、痛觉、温度觉和单尼龙丝触觉），压力觉筛查部位双足拇指、I、V跖骨头掌面，避开胼胝和溃疡，振动觉筛查部位在双足拇指背面的骨隆突处，筛查方法见图22。"三高基地"首席医师需要再完善颈静脉充盈或者怒张的视诊、心浊音界叩诊及心脏杂音、腰部及腹部动脉血管、股动脉血管杂音的听诊。如果"三高基地"首席医师诊治能力有所限制，需要及时协诊"三高中心"专科医师进行相关体格检查评估。

三、实验室检查

"三高之家"可以通过血糖仪筛查血糖，血酮体仪测定血酮体，糖化血红蛋白仪筛查糖化血红蛋白，血脂仪筛查空腹血脂一项/四项，即为TC、HDL-c、LDL-c、TG；并可以尿糖筛查，配备心电图检查。由"三高之家"的家庭（全科）医生发起基本检查，与"三高基地"协同完成以下检查项目：实验室检查HbA 1c：3个月内没有结果，需要检测1年内没有结果，需要检测：① 血脂谱，包括TC、LDL-c、HDL-c和TG；② 肝功能；③ 尿微量清蛋白和尿肌酐，并计算比值；血清肌酐并计算eGFR；④ 1型糖尿病、血脂异常和年龄＞50岁女性需测定血清TSH。

"三高之家"可以完成心电图等功能检查，"三高基地"协助完成眼底检查、颈部和下肢血管超声、心脏超声及胸片。"三高中心"协助"三高基地"解读眼底报告，同时进行内脏脂肪、神经传导速度检测、骨密度检测、动脉硬化检测以及踝臂血压指数等检测。

四、高血糖相关并发症筛查与心血管危险因素评估

越来越多的降糖药物通过CVOT研究证实可以降低糖尿病患者心血管死亡风险。因此，最新国际指南简化心血管危险因素的评估方法，建议在实施药物治疗前考虑评估患者心血管危险因素，并结合患者的特点给予最佳的降糖治疗方案。

评估微血管并发症：糖尿病视网膜病变、糖尿病肾病、神经病变（感觉性包括足部损伤；自主神经性包括性功能异常和胃轻瘫等）；大血管并发症：心血管病、脑血管病、外周动脉疾病。具体筛查项目参见体格检查项目，每年体检1次。

糖尿病心血管风险分层简易评估法：① 靶器官损害：蛋白尿、肾脏损害 $[eGFR \leqslant 30\ mL/(min \cdot 1.73\ m^2)]$、左心室肥厚、视网膜病变等；② 心血管危险因素：年龄、高血压、血脂异常、吸烟、肥胖、代谢综合征、高尿酸血症等。每年评估1~2次。

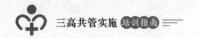

第五节 高血糖的治疗规范

高血糖根据高危人群尤其是糖尿病前期和糖尿病进行干预治疗。处于糖尿病前期的人群除了要接受糖尿病等相关知识的健康教育，通过生活方式的干预减少糖尿病及心脑血管病的发生风险外，生活方式干预6个月血糖控制仍不理想者，还要积极通过药物进行干预。糖尿病干预不仅仅是通过生活方式干预和药物干预将血糖控制达标就可以了，血糖以外的心脑血管病的危险因素的管理也很重要，甚至是更为重要的。

一、糖尿病前期干预治疗

糖尿病前期人群的干预治疗工作主要由"三高之家"或者就近区域的"三高基地"的家庭（全科）医生完成。干预策略主要是生活方式干预，对于药物干预需要权衡效益和风险情况。

（一）生活方式干预

李光伟教授主导的大庆研究显示生活方式干预组推荐患者增加蔬菜摄入量、减少酒精和单糖的摄入量，鼓励超重或肥胖患者（BMI>25 kg/m²）减轻体质量，增加日常活动量，每天进行至少20 min的中等强度活动；生活方式干预6年，可使以后14年的2型糖尿病累计发生风险下降43%。

芬兰糖尿病预防研究（DPS）的生活方式干预组推荐个体化饮食和运动指导，每天至少进行30 min有氧运动和阻力锻炼，目标是体质量减少5%，脂肪摄入量<总热量的30%；该研究平均随访7年，可使2型糖尿病发生风险下降43%。

美国预防糖尿病计划（DPP）研究的生活方式干预组推荐患者摄入脂肪热量<25%的低脂饮食，如果体质量减轻未达到标准，则进行热量限制；生活方式干预组中50%的患者体质量减轻了7%，74%的患者可以坚持每周至少150 min中等强度的运动；生活方式干预3年可使IGT进展为2型糖尿病的风险下降58%。随访累计达10年后，生活方式干预组体质量虽然有所回升，但其预防2型糖尿病的益处仍然存在。

此外，在其他国家的IGT患者中开展的生活方式干预研究也同样证实了生活方式干预预防2型糖尿病发生的有效性。

中国2型糖尿病防治指南推荐，糖尿病前期患者应通过饮食控制和运动以降低糖尿病的发生风险，并定期随访及给予社会心理支持，以确保患者的生活方式改变能够长期坚持下来；定期检查血糖；同时密切关注其他心血管危险因素（如吸烟、高血压、血脂异常等），并给予适当的干预措施。具体目标为：

（1）使超重或肥胖者BMI达到或接近24 kg/m^2，或体质量至少下降7%；

（2）每日饮食总热量至少减少400～500 kcal（1 kcal=4.184 kJ）；

（3）饱和脂肪酸摄入占总脂肪酸摄入的30%以下；

（4）中等强度体力活动至少保持在每周150 min；

（5）控制血脂、血压，给予ACEI和ARB类降压药在有效控制血压的同时，亦已被证实可显著降低新发糖尿病的风险；

（6）进行健康教育，提高人群对糖尿病防治的知晓度和参与度，倡导合理膳食、控制体质量、适量运动、限盐、控烟、限酒、心理平衡的健康生活方式，提高社区人群的糖尿病防治意识。

（二）药物干预策略

在糖尿病前期人群中进行药物干预的临床试验显示，降糖药物二甲双胍、a-糖苷酶抑制剂、噻唑烷二酮类药物（TZDs）、GLP-1受体激动剂以及减肥药奥利司他等药物治疗可以降低糖尿病前期人群发生糖尿病的风险。其中，二甲双胍和阿卡波糖在糖尿病前期人群中长期应用的安全性证据较为充分，而其他药物长期应用时则需要全面考虑花费、不良反应、耐受性等因素。

然而，由于目前尚无充分的证据表明药物干预具有长期疗效和卫生经济学益处，故国内外相关指南尚未广泛推荐药物干预作为预防糖尿病的主要手段。对于糖尿病前期个体，只有在强化生活方式干预6个月效果不佳，且合并有其他危险因素者，方可考虑药物干预，但必须充分评估效益/风险比和效益/费用比，并且做好充分的医患沟通和随访。因此，目前不常规推荐使用药物干预的手段预防糖尿病。

二、糖尿病患者治疗

（一）糖尿病的治疗目标

糖尿病的治疗应遵循综合管理的原则，包括控制高血糖、高血压、血脂异常、高凝等心血管多重危险因素，同时注重生活方式与药物干预并行的综合管理策略，以实现糖尿病治疗的近期目标和远期目标，近期目标是通过控制高血糖及相关的代谢紊乱来消除糖尿病症状和防止出现急性代谢并发症，远期目标是通过良好的代谢控制预防慢性并发症，提高糖尿病患者的生存质量和延长预期寿命。同时应根据患者的年龄、病程、预期寿命、并发症或合并症病情严重程度等确定个体化的控制目标（表1-8）。

表1-8　中国2型糖尿病综合控制目标

指标	目标值
血糖（mmol/L）	
空腹	4.4 ~ 7.0
非空腹	<10.0
HbAlc（%）	<7.0
血压（mmHg）	较年轻和病程较短<130/80
	老年患者<150/90
TC（mmol/L）	<4.5
HDL-c（mmol/L）	
男性	>1.0
女性	>1.3
TG（mmol/L）	<1.7
LDL-c（mmol/L）	
未合并动脉粥样硬化性心血管疾病	<2.6
合并动脉粥样硬化性心血管疾病	<1.8
体质指数（kg/m²）	<24.0

注：1 mmHg=0.133 kPa。

（二）糖尿病的治疗原则

1. 糖尿病教育和心理治疗

目的是使糖尿病患者真正了解和掌握糖尿病知识，指导如何处理和治疗糖尿病。

2. 糖尿病饮食治疗

糖尿病患者饮食很重要，是糖尿病患者基础治疗手段之一，对患者血糖控制和治疗起到影响作用，糖尿病患者做到合理饮食，可以给糖尿病的其他治疗手段奠定基础。

3. 糖尿病运动治疗

运动治疗也是糖尿病患者基础治疗之一，合理运动尤其有氧运动，有利于血糖控制，同时可以改善胰岛素敏感性，每次运动时间30~45分钟，每周至少150分钟，同时给予1~2次抗阻力运动，强化肌肉作用，反而无氧运动不太适合糖尿病患者，如剧烈高强度运动。

4. 糖尿病药物治疗

在饮食和运动不能控制血糖的时候，需要适时给予口服药物治疗或者给予注射胰岛素或者胰高血糖素样肽-1受体激动剂，进一步控制血糖，并根据患者临床需要，给予调血脂、降血压及抗血小板等综合治疗药物，使患者维持全面正常的状态。

5. 糖尿病病情监测

患者需要及时了解血糖控制情况，需要定时监测血糖和糖化血红蛋白水平，同时要了解合并代谢疾病情况，需要监测体质量、血压、血尿酸和血脂水平，及早干预血压、调节血脂、抗血小板、控制体质量。同时需要了解并发症或者合并症情况，查尿微量白蛋白/尿肌酐比值，查眼底、心电图、神经传导、血管彩超等情况。对健康状态差的糖尿病患者，可以酌情放宽控制目标，但应避免高血糖引发的症状及可能出现的急性并发症。

（三）糖尿病生活方式干预

生活方式干预内容和目标：对已确诊的糖尿病患者，应立即启动并坚持生活方式干预，各类生活方式干预的内容和目标见表1-9。

表1-9　生活方式干预的内容及目标

内容	目标
控制体质量	超重[a]/肥胖[b]患者减重的目标是3~6个月减轻体质量5%~10%。消瘦[c]者应通过合理的营养计划达到并长期维持理想体质量。
合理膳食	供给营养均衡的膳食，满足患者对微量营养素的需求。膳食中碳水化合物所提供的能量应占总能量的50%~65%；由脂肪提供的能量应占总能量的20%~30%；肾功能正常的糖尿病患者，蛋白质的摄入量可占供能比的15%~20%，保证优质蛋白质比例超过三分之一。
适量运动	成人2型糖尿病患者每周至少150分钟（如每周运动5天，每次30分钟）中等强度（50%~70%最大心率，运动时有点用力，心跳和呼吸加快但不急促）有氧运动（如快走、骑车、打太极拳等）；应增加日常身体活动，减少坐姿时间。

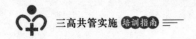
内容	目标
戒烟限酒	科学戒烟，避免被动吸烟。不推荐糖尿病患者饮酒。若饮酒应计算酒精中所含的总能量。女性饮酒的酒精量[d]不超过15 g/d，男性不超过25 g/d。每周不超过2次。
限盐	食盐摄入量限制在每天6 g以内，每日钠摄入量不超过2000 mg。
心理平衡	减轻精神压力，保持心情愉悦。

注：a超重（24 kg/m² ≥ BMI<28 kg/m²）；b肥胖（BMI≥28 kg/m²）；c消瘦（BMI<18.5 kg/m²）；d15 g酒精相当于350 mL啤酒，150 mL葡萄酒，50 g 38度白酒，30 g 52度白酒。

1. 营养治疗

（1）糖尿病饮食治疗的基本原则：

a控制总热量，建立合理饮食结构；

b均衡营养，合理控制碳水化合物、脂肪、蛋白质的比例；

c少量多餐，有利控制血糖；

d增加膳食纤维摄入量，利于控制血糖，减肥和通便；

e饮食清淡，低脂少油，少糖少盐；

f适量饮酒，坚决戒烟。

（2）各种膳食营养状况占比及特点分布（表1-10）：

在评估患者营养状况的前提下，设定合理的营养治疗目标，调整总的能量摄入，合理、均衡分配各种营养素，达到患者的代谢控制目标，并尽可能满足患者的个人饮食喜好。营养教育和管理要贯彻在糖尿病治疗过程中，营养教育和管理有助于改善糖耐量，减低患者发展为糖尿病的风险，并有助于减少糖尿病患者慢性并发症的发生。

表1-10　主要膳食营养因素（2017CDS）

脂肪	占总能量的20% ~ 30% 饱和脂肪酸摄入量不应超过饮食总能量的7%，尽量减少反式脂肪酸的摄入。单不饱和脂肪酸宜达到10% ~ 20%。多不饱和脂肪酸摄入不宜超过总能量摄入的10%，适当增加富含n-3脂肪酸的摄入比例，控制膳食中胆固醇的过多摄入
碳水化合物	占总能量的50% ~ 65% 低血糖指数食物有利于血糖控制，但应同时考虑血糖负荷。糖尿病患者适量摄入糖醇和非营养性甜味剂是安全的。蔗糖分解后生成的果糖或添加过量果糖易致TG合成增多。定时定量进餐，尽量保持碳水化合物均匀分配。控制添加糖的摄入，不喝含糖饮料

蛋白质	占供能比的15%~20% 保证优质蛋白质比例超过三分之一。推荐蛋白摄入量约0.8 g·kg⁻¹·d⁻¹，过高的蛋白摄入（如>1.3 g·kg⁻¹·d⁻¹）与蛋白尿升高、肾功能下降、心血管及死亡风险增加有关，低于0.8 g·kg⁻¹·d⁻¹的蛋白摄入并不能延缓糖尿病肾病进展，已开始透析患者蛋白摄入量可适当增加。蛋白质来源应以优质动物蛋白为主，必要时可补充复方α-酮酸制剂
饮酒	不推荐糖尿病患者饮酒 若饮酒应计算酒精中所含的总能量。女性一天饮酒的酒精量不超过15 g，男性不超过25 g（15 g酒精相当于350 mL啤酒、150 mL葡萄酒或45 mL蒸馏酒）。每周不超过2次。酒精可能诱发低血糖，避免空腹饮酒
膳食纤维	豆类、富含纤维的谷物类（每份食物≥5 g纤维）、水果、蔬菜和全谷物食物均为膳食纤维的良好来源。建议糖尿病患者达到膳食纤维每日推荐摄入量，即10~14 g/1000 kcal
钠	食盐摄入量限制在每天6 g以内，每日钠摄入量不超过2000 mg，合并高血压患者更应严格限制摄入量。同时应限制摄入含钠高的调味品或食物，例如味精、酱油、调味酱、腌制品/盐浸等加工食品
微量元素	糖尿病患者容易缺乏B族维生素、维生素C、维生素D以及铬、锌、硒、镁、铁、锰等多种微量营养素，可根据营养评估结果适量补充。长期服用二甲双胍者应预防维生素B12缺乏，不建议长期大量补充维生素E、维生素C及胡萝卜素等具有抗氧化作用的制剂，其长期安全性仍待验证

以每kg标准体质量换算，理想体质量（kg）=身高（cm）–105。

（3）食物的选择：

1）食物血糖生成指数：

食物血糖生成指数（GI）是食物的一种生理学参数，是衡量食物引起餐后血糖反应的一项有效指标，不是通过实验室化学测定的结果。GI表示含50 g碳水化合物的食物引起血糖高低，这个高低的程度是与50 g葡萄糖（或50 g含碳水化合物的面包）在一定时间内（一般为2小时）体内血糖应答水平相比较而得来的百分比值，它是一个比较而言的数值，通常把葡萄糖的血糖生成指数定为100。国内外研究表明低GI饮食升高血糖慢，有助于降低血糖峰值，减少药物用量，减少低血糖——但GI仅是一个参考因素，不是唯一因素，实际上即使同一种食物，烹调方法不同时血糖生成指数也并不相同，只是建议相对减少高GI食物（表1-11）。

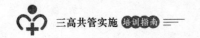

表1-11　常见食物血糖生成指数（GI）

血糖指数	食物举例
高GI≥75	麦芽糖、葡萄糖、白糖、馒头、精制面包、糯米粥、大米粥、烙饼、煮红薯
中55≤GI<75	大米饭、全麦粉、面包、玉米片、馒头+黄油、荞麦面馒头、荞麦面条、土豆泥、油条、苏打饼干、南瓜、菜肉拌饭、黑豆汤、胡萝卜
低GI<55	小麦粉面条、煮玉米、黄荞麦、荞麦、方便面、玉米面粥、黑麦粉面包、混合谷物面包、甘薯、蒸芋头、魔芋藕粉、山药、爆玉米花、柚、樱桃

2）食物交换份：

食物交换份是将食物按其所含营养成分的比例分为六类，说明各类食物提供同等热卡90千卡（376千焦）的质量，叫做1份食物交换份。也就是说每份各种食物都是提供90千卡热量，以便交换使用。这六大类食物包括（注：所有食物均按生质量计量）：1份各类生主食：包括大米、面粉、小米、高粱、玉米、燕麦、荞麦、绿豆、赤豆、芸豆等干豆类及干粉条等各25克。1份新鲜蔬菜类：蔬菜指各种未经加工过的新鲜蔬菜，经腌、泡、晒制过的蔬菜不算在内。各种绿色蔬菜、茄子、西红柿、菜花、黄瓜、苦瓜、冬瓜等500克；丝瓜、柿子椒、扁豆、洋葱、胡萝卜、蒜苔、西兰花、南瓜等200～350克；豌豆约70克。1份新鲜水果类：水果指各种未经加工的新鲜水果。水果罐头、果脯等加工后的水果不算在内，食用新鲜水果的情况排除节日、出差等特殊日子。大部分水果约200～300克；西瓜750克；柿子、鲜荔枝约125克；鲜枣100克。1份生鱼肉或鲜蛋类（含豆制品）：各种畜肉约20～50克；禽肉约50克；鱼虾类约50～200克；鸡鸭蛋（中等大小）55克；豆制品类约100～200克；鱼类指各种未经特殊加工（如腌/晒等）的新鲜或冷冻的鲜淡水鱼、海水鱼等。1份浆乳类：全脂奶粉15克；160克牛奶；豆浆200毫升。1份油脂类：15克花生米或核桃仁；25克葵花籽；25克南瓜籽；豆制品：包括大豆、绿豆、豌豆等，以及豆浆、豆奶、豆腐等，腐乳不算在内。不同豆制品的质量都折算成北豆腐的质量，具体详见豆制品折算表（表1-12）。

简单的食物换算方法：50克（1两）米或面粉=70克（1两半）馒头（熟质量）=130克米饭50克瘦肉（1两）=35克熟肉=60克带壳鸡蛋=50克豆腐干=100克北豆腐

表1-12　*豆制品折算表

豆制品名称	等于2两（100克）北豆腐的质量
北豆腐	2.0两（100克）
内脂豆腐	4.8两（240克）

续表

豆制品名称	等于2两（100克）北豆腐的质量
豆腐干	1.5两（75克）
豆腐丝	1.0两（55克）
腐竹	0.5两（25克）
豆浆	10.0两（500克）

（4）每日饮食三步曲：

1）第一步确定每日饮食的总热量：

每日摄入的总热量应根据体质量和活动强度等因素计算，并根据实际情况进行调整。

计算标准体质量：标准体质量（千克）=实际身高（厘米）-105

举例：王先生，45岁，从事办公室工作，身高为170厘米，体质量为80千克

王先生的标准体质量为：170-105=65千克

评价目前体质量情况：目前体质量状况（%）=（实际体质量-标准体质量）/标准体质量×100%

体质量状况与肥胖关系见表1-13。

表1-13　体质量状况表

目前体质量状况	≥40%	≥20%	≥10%	≤-10%	≤-20%
定义	重度肥胖	肥胖	超重	偏瘦	消瘦

●王先生目前的体质量状况是：（80-65）/65×100%=23%，由于体质量状况大于20%，因此属于肥胖。

参考不同体力劳动的热量需要表（表1-14），确定每日所需总热量。

●每日所需总热量=标准体重×每千克体质量需要的热量

表1-14　不同体力劳动的热量需要表

劳动强度	举例	千卡/千克标准体质量/日		
		消瘦	正常	肥胖
卧床休息		20～25	15～20	15
轻体力劳动	办公室职员、教师、售货员、钟表修理工	35	30	20～25

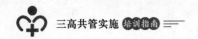

劳动强度	举例	千卡/千克标准体质量/日		
		消瘦	正常	肥胖
中体力劳动	学生、司机、电工、外科医生、体育活动者	40	35	30
重体力劳动	农民、建筑工、搬运工、伐木工、治炼工、舞蹈者	45~50	40	35

参考热量需要表，根据体质量和劳动强度选择热量级别。

●王先生属于肥胖，而从事的工作属于轻体力劳动，王先生所需的每日总热量为：65×（20~25）=1 300~1 625千卡

2）第二步计算每日所需的食物交换份：

在确定每日饮食的总热量后，参考不同热量食物交换份（表1-15），计算出每日食物交换份数，并合理地分配六大类食物的份数，通常主食类应占每日总份数的50%以上。

表1-15 不同热量的食物交换分（单位）表

热量		主食类		蔬菜类		鱼肉类		乳类		油脂类	
千焦（千卡）	交换份	份	约重	份	约重	份	约重	份	约体积	份	植物油
4 185（1 000）	12.0	6	150 g	1	500 g	2	100 g	2	220 mL	1	1汤匙
5 021（1 200）	14.5	8	200 g	1	500 g	2	100 g	2	220 mL	1.5	1.5汤匙
5 858（1 400）	16.5	9	225 g	1	500 g	3	150 g	2	220 mL	1.5	1.5汤匙
6 694（1 600）	18.5	10	250 g	1	500 g	4	200 g	2	220 mL	1.5	1.5汤匙
7 531（1 800）	21.0	12	300 g	1	500 g	4	200 g	2	220 mL	2	2汤匙
8 368（2 000）	23.5	14	350 g	1	500 g	4.5	250 g	2	220 mL	2	2汤匙

●王先生总热量摄入量为1 300至1 625千卡，而且王先生为肥胖，故可选择每日总热量为1 400千卡，而食物交换份为16.5份。

3）第三步合理分配一日三餐：

一日三餐最常见的分配方案是早餐1/5、午餐2/5、晚餐2/5或早、午、晚各占1/3。

●王先生一日三餐分配举例见表1-16。

表1-16　食物每餐分配交换份

食谱内容	食物交换份	早餐（份）	午餐（份）	晚餐（份）
主食类	8	2	3	3
菜果类	1	0	0.5	0.5
鱼肉类	3	0	1.5	1.5
乳类	2	2	0	0
油脂类	2	0	1	1

（5）不同热量的食谱举例

根据不同热量分配食谱情况。

4 185千焦（1 000千卡）食谱举例见表1-17。

表1-17　1000千卡食谱

食谱内容	早餐	午餐	晚餐
主食（配方）	花卷2只	蘑菇菜心汤面 （卷面60克、蘑菇50克、青菜50克）	米饭 （生大米60克）
菜名（配方）		白菜虾仁 （白菜200克、虾仁50克、油半勺）	冬瓜肉片 （冬瓜300克、瘦猪肉25克、油半勺）
辅食（配方）	牛奶1瓶 （220毫升）		
每餐热量（千卡）	280	345	375

5 021千焦（1 200千卡）食谱举例（实际热量1 205千卡）见表1-18。

表1-18　1 200千卡食谱

食谱内容	早餐	午餐	晚餐
主食（配方）	大米粥 （生大米15克） 馒头50克	米饭 （生大米75克）	米饭 （生大米75克）
菜名（配方）		小肉丸冬瓜汤 （肉沫50克、冬瓜300克、油半勺）	炒三丁、蘑菇白菜汤 （青椒荽白各100克、鸡肉50克、蘑菇50克、白菜50克、油半勺）

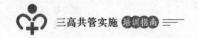

续表

食谱内容	早餐	午餐	晚餐
辅食（配方）	豆浆半包 （200毫升）		
每餐热量（千卡）	215	510	480

6 694千焦（1 600千卡）食谱举例（实际热量1 570千卡）见表1-19。

表1-19　1 600千卡食谱

食谱内容	早餐	午餐	晚餐
主食（配方）	玉米粥 （生大米25克， 玉米片25克）	米饭 （生大米75克）	米饭 （生大米75克）
菜名（配方）		茭白鳝丝、拌橄榄菜 （鳝丝60、茭白150克、 橄榄菜200克、油一勺）	水煮大排、炒卷心菜 （去骨大排75克、卷心菜 200克、油半勺）
辅食（配方）	白煮鸡蛋 （55克）		
餐后加餐		苹果200克	牛奶220毫升
每餐热量（千卡）	260	550+90	510+160

7 531千焦（1 800千卡）食谱举例（实际热量1 790千卡）见表1-20。

表1-20　1 800千卡食谱

食谱内容	早餐	午餐	晚餐
主食（配方）	山药粥（大米25克、 山药125克）	米饭（生大米100克）	米饭（生大米100克）
菜名（配方）		红烧鲳鱼、毛豆丝瓜 （鲳鱼100克、毛豆20克、 丝瓜150克、油一勺）	芥菜肉丝豆腐 （芥菜150克、瘦肉25 克、豆腐半盒、油一勺）
辅食（配方）	白煮鸡蛋（55克）		
餐后加餐		苹果200克	牛奶220毫升
每餐热量（千卡）	260	640+90	640+160

2. 运动治疗

（1）运动对于糖尿病患者的益处：

运动治疗是治疗方式中的一个重要部分。适当的运动可以使体质量减轻，改善心血管功能，增进适应性和劳动能力，提高生活质量和健康感，降低胰岛素抵抗，改善血脂水平。

（2）运动治疗规范：

运动锻炼在2型糖尿病患者的综合管理中占有重要地位，规律的运动有助于控制血糖，减少心血管危险因素，减轻体质量，增加胰岛素敏感性，提升幸福感，而且对糖尿病高危人群一级预防效果显著。

1）运动治疗应在医师指导下进行。运动前要进行必要的评估，特别是心肺功能和运动功能的医学评估（如运动负荷试验等）。

2）成年2型糖尿病患者每周至少150分钟（如每周运动5天，每次30分钟）中等强度（50%～70%最大心率，运动时有点用力，心跳和呼吸加快但不急促）的有氧运动。研究发现即使一次进行短时的体育运动（如10分钟），累计30分钟/天，也是有益的。

3）无禁忌证，每周最好进行2～3次抗阻运动（两次锻炼间隔48小时），锻炼肌肉力量和耐力。锻炼部位应包括上肢、下肢、躯干等主要肌肉群，训练强度为中等。联合进行抗阻运动和有氧运动可获得更大程度的代谢改善。

4）运动项目要与患者的年龄、病情及身体承受能力相适应，并定期评估，适时调整运动计划。记录运动日记有助于提升运动依从性。运动前后要加强血糖监测，运动量大或激烈运动时应建议患者临时调整饮食及药物治疗方案，以免发生低血糖。

5）养成健康的生活习惯。培养活跃的生活方式，如增加日常身体活动，减少静坐时间，将有益的体育运动融入到日常生活中。

6）空腹血糖>16.7 mmol/L、反复低血糖或血糖波动较大、有DKA等急性代谢并发症、合并急性感染、增殖性视网膜病变、严重肾病、严重心脑血管疾病（不稳定性心绞痛、严重心律失常、一过性脑缺血发作）等情况下禁忌运动，病情控制稳定后方可逐步恢复运动。

（3）糖尿病患者最适宜运动：

糖尿病患者的运动应在医生指导下进行，根据年龄、身体条件和病情的不同，所做运动的剧烈程度也要因人而异。根据体力物质代谢的状况可将运动分为"有氧运动"和"无氧运动"，可以根据每分钟的心脏跳动次数和呼吸频率进行区分。糖尿病患者在运动时应采用有氧运动。

●有氧运动是指强度小、节奏慢、运动后心脏跳动不过快、呼吸平缓的一般运动，如散步、太极拳等。

●无氧运动是指强度大、节奏快、运动后心脏跳动每分钟可达150次左右，呼吸急促的剧烈运动，如快跳、踢足球等。

●体力活动强度分为3个等级，即轻体力活动、中体力活动和重体力活动。a. 轻体力活动：是以坐或站立为主的工作，如办公室工作、打扫卫生、看护小孩，以及售货、一般实验室操作、教师授课等；b. 中体力活动：包括行走（速度在5.5～6.5 km/h）、除草、负重行走、打网球、跳舞、滑雪、骑自行车等；c. 重体力活动：包括非机械化农业劳动、炼钢、负重爬山、伐木、采矿、打篮球、登山、踢足球等。一般老年患者适合慢跑或者快步走。

（4）糖尿病患者的运动项目热卡消耗：

最轻运动：散步、购物、做家务、打太极，持续30分钟消耗90千卡热量；

轻度运动：跳交谊舞、做体操、平地骑车、打桌球，持续20分钟消耗90千卡热量；

中度运动：爬山、平地跑步、打羽毛球，持续10分钟消耗90千卡热量；

强度运动：跳绳、游泳、举重、打篮球，持续5分钟消耗90千卡热量。

（5）糖尿病患者运动的频率和时间：

●每周锻炼3～4次最为适宜；

●若每次运动量较小，频率可为每天1次；

●运动锻炼不应间断，若运动间歇超过3～4天，则效果及蓄积作用将减弱；

●每次运动时间自10分钟始，逐步延长至30～60分钟，其间可穿插必要的休息时间；

●一天中适宜的运动时间为早晨或下班后，进餐一小时后开始为宜，不宜在饱餐后或饥饿时进行运动。

3. 戒烟

（1）步骤一：询问。

在每次见面时都询问吸烟者的吸烟情况。简短戒烟干预询问的主要目的是了解吸烟者的吸烟年限、吸烟量、是否尝试过戒烟（至少维持1天，一支烟不抽）、尝试戒烟的次数、最长戒烟维持时间、曾经采用的戒烟方法，以及复吸原因等等。

不管吸烟者以往采取过何种戒烟尝试，都应该对他们所作出的尝试给予鼓励。

（2）步骤二：建议。

以清晰、强烈且个性化的方式建议吸烟者戒烟。简短戒烟干预的建议应该从吸烟者的身体健康状况等实际情况出发，并根据吸烟者不同程度的戒烟意愿给予清晰、强烈且有针对性的戒烟建议，根据需要进行简短的动机干预。

（3）步骤三：评估。

评估吸烟者的戒烟意愿和烟草依赖程度。简短戒烟干预评估的主要任务是确定吸烟者的戒烟意愿，并根据需要来评估吸烟者的尼古丁依赖程度。

（4）步骤四：帮助。

在戒烟过程中对吸烟者予以行为支持和帮助。

尚未准备戒烟者：医务工作者需要做的主要是提供自助材料，对吸烟者进行简短的动机干预，并鼓励吸烟者今后考虑戒烟；

准备戒烟者：医务工作者主要帮助他们制定一份简单的戒烟计划，并为他们提供一些自助材料。

（5）步骤五：随访。

在开始戒烟后，根据可能的时间安排随访。随访的主要目的是了解吸烟者在采取戒烟行动后是否仍在坚持戒烟，并对戒烟过程中出现的戒断症状予以指导和帮助，以防复吸。

戒烟维持者：祝贺这些戒烟者，并鼓励他们继续坚持；

复吸者：对他们的戒烟尝试给予肯定，并鼓励他们重新开始戒烟。

4. 限酒

对于糖尿病患者，中华医学会糖尿病学分会发布的《中国2型糖尿病防治指南（2017版）》中不推荐饮酒。另外，糖尿病患者饮酒应当警惕可能引发低血糖，避免空腹饮酒。

（四）糖尿病健康教育

糖尿病是一种长期慢性疾病，患者日常行为和自我管理能力是糖尿病控制与否的关键之一，因此，糖尿病的控制不是传统意义上的治疗而是系统的管理。糖尿病自我管理教育可促进患者不断掌握疾病管理所需的知识和技能，结合不同糖尿病患者的需求、目标和生活经验，并受循证指导。接受糖尿病自我管理教育的患者，血糖控制优于未接受教育的患者，同时，拥有更积极的态度、科学的糖尿病知识和较好的糖尿病自我管理行为。

1. 基本原则

糖尿病治疗的近期目标是通过控制高血糖和代谢紊乱来消除糖尿病症状和防止出现急性代谢并发症，糖尿病治疗的远期目标是通过良好的代谢控制达到预防慢性并发症、提高患者生活质量和延长寿命的目的。为了达到这一目标，应建立完善的糖尿病教育和管理体系，主要推荐如下：

① 糖尿病患者在诊断后，应接受糖尿病自我管理教育，掌握相关知识和技能，并且不断学习。

② 糖尿病自我管理教育和支持应以患者为中心，尊重和响应患者的个人爱好、需求和价值观，以此指导临床决策。

③ 糖尿病自我管理教育是患者的必修教育课，该课程应包含延迟和预防2型糖尿病的内容，并注重个体化。

④ 糖尿病自我管理教育和支持可改善临床结局和减少花费。

⑤ 当提供糖尿病自我管理教育和支持时，健康教育提供者应该考虑治疗负担和患者自我管理的自我效能和社会与家庭支持的程度。

⑥ 医护工作者应在最佳时机为糖尿病患者提供尽可能全面的糖尿病自我管理教育。

⑦ 经过规范化培养的专科糖尿病护士，为患者提供糖尿病自我管理教育。

2. 教育和管理的目标

每位糖尿病患者一旦确诊即应接受糖尿病教育，教育的目标是使患者充分认识糖尿病并掌握糖尿病的自我管理能力。糖尿病自我管理教育的总体目标是支持决策制定、自我管理行为、问题解决和与医疗团队积极合作，最终改善临床结局、健康状况和生活质量。

3. 教育和管理的形式

糖尿病自我管理教育可以是集体教育，如大课堂式、小组式，也可以是个体教育。内容包括饮食、运动、血糖监测和自我管理能力的指导，小组式或个体化形式的针对性更强。糖尿病自我管理教育的方式包括个体教育、集体教育、个体和集体教育相结合、远程教育。

集体教育：包括小组教育和大课堂教育。小组教育指糖尿病教育者针对多个患者的共同问题同时与他们沟通并给予指导，每次教育时间45分钟左右，患者人数10~15人为佳。大课堂教育指以课堂授课的形式由医学专家或糖尿病专业护士为患者讲解糖尿病相关知识，每次课时1小时左右，患者人数在 50~200 人不等，主要针对对糖尿病缺乏认识的患者以及糖尿病高危人群。

个体教育：指糖尿病教育者与患者进行一对一的沟通和指导，适合一些需要重复练习的技巧学习，如自我注射胰岛素、自我血糖监测（SMBG）。在健康教育目标制定时重视患者的参与，在方案实施过程中，细化行为改变的目标，重视患者的回馈，以随时对方案做出调整。

远程教育：可通过手机或互联网传播糖尿病自我管理健康教育相关资讯。

根据患者需求和不同的具体教育目标以及资源条件，可采取多种形式的教育。包括演讲、讨论、示教与反示教、场景模拟、角色扮演、电话咨询、联谊活动、媒体宣传等。

糖尿病的教育和指导应该是长期和及时的，特别是当血糖控制较差、需调整治疗方案时，或因出现并发症需进行胰岛素治疗时，必须给以具体的教育和指导。而且教育应尽可能标准化和结构化，并结合各地条件做到"因地制宜"。

糖尿病教育团队基本成员应包括：家庭（全科）医生团队包括家庭（全科）医生、护士、公共卫生人员。专科医生团队包括内分泌医生、内分泌专家、糖尿病教员（教育护士）、营养师、运动康复师，同时还可包括眼科、心脏科、肾脏科、神经科、足科、妇产科医生等专科医生。尤其家庭（全科）医生是糖尿病健康教育主力军。

4.糖尿病教育的基本内容

① 糖尿病的自然进程；

② 糖尿病的临床表现，糖尿病的危害及如何防治急慢性并发症；

③ 个体化的治疗目标，个体化的生活方式干预措施和饮食计划，规律运动和运动处方；

④ 饮食、运动、口服药、胰岛素治疗及规范的胰岛素注射技术；

⑤ SMBG和尿糖监测（当血糖监测无法实施时），血糖测定结果的意义和应采取的干预措施，SMBG、尿糖监测和胰岛素注射等具体操作技巧；

⑥ 口腔护理、足部护理、皮肤护理的具体技巧；

⑦ 特殊情况应对措施（如疾病、低血糖、应激和手术）；

⑧ 糖尿病妇女受孕必须做到有计划包括详尽的胰岛素应用方案、细致的营养管理、体育锻炼及经常性的血糖水平检测，并全程监护；

⑨ 糖尿病患者的社会心理适应；

⑩ 糖尿病自我管理的重要性。

（五）血糖监测

糖尿病患者血糖监测以自我血糖监测（self-blood glucose monitoring，SMBG）为主，特殊人群（围手术期患者、低血糖高危人群、危重症患者、老年患者、1型糖尿病、GDM等）的监测更严格。血糖监测应遵循一般高血糖人群血糖监测的原则，根据药物治疗方案、血糖控制水平、个人需求和目标来实行个体化的监测方案。监测方案根据治疗方案而有所不同，包括：

1. SMBG方案

1）血糖自我监测时间和频率汇总，见表1-21。

表1-21　自我血糖监测时间及频率

监测频率	适用人群	监测时间
1~4次/天	患者注射胰岛素或口服促泌剂，且血糖控制不平稳	空腹 餐前 餐后2小时 睡前 夜间（凌晨） 注：具体时间根据医嘱和个体差异而定
至少3~4次/天，必要时增加至5~7次/天	1型糖尿病患者或病程较长2型糖尿病患者，反复出现低血糖	
在日常监测频率基础上增加次数，最多8次/天	生病或剧烈运动前后，血糖控制差，不稳定或急性病者	
2~4次/周，就诊前5次/1~2天	血糖控制良好，病情稳定	
增加凌晨2、3点血糖监测	空腹血糖不理想或者夜间频繁出现低血糖	

2）不同治疗方案SMBG方案。

SMBG是糖尿病患者进行自我血糖监测，可使死亡风险降低51%，并发症风险（如心脏病、中风、失明和截肢）降低32%。使糖尿病患者对自身血糖水平更加敏感，当血糖水平超出控制目标时，能降低并发症危险，并更合理地调整治疗方案。

（1）血糖监测方案汇总。

1）不同指南推荐不同治疗方案血糖自我监测（表1-22）。

表1-22　指南推荐胰岛素和非胰岛素治疗监测方案

治疗方案	指南	未达标（治疗开始时）	已达标
胰岛素治疗	CDS（2010）	≥5次/天	2~4次/天
	ADA（2010）	多次胰岛素注射或胰岛素泵治疗≥3次/天	
		1~2次注射，SMBG有利于血糖达标，为使餐后血糖达标应进行餐后血糖监测	
非胰岛素治疗	IDF（2009）	每周1~3天，5~7次/天（适用于短期）	每周监测2~3次餐前和餐后血糖
	CDS（2010）	每周3天，5~7次/天	每周3天，2次/天

续表

治疗方案	指南	未达标（治疗开始时）	已达标
非胰岛素治疗	ADA（2010）	（包括医学治疗者）SMBG有利于血糖达标，为使餐后血糖达标应进行餐后血糖监测	

注：CDS：中华医学会糖尿病学分会；ADA：美国糖尿病协会；IDF：国际糖尿病联盟。

2）不同治疗方案自我血糖监测方案（表1-23）

表1-23 生活方式、口服药及胰岛素治疗方案监测

患者类型	血糖监测方案
采用生活方式干预控制者	根据需要通过血糖监测了解饮食控制和运动控制对血糖的影响，进而调整饮食和运动
使用口服降糖药者	每周2～4次空腹或餐后血糖，或在就诊前一周内连续监测3天，每天监测7点血糖（早餐前后、午餐前后、晚餐前后和睡前）
使用胰岛素治疗者	使用基础胰岛素者，应监测空腹血糖 使用预混胰岛素者，应监测空腹和晚餐前血糖 使用基础胰岛素者，应监测餐前和餐后血糖

3）不同血糖监测时间点适应指征（表1-24）

表1-24 各时间点血糖监测的适用范围

时间	适用范围
餐前血糖	空腹血糖较高，或有低血糖风险时（老年人、血糖控制较好者）
餐后2h血糖	空腹血糖已获良好控制，但HbA1c仍不能达标者；需要了解饮食和运动对血糖影响者
睡前血糖	注射胰岛素患者，特别是晚餐前注射胰岛素患者
夜间血糖	经治疗血糖已接近达标，但空腹血糖仍高者；或疑有夜间低血糖者
其他	出现低血糖症状时应及时监测血糖，剧烈运动前后宜监测血糖

（2）具体治疗方案自我血糖监测：

1）胰岛素强化治疗SMBG方案：

胰岛素强化治疗（多次胰岛素注射或胰岛素泵治疗）的患者在治疗开始阶段应每天监测血糖5～7次，建议涵盖空腹、三餐前后、睡前。如有低血糖表现需随时测血糖。如出现不可解释的空腹高血糖或夜间低血糖，应监测夜间血糖。达到治疗目标后每日监测血糖2～4次（表1-25）。

表1-25 多次胰岛素注射治疗的血糖监测方案举例

血糖监测	空腹	早餐后	午餐前	午餐后	晚餐前	晚餐后	睡前
未达标	×	×		v	×	v	×
已达标	×					×	×

注："×"需测血糖的时间；"v"可以省去测血糖的时间。

2）基础胰岛素治疗SMBG方案

使用基础胰岛素的患者在血糖达标前每周监测3天空腹血糖，每两周复诊1次，复诊前1天加测5个时间点血糖谱；在血糖达标后每周监测3次血糖，即：空腹、早餐后和晚餐后，每月复诊1次，复诊前1天加测5个时间点血糖谱（表1-26）。

表1-26 基础胰岛素治疗的血糖监测方案举例

血糖监测	空腹	早餐后	午餐前	午餐后	晚餐前	晚餐后	睡前
未达标							
每周3 d	×						
复诊前1 d	×	×		×		×	×
已达标							
每周3次	×	×				×	
复诊前1 d	×	×		×		×	×

注："×"需测血糖的时间。

3）预混胰岛素治疗SMBG方案：

使用预混胰岛素者在血糖达标前每周监测3天空腹血糖和3次晚餐前血糖，每两周复诊1次，复诊前1天加测5个时间点血糖谱；在血糖达标后每周监测3次血糖，即：空腹、晚餐前和晚餐后，每月复诊1次，复诊前1天加测5个时间点血糖谱（表1-27）。

表1-27 每日2次预混胰岛素注射患者的血糖监测方案举例

血糖监测	空腹	早餐后	午餐前	午餐后	晚餐前	晚餐后	睡前
未达标							
每周3 d	×				×		
复诊前1 d	×	×		×		×	×
已达标							

续表

血糖监测	空腹	早餐后	午餐前	午餐后	晚餐前	晚餐后	睡前
每周3 d	×					×	×	
复诊前1 d	×	×		×		×	×

注："×"需测血糖的时间。

4）非胰岛素治疗药物剂量调整期SMBG方案：

非胰岛素治疗的2型糖尿病患者，应根据治疗方案和血糖控制水平决定SMBG频率和方案，一般可每周监测3天，在特殊情况下进行短期强化监测（表1-28）。

表1-28　非胰岛素治疗患者的短期强化血糖监测方案

时间	空腹	早餐后	午餐前	午餐后	晚餐前	晚餐后	睡前
周一							
周二							
周三	×	×	v	×	×	×	v
周四	×	×	v	×	×	×	v
周五	×	×	v	×	×	×	v
周六							
周日							

注："×"需测血糖的时间；"v"可以省去测血糖的时间。

① 非胰岛素治疗患者的短期强化监测方案：短期强化SMBG适用于：有低血糖症状；旅行；感染等应激状态；正在对用药、饮食或运动方案进行调整；HbA1C水平升高；刚进入一个新的生活环境，如入学、开始新工作或改变工作时间；需要获得更多的血糖信息等情况。监测方案为每周3天，每天监测5~7个时间点血糖，包括餐前、餐后及睡前。在获得充分的血糖数据并采取了相应的治疗措施后，可以减少到交替SMBG方案（表1-29）。

表1-29　非胰岛素治疗患者的交替自我血糖监测方案

时间	空腹	早餐后	午餐前	午餐后	晚餐前	晚餐后	睡前
周一	×	×					
周二			×	×			
周三					×	×	

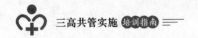

续表

时间	空腹	早餐后	午餐前	午餐后	晚餐前	晚餐后	睡前
周四	×	×					
周五			×	×			
周六					×	×	
周日	×	×					

注："×"需测血糖的时间。

②非胰岛素治疗患者的餐时配对方案：餐时配对方案建议每周3 d，分别配对监测餐、午餐和晚餐前后的血糖水平，帮助患者了解饮食和相关治疗措施对血糖水平的影响（表1-30）。

表1-30　非胰岛素治疗患者的餐时配对血糖监测方案（以进餐为基础的自我血糖监测）

时间	空腹	早餐后	午餐前	午餐后	晚餐前	晚餐后	睡前
周一	×	×					
周二							
周三			×	×			
周四							
周五							
周六					×	×	
周日							

注："×"需测血糖的时间。

5）非胰岛素治疗已达标SMBG方案（表1-31）

表1-31　非胰岛素治疗已达标患者的血糖监测方案

［2013中国糖尿病协会（CDS）建议每周3天、2次/天］

时间	空腹	早餐后	午餐前	午餐后	晚餐前	晚餐后	睡前
周一	×	×					
周二							
周三	×			×			
周四							

续表

时间	空腹	早餐后	午餐前	午餐后	晚餐前	晚餐后	睡前
周五							
周六	×					×	
周日							

注："×"需测血糖的时间。

（3）特殊人群血糖监测处方：

特殊人群主要指围手术期、妊娠期、老年、ICU及急危重症患者。血糖监测应遵循一般高血糖人群血糖监测的原则，根据药物治疗方案、血糖控制水平、个人需求和目标来实行个体化的监测方案（表1-32）。

表1-32　特殊人群血糖监测

人群	饮食及治疗方法	监测时间	建议等级
围手术期患者	正常进食	空腹、三餐后2 h、睡前	D
	禁食	每4~6 h监测	D
	危重症、大手术或持续静脉输注胰岛素	每1~2 h监测	D
妊娠期患者	非胰岛素治疗	空腹、三餐后1 h与2 h	B
	新诊断为高血糖，血糖控制不稳定，需胰岛素治疗	三餐前，三餐后1 h与2 h、03：00	B
老年患者	—	参照一般人群，实行个体化的监测方案	A
ICU患者	—	每0.5~2 h监测	D
急危重症患者	急性期	每1 h监测	D
	缓解期	每4~6 h监测	D

注：血糖监测方式：床旁快速监测指血血糖适用于一般情况良好的患者，对于危重症，手术时间长、创伤大的术中患者应通过动脉血气分析监测即时血糖。

2. 糖化血红蛋白检测方案

糖化血红蛋白能准确地反映近2~3个月的血糖控制情况，也是监测糖尿病发展的一个指标。检测糖化血红蛋白，可以反映糖尿病患者血糖总体控制情况；有助于认识糖尿病慢性并发症；指导对血糖的调整；对判断糖尿病的不同阶段有一定的意义；区别应激性血糖增高和妊娠糖尿病中的检测意义，葡萄糖化血红蛋白是妊娠糖尿病控制的重要参数。

可以通过检验科进行检测，同时目前可以通过便携式糖化血红蛋白检测仪进行糖化血红蛋白测定，取手指末稍血5 min就可以出结果，仪器便携小巧、操作简单，可以便于家庭（全科）医生团队进行检测，或者患者可以在家进行检测。2~3个月检测一次，反应2~3个月平均血糖，正常值范围一般为3.5%~5.8%之间。

（六）糖尿病的药物治疗

糖尿病是一种进展性的疾病，随着病程的进展，血糖有逐渐升高的趋势，控制高血糖的治疗强度也应随之加强，常需要多种手段的联合治疗。

1. 糖尿病药物使用原则

（1）所有1型糖尿病都应该尽早使用胰岛素治疗，并需终身使用以维持正常生命。

（2）2型糖尿病药物治疗的首选是二甲双胍。若无禁忌证，二甲双胍应一直保留在糖尿病的治疗方案中。

（3）不适合二甲双胍治疗者可选择α-糖苷酶抑制剂或胰岛素促泌剂或二肽基肽酶（DPP-4）抑制剂或噻唑烷二酮类（TZDs）或钠葡萄糖协同转运蛋白-2（SGLT2）抑制剂。

（4）如单独使用二甲双胍治疗而血糖仍未达标，则可进行二联治疗，加用胰岛素促泌剂、α-糖苷酶抑制剂、二肽基肽酶（DPP-4）抑制剂、噻唑烷二酮类（TZDs）、钠葡萄糖协同转运蛋白-2（SGLT2）抑制剂、胰岛素或胰高血糖素样肽-1（GLP-1）受体激动剂。

（5）三联治疗：上述不同机制的降糖药物可以三种药物联合使用。

（6）如三联治疗控制血糖仍不达标，则应将治疗方案调整为多次胰岛素治疗（基础胰岛素加餐时胰岛素或每日多次预混胰岛素）。采用多次胰岛素治疗时应停用胰岛素促分泌剂。

（7）"三高之家"的家庭（全科）医生仅处方单药治疗方案，如果处方2种以上联合口服药物需要发起线上协诊，三级协同医疗机构协助治疗，通常情况下仅可减量或停用胰岛素，除非经专门培训与授权，不建议主动处方胰岛素，但可以"跟方"胰岛素，根据患者血糖水平调整胰岛素剂量，并对患者进行糖尿病并发症和心血管风险的全面评估，糖尿病急症的胰岛素紧急处置不受基层医生等级限制。联合3种以上口服药物或启动胰岛素治疗方案应及时启动绿色通道转诊至"三高基地"的首席医生，相当于专科医生，参与糖尿病全程综合管理，对患者进行糖尿病并发症和心血管风险的全面评估，根据治疗目标调整治疗方案，可以制订或调整糖尿病治疗方案，主动处方单药治疗、联合治疗和每天1~2次胰岛素方案，并对患者进行心血管风险的初步评估。

胰岛素强化治疗方案或启用胰岛素泵治疗，需要"三高中心"的专科医生协助诊治。

2.糖尿病治疗药物分类及作用特点

（1）口服降糖药：

1）二甲双胍：

目前临床上使用的双胍类药物主要是盐酸二甲双胍。双胍类药物的主要药理作用是通过减少肝脏葡萄糖的输出和改善外周胰岛素抵抗而降低血糖。许多国家和国际组织制定的糖尿病诊治指南中均推荐二甲双胍作为2型糖尿病患者控制高血糖的一线用药和药物联合中的基本用药。对临床试验的系统评价显示，二甲双胍的降糖疗效为HbA1c下降1.0%～1.5%，并可减轻体质量。在我国2型糖尿病人群中开展的临床研究显示，二甲双胍可使HbA1c下降0.7%～1.0%。在500～2000 mg/d剂量范围之间，二甲双胍疗效呈现剂量依赖效应，在低剂量二甲双胍治疗的基础上联合DPP-4抑制剂的疗效与将二甲双胍的剂量继续增加所获得的血糖改善程度和不良事件发生的比例相似。

单独使用二甲双胍不导致低血糖，但二甲双胍与胰岛素或胰岛素促泌剂联合使用时可增加低血糖发生的风险。二甲双胍的主要不良反应为胃肠道反应。从小剂量开始并逐渐加量是减少其不良反应的有效方法。二甲双胍主要以原形经肾小管排泄。作为2型糖尿病控制血糖的首选药物，二甲双胍本身不会对肾功能有影响，但在肾功能不全时，二甲双胍可能在体内蓄积，甚至引起乳酸性酸中毒。临床上需根据患者eGFR水平决定二甲双胍是否使用以及用药剂量：eGFR 45～59 mL/（min·1.73 m^2）减量，eGFR<45 mL/（min·1.73 m^2）禁用。美国/欧洲糖尿病学会联合建议放宽二甲双胍用于中度肾功能不全2型糖尿病患者的限制，仅在eGFR<30 mL/（min·1.73 m^2）患者中禁用，eGFR在30～45 mL/（min·1.73 m^2）的患者依然安全，但应减少药物剂量。蛋白尿并非使用二甲双胍的禁忌。二甲双胍应在患者应激状态时（如严重感染、急性心衰、呼吸衰竭等）停用，特别是当患者有急性肾损伤时。

碘化造影剂或全身麻醉术可能对二甲双胍的肾脏排泄有一定影响。对于eGFR>60 mL/（min·1.73 m^2）的糖尿病患者，造影或全身麻醉术前不必停用二甲双胍。对于eGFR在45～60 mL/（min·1.73 m^2）的糖尿病肾脏疾病（diabetic kidney disease，DKD）患者，使用造影剂前或全身麻醉术前48 h应当暂时停用二甲双胍，完成至少48 h后复查肾功能无恶化可继续用药。二甲双胍与乳酸性酸中毒发生风险间的关系尚不确定。长期使用二甲双胍者应注意维生素B$_{12}$缺乏的可能性。肾功能受损的患者应用二甲双胍时应注意肾功能变化，每年至少检查一次肾功能。

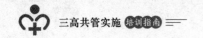

2）磺脲类药物：

磺脲类药物属于胰岛素促泌剂，主要药理作用是通过刺激胰岛β细胞分泌胰岛素，增加体内的胰岛素水平而降低血糖。磺脲类药物可使HbA1c降低1.0%～1.5%。目前在我国上市的磺脲类药物主要为格列本脲、格列美脲、格列齐特、格列吡嗪和格列喹酮。大部分磺脲类药物（如格列美脲、格列齐特、格列吡嗪等）由肝脏代谢，原形及代谢物主要经肾脏排泄，因此在肾功能受损的患者中可能蓄积。由于磺脲类药物促进胰岛素分泌，eGFR下降患者接受磺脲类药物治疗的低血糖风险增加，应加强血糖监测。

第二代磺脲类药物包括格列本脲、格列吡嗪、格列奇特、格列喹酮和格列美脲等。格列本脲和格列美脲的代谢产物仍有降糖活性，尤其是格列本脲的半衰期较长，其活性代谢产物可在慢性肾脏疾病（chronic kidney disease，CKD）患者体内积聚，可能引起严重的低血糖反应，且持续时间可超过24小时。

因而格列本脲仅可用于CKD1～2期的患者；格列美脲用于CKD3～4期的患者时，应从小剂量开始用药，即起始剂量为每日1 mg；由于还未积累关于透析患者的用药经验，在透析患者中禁用。格列吡嗪和格列齐特的代谢产物均无降糖活性，虽然主要经肾脏排泄，但低血糖风险小于前两者。格列喹酮的代谢产物无降糖作用且大部分从粪便排泄，仅5%由肾脏排泄，受肾功能影响较小。因而格列吡嗪、格列齐特和格列喹酮于CKD1～3期患者无需调整剂量，4期需谨慎用药，5期禁用。磺脲类药物还可导致体质量增加。

消渴丸是含有格列本脲和多种中药成分的固定剂量复方制剂。消渴丸的降糖效果与格列本脲相当。与格列本脲相比，消渴丸低血糖发生的风险低，改善糖尿病相关中医症候的效果更显著。

3）噻唑烷二酮类：

噻唑烷二酮类（TZDs）主要有罗格列酮和吡格列酮，主要通过增加靶细胞对胰岛素作用的敏感性而降低血糖。在我国2型糖尿病患者中开展的临床研究结果显示TZDs可使HbA1c下降0.7%～1.0%。

该类药物不刺激内源性胰岛素分泌，单独使用低血糖风险低（1%～2%），但与胰岛素或胰岛素促泌剂联合使用时可增加低血糖发生的风险。体质量增加和水肿是TZDs的常见不良反应，这些不良反应在与胰岛素联合使用时表现更加明显。TZDs的使用与骨折和心力衰竭风险增加相关。有心力衰竭（纽约心脏学会心功能分级Ⅱ级以上）、活动性肝病或转氨酶升高超过正常上限2.5倍及严重骨质疏松和有骨折病史的患者应禁用本类药物。需慎用于潜在骨疾病的患者（如肾性骨营养不良），尤其是绝经后女性。

该类药物主要经过肝脏代谢，大部分吡格列酮经胆汁由粪便清除。罗格列酮可被完全代谢，无原形药物从尿中排出，其代谢产物从尿液（64%）、粪便（23%）排出，肾功能下降的患者无需调整剂量。严重肾功能障碍应禁用吡格列酮。罗格列酮因增加心血管风险的安全性问题引起了国内外的警惕，美国食品药品监督管理局（FDA）和欧洲药品管理局建议心功能不全和严重骨质疏松患者限制使用该药。

4）格列奈类药物：

格列奈类药物为非磺脲类胰岛素促泌剂，此类药物主要通过刺激胰岛素的早时相分泌而降低餐后血糖，其具有葡萄糖依赖性，需餐前即刻服用，可将HbA1c降低0.5%～1.5%。此类药物可单独使用或与其他降糖药联合应用（与磺脲类降糖药联合应用需慎重）。在我国新诊断的2型糖尿病人群中，瑞格列奈与二甲双胍联合治疗较单用瑞格列奈可更显著地降低HbA1c，但低血糖的风险增加。

由于其对基础胰岛素分泌物无明显刺激作用，其引起低血糖的风险和程度较磺脲类药物轻，还存在体质增加的风险。其他不良反应有过敏反应、胃肠道不适、眼睛异常、肝功能损害等，均较罕见。

格列奈类的主要代表药物有那格列奈和瑞格列奈。瑞格列奈及其代谢产物主要经肝脏代谢，通过胆汁排泄，少部分经肾排泄，因此瑞格列奈可应用于肾功能不全患者，但CKD4、5期或肾脏移植、透析者，建议减少剂量，以降低低血糖风险。那格列奈主要在肝脏代谢，83%经过尿液排泄，但在肾小球滤过率（glomerular filtration rate，eGFR）15～50 mL/（min·1.73 m^2）的糖尿病患者中生物利用度和半衰期与健康人相比差别不大；轻中度肾脏损害无需调整剂量，在CKD5期患者，其活性代谢产物水平蓄积，应谨慎使用。格列奈类药物可以在肾功能不全的患者中使用。

瑞格列奈及其代谢产物主要经肝脏代谢，仅<8%经肾排泄。瑞格列奈I期临床试验表明，使用瑞格列奈7 d后，肾功能正常患者与不同程度的CKD患者相比，血药浓度没有明显差异，提示瑞格列奈在CKD患者体内无蓄积。

一项入选281例伴或不伴肾功能不全2型糖尿病患者的多中心研究提示，使用瑞格列奈替换原有降糖治疗，不同程度肾功能不全亚组患者（正常、轻、中、重、极重肾功能损伤）低血糖发生率均低于2%，且瑞格列奈治疗期低血糖发生率与肾功能损伤程度无关。因此瑞格列奈应用于CKD3、4期或肾脏移植、透析者，均无需调整剂量。在Ccr 15～50 mL/（min·1.73 m^2）的糖尿病患者中，那格列奈的生物利用度和半衰期与健康人相比其差别未达到具有临床意义的程度，但随着肾功能的下降，那格列奈的活性代谢产物水平增加。有观点认为那格列奈应用于肾功能不全的糖尿病患者时无需调整剂量，但美国糖尿病学会（American Diabetes Association，ADA）仍建议CKD4期应从小剂量每次餐前60 mg开始。

5）α-糖苷酶抑制剂：

α-糖苷酶抑制剂适用于饮食结构以碳水化合物为主且餐后血糖升高的患者，可将HbA1c降低0.5%～0.8%，其主要药理作用是抑制碳水化合物在小肠上段的吸收而降低餐后血糖，不增加体质量且有减轻体质量的趋势。

α-糖苷酶抑制剂有阿卡波糖、伏格列波糖和米格列醇。在我国2型糖尿病人群开展的临床研究结果显示：在初诊的糖尿病患者中每天服用300 mg阿卡波糖的降糖疗效与每天服1500 mg二甲双胍的疗效相当；在初诊的糖尿病患者中阿卡波糖的降糖疗效与DPP-4抑制剂（维格列汀）相当；在二甲双胍治疗的基础上阿卡波糖的降糖疗效与DPP-4抑制剂（沙格列汀）相当。α-糖苷酶抑制剂可与双胍类、磺脲类、TZDs或胰岛素联合使用。对中国冠心病伴糖耐量异常（Impaired glucose tolerance，IGT）人群的研究显示阿卡波糖能减少IGT向糖尿病转变的风险。

该类药物口服后被胃肠道吸收不到1%，故全身性不良反应不多见，主要不良反应是胃肠道不适，表现为腹胀、腹泻等。从小剂量开始，逐渐加量可减少不良反应。单独服用本类药物通常不会发生低血糖。用α-糖苷酶抑制剂的患者如果出现低血糖，治疗时需使用葡萄糖或蜂蜜，而食用蔗糖或淀粉类食物纠正低血糖的效果差。

α-糖苷酶抑制剂口服后被胃肠道吸收不到1%，故一般认为对肾功能无影响。但随着肾功能降低，α-糖苷酶抑制剂及其代谢产物的血药浓度显著增加，eGFR<25 mL/（min·1.73 m^2）的患者应禁用阿卡波糖。伏格列波糖仅微量被吸收，分布于肠黏膜和肾脏，可用于CKD1～3期患者，慎用于CKD4～5期，不必调整剂量。

6）二肽基肽酶-5抑制剂：

二肽基肽酶（DPP-4）抑制剂通过抑制DPP-4而减少胰高血糖素样-1GLP-1）在体内的失活，使内源性GLP-1的水平升高。GLP-1以葡萄糖浓度依赖的方式增强胰岛素分泌，抑制胰高糖素分泌。目前在国内有西格列汀、沙格列汀、维格列汀、利格列汀和阿格列汀。在我国2型糖尿病患者中的临床研究结果显示DPP-4抑制剂的降糖疗效为：可降低HbA1c 0.4%～0.9%。单独使用DPP-4抑制剂不增加低血糖发生的风险，DPP-4抑制剂对体质量的作用为中性或轻度增加。西格列汀、沙格列汀、阿格列汀不增加心血管病变发生风险。在2型糖尿病患者使用沙格列汀的心血管结果评估研究中观察到在具有心血管疾病高风险的患者中，沙格列汀的治疗与因心力衰竭而住院的风险增加相关。

利格列汀主要以原形通过肠肝系统排泄，肾排泄低于给药剂量的5%，因此使用不受肾功能降低的影响，用于CKD1~5期的患者均无需调整剂量。西格列汀主要以原形从尿中排泄，eGFR>50 mL/（min·1.73 m²）不需要调整剂量，eGFR在30~50 mL/（min·1.73 m²）之间剂量减半，eGFR<30 mL/（min·1.73 m²）减为1/4剂量。沙格列汀在肝脏代谢，通过肾和肝排泄，eGFR<45 mL/（min·1.73 m²）剂量减半。维格列汀代谢后约85%通过尿液排泄，中度或重度肾功能不全患者中剂量减半。阿格列汀主要以原形通过尿液排泄，中度肾功能受损患者剂量减半，重度患者使用1/4剂量。有研究显示DPP-4抑制剂可能具有降低尿白蛋白的作用，但能否减少ESRD等肾脏终点事件风险尚缺乏证据。

7）钠葡萄糖协同转运蛋白-2抑制剂：

钠葡萄糖协同转运蛋白-2（SGLT2）抑制剂，目前在我国被批准临床使用的SGLT2抑制剂为达格列净、恩格列净和卡格列净。该类药物通过抑制肾脏肾小管中负责从尿液中重吸收葡萄糖的SGLT2降低肾糖阈，促进尿葡萄糖排泄，从而达到降低血液循环中葡萄糖水平的作用。SGLT2抑制剂降低HbA1c幅度大约为0.5%~1.0%；减轻体质量1.5~3.5 kg，降低收缩压3~5 mmHg。SGLT2抑制剂的常见不良反应为生殖泌尿道感染，罕见的不良反应包括酮症酸中毒（主要发生在1型糖尿病患者）。可能的不良反应包括急性肾损伤（罕见）、骨折风险（罕见）和足趾截肢。

达格列净及相关代谢产物主要经肾脏清除，一般eGFR<60 mL/（min·1.73 m²）时不推荐使用，但有研究显示在45~60 mL/（min·1.73 m²）时使用达格列净是安全有效的。恩格列净经粪便（41.2%）和尿液（54.4%）消除，eGFR<45 mL/（min·1.73 m²）禁用。卡格列净经粪便（51.7%）和尿液（33%）排泄，eGFR在45~60 mL/（min·1.73 m²）时限制使用剂量为每日100 mg，eGFR<45 mL/（min·1.73 m²）的患者不建议使用。SGLT2抑制剂的降糖作用随肾功能减退而下降，直至无明显疗效。应注意的是，SGLT2抑制剂可能增加尿路及生殖道感染风险，患者应适量增加饮水，保持外阴清洁，必要时给予监测和治疗。

此类药物除通过抑制SGLT2降糖外，还具有降压、减重、降低尿酸等额外获益，上述作用可能与管球反馈、肾脏局部血流动力学改善以及某些代谢效应有关。多项随机对照研究观察了SGLT2抑制剂在心血管高风险2型糖尿病患者中的心血管安全性，对肾脏次要终点进行了分析。在EMPA-REG预后试验中，相比安慰剂，恩格列净使肾脏终点（包括进展至大量蛋白尿，血清肌酐翻倍，开始肾脏替代治疗，或因肾脏疾病死亡）的风险下降39%，其中血清肌酐翻倍的发生风险降低44%。CANVAS研究结果表明，相比安慰剂，卡格列净可使复合终点（持续肌酐翻倍、ESRD、因肾脏疾病死亡）的风险下降47%，其中白蛋白尿进展风险降低27%。在DECLARE研究中，相比安慰剂，达格列净可使肾脏终点（eGFR下降40%至60 mL/（min·1.73 m²），新发ESRD，因肾脏疾病死亡）风险下降47%。

以肾脏结局作为主要终点的CREDENCE研究纳入了2型糖尿病合并CKD患者（eGFR 30~90 mL/（min·1.73 m²）），在中期分析时就已提前达到了预设的疗效终点（即ESRD、血清肌酐翻倍、肾脏或心血管死亡的复合终点），证实卡格列净具有降糖以外的肾脏保护作用。其他SGLT2抑制剂以肾脏结局为主要终点的临床试验（如DAPA-CKD、EMPA-KIDNEY）还在进行中。

（1）胰岛素：

胰岛素治疗是控制高血糖的重要手段。2型糖尿病患者虽不需要胰岛素来维持生命，但当口服降糖药效果不佳或存在口服药使用禁忌时仍需使用胰岛素以控制高血糖，并减少糖尿病并发症的发生危险。在某些时候，尤其是病程较长时，胰岛素治疗可能是最主要的、甚至是必需的控制血糖措施。

1）胰岛素分类：根据来源和化学结构的不同，胰岛素可分为动物胰岛素、人胰岛素和胰岛素类似物。根据作用特点的差异，胰岛素又可分为超短效胰岛素类似物、常规（短效）胰岛素、中效胰岛素（NPH）、长效胰岛素、长效胰岛素类似物、预混胰岛素和预混胰岛素类似物。胰岛素类似物与人胰岛素相比控制血糖的效能相似，但在减少低血糖发生风险方面胰岛素类似物优于人胰岛素。

2）胰岛素起始治疗的适应证：① 2型糖尿病患者在生活方式和口服降糖药治疗的基础上，若血糖仍未达到控制目标，即可开始口服降糖药和起始胰岛素的联合治疗。② 在糖尿病病程中出现无明显诱因的体质量显著下降时，应该尽早使用胰岛素治疗。③ 1型糖尿病患者在发病时就需要胰岛素治疗，且需终身胰岛素替代治疗。④ 新发病2型糖尿病患者如有明显的高血糖症状、发生酮症或酮症酸中毒，可首选胰岛素治疗。⑤ 围手术期、感染、妊娠等情况时。f根据患者具体情况，可选用基础胰岛素或预混胰岛素起始胰岛素治疗。

3）胰岛素不良反应：主要有低血糖发作、体质量增加、治疗初期的外周组织水肿、过敏反应等。没有确凿证据表明胰岛素治疗有降糖之外的肾脏获益，胰岛素治疗的目的是改善血糖控制。CKD的早期阶段，由于胰岛素抵抗增加，胰岛素需求可能增加。对于中晚期CKD患者，特别是CKD3b期及以下者，肾脏对胰岛素的清除减少，胰岛素需求量可能下降。对于CKD3～5期患者在联合应用胰岛素和胰岛素促泌剂时应小心,因为低血糖的风险很高。对于老年患者应尽量优先选择基础胰岛素,从而避免低血糖发生。

4)胰岛素的起始治疗中基础胰岛素的使用:① 基础胰岛素包括中效人胰岛素和长效胰岛素类似物。当仅使用基础胰岛素治疗时,保留原有各种口服降糖药物,不必停用胰岛素促泌剂。② 使用方法:继续口服降糖药治疗,联合中效人胰岛素或长效胰岛素类似物睡前注射。起始剂量为0.1～0.3单位/(千克·天)。根据患者空腹血糖水平调整胰岛素用量,通常每3～5天调整1次,根据血糖水平每次调整1～4单位直至空腹血糖达标。③ 如3个月后空腹血糖控制理想但HbA1c不达标,应考虑调整胰岛素治疗方案。

5)胰岛素起始治疗的预混胰岛素的使用

① 预混胰岛素包括预混人胰岛素和预混胰岛素类似物。根患者的血糖水平,可选择每日1～2次的注射方案。当HbA1c比较高时,使用每日2次注射方案。

② 每日1次预混胰岛素:起始的胰岛素剂量一般为0.2单位/(千克·天),晚餐前注射。根据患者空腹血糖水平调整胰岛素用量,通常每3～5天调整1次,根据血糖水平每次调整1～4单位直至空腹血糖达标。

③ 每日2次预混胰岛素:起始的胰岛素剂量一般为0.2～0.4单位/(千克·天),按1∶1的比例分配到早餐前和晚餐前。根据空腹血糖和晚餐前血糖分别调整晚餐前和早餐前的胰岛素用量,每3～5天调整1次,根据血糖水平每次调整的剂量为1～4单位,直到血糖达标。

6)胰岛素的多次治疗

① 多次皮下注射胰岛素:

在胰岛素起始治疗的基础上,经过充分的剂量调整,如患者的血糖水平仍未达标或出现反复的低血糖,需进一步优化治疗方案。可以采用餐时+基础胰岛素(2～4次/天)或每日2～3次预混胰岛素进行胰岛素强化治疗。使用方法如下:

基础+餐时胰岛素每日1～3次注射。血糖监测方案需每周至少3 d,每天3～4次血糖监测。根据睡前和三餐前血糖水平分别调整睡前和三餐前的胰岛素用量,每3～5天调整1次,根据血糖水平每次调整的剂量为1～4单位,直到血糖达标。

每日2～3次预混胰岛素(预混人胰岛素每日2次,预混胰岛素类似物每日2～4次):血糖监测方案需每周至少3 d,每天3～4次血糖监测。根据睡前和餐前血糖水平进行胰岛素剂量调整,每3～5天调整1次,根据血糖水平每次调整的剂量为1～4单位,直到血糖达标。研究证明在2型糖尿病患者采用餐时+基础胰岛素（4次/天）与每日3次预混胰岛素类似物进行治疗时，降低HbA1c的效能、低血糖发生率、胰岛素总剂量和对体质量的影响在两组间无明显差别。

对于短期胰岛素强化治疗未能诱导缓解的患者，是否继续使用胰岛素治疗或改其他药物治疗，应转到"三高中心"专科医生团队由糖尿病专科医师根据患者的具体情况来确定。对治疗达标且临床缓解者，可转至社区医院定期（如3个月）随访监测；当血糖再次升高，患者重新转入"三高中心"专科医生团队调整药物治疗方案。

② 持续皮下胰岛素输注（CSII）：

CSII是胰岛素强化治疗的一种形式，需要使用胰岛素泵来实施治疗。经CSII输入的胰岛素在体内的药代动力学特征更接近生理性胰岛素分泌模式。与多次皮下注射胰岛素的强化胰岛素治疗方法相比，CSII治疗与低血糖发生的风险减少相关。在胰岛素泵中只能使用短效胰岛素或速效胰岛素类似物。

CSII的主要适用人群有：1型糖尿病患者、计划受孕和已孕的糖尿病妇女或需要胰岛素治疗的妊娠期糖尿病（gestational diabetes mellitus，GDM）患者、需要胰岛素强化治疗的2型糖尿病患者。

③ 短期胰岛素强化治疗方案：对于HbA1c≥9.0%或空腹血糖≥11.1 mmol/L伴明显高血糖症状的新诊断2型糖尿病患者可实施短期胰岛素强化治疗，治疗时间在2周至3个月为宜，治疗目标为空腹血糖4.4～7.0 mmol/L，非空腹血糖<10.0 mmol/L，可暂时不以HbA1c达标作为治疗目标。胰岛素强化治疗时应同时对患者进行医学营养及运动治疗，并加强对糖尿病患者的教育。胰岛素强化治疗方案包括基础-餐食胰岛素治疗方案（多次皮下注射胰岛素）或预混胰岛素每天注射2或3次的方案。具体使用方法如下：

多次皮下注射胰岛素：基础+餐时胰岛素每日1～3次注射。血糖监测方案需每周至少3 d，每天3～4点血糖监测。根据睡前和三餐前血糖水平分别调整睡前和三餐前的胰岛素用量，每3～5天调整1次，根据血糖水平每次调整的剂量为1～4单位，直到血糖达标。

每日2～3次预混胰岛素（预混人胰岛素每日2次，预混胰岛素类似物每日2～3次）：血糖监测方案需每周至少3 d，每天3～4次血糖监测。根据睡前和餐前血糖水平进行胰岛素剂量调整，每3～5天调整1次，根据血糖水平每次调整的剂量为1～4单位，直到血糖达标。

CSII：血糖监测方案需每周至少3 d，每天5～7点血糖监测。根据血糖水平调整剂量直至血糖达标。

对于短期胰岛素强化治疗未能诱导缓解的患者，是否继续使用胰岛素治疗或改用其他药物治疗，应由糖尿病专科医师根据患者的具体情况来确定。对治疗达标且临床缓解者，可定期（如3个月）随访监测；当血糖再次升高，即：空腹血糖≥7.0 mmol/L或餐后2 h血糖≥10.0 mmol/L的患者重新起始药物治疗。

（3）GLP-1受体激动剂：

GLP-1受体激动剂通过激动GLP-1受体而发挥降低血糖的作用。以葡萄糖浓度依赖的方式增强胰岛素分泌、抑制胰高糖素分泌，并能延缓胃排空，通过中枢性的食欲抑制来减少进食量。GLP-受体激动剂可有效降低血糖，并有显著降低体质量和改善TG、血压的作用。单独使用GLP-1受体激动剂不明显增加低血糖发生的风险。GLP-1受体激动剂可以单独使用或与其他降糖药联合使用。多项临床研究结果显示，在一种口服降糖药（二甲双胍、磺脲类）治疗失效后加用GLP-1受体激动剂有效。GLP-1受体激动剂的常见不良反应为胃肠道症状（如恶心、呕吐等），主要见于初始治疗时，不良反应可随治疗时间延长逐渐减轻。

目前国内短效制剂有艾塞那肽（一天2次饭前皮下注射）、利拉鲁肽（一天1次饭前皮下注射）、利司那肽（一天1次饭前皮下注射）和贝那鲁肽（一天3次饭前皮下注射）。长效周制剂有艾塞那肽微球/百达扬、度拉糖肽/度易达、聚乙二醇洛塞那肽（一周1次，皮下注射）。有随机对照研究观察了GLP-1受体激动剂在心血管高风险的2型糖尿病患者中的心血管安全性，其肾脏结局（次级终点）显示GLP-1受体激动剂可降低肾病风险，延缓肾脏疾病进展。REWIND研究显示，度拉糖肽可降低合并心血管疾病或高危因素的2型糖尿病患者的心血管复合事件风险（非致死性心梗、非致死性卒中和心源性死亡）12%，其次肾脏复合事件（新发持续性大量白蛋白尿、持续性血清肌酐水平加倍、ESRD或肾脏疾病死亡）降低15%。LEADER研究显示，与安慰剂相比，利拉鲁肽使复合肾脏事件（新发持续性大量白蛋白尿、持续性血清肌酐水平加倍、ESRD或肾脏疾病死亡）的风险降低22%。ELIXA研究也证实利司那肽可降低合并大量白蛋白尿的2型糖尿病患者蛋白尿的进展，并使新发蛋白尿的风险降低19%。GLP-1受体激动剂是否具有降糖之外的肾脏获益，尚需等待以肾脏事件为主要终点的临床研究证实。

利拉鲁肽代谢产物可通过尿液或粪便排泄；艾塞那肽经蛋白水解酶降解后，主要通过肾小球滤过消除；利司那肽通过肾小球滤过清除，然后经过肾小管重吸收及后续的代谢降解，产生更小的肽和氨基酸，再次进入蛋白质代谢过程。度拉糖肽不经过肝脏与肾脏代谢，eGFR高于15 mL/（min·1.73 m²）可安全使用；艾塞那肽经肾排泄，eGFR低于45 mL/（min·1.73 m²）时，其清除率下降36%，eGFR低于30 mL/（min·1.73 m²）时，其清除率下降64%且透析患者不能耐受胃肠道不良反应，因此艾塞那肽不推荐用于CKD4～5期的患者。利拉鲁肽也仅可用于CKD1～2期患者，在中度肾功能损害患者中的治疗经验有限，不推荐用于包括ESRD患者在内的重度肾功能损害患者。

3. 细化优选的单药和联合治疗方案

（1）空腹血糖高。

空腹血糖>8 mmol/L，餐后血糖<10 mmol/L

方案一：二甲双胍缓释片/倍顺0.5 g早晚餐后各1片，可加量至早晚各2片

方案二：格列齐特缓释片/达美康60 mg早餐前半片，可加量至2片

方案三：格列美脲/亚莫利2 mg早餐前半片，可加量至2片

方案四：达格列净/安达唐10 mg早餐前半片，可加量至1片

方案五：恩格列净/欧唐净25 mg早餐前半片，可加量至1片

方案六：甘精胰岛素/长秀林（来得时）每晚9点10U起始可逐渐加量

方案七：地特胰岛素/诺和平（诺和平）每晚9点10U起始可逐渐加量

（2）餐后血糖高。

餐后血糖>12 mmol/L，空腹血糖<8 mmol/L

方案一：二甲双胍缓释片/倍顺0.5 g早晚餐后各1片，可加量至早晚各2片

方案二：格列齐特缓释片/达美康60 mg早餐前半片，可加量至2片

方案三：格列美脲/亚莫利2 mg早餐前半片，可加量至2片

方案四：达格列净/安达唐10 mg早餐前半片，可加量至1片

方案五：恩格列净/欧唐净25 mg早餐前半片，可加量至1片

方案六：阿卡波糖/拜糖平（卡博平）餐中嚼服依据具体餐时服用半片起始，每餐可加量至2片

方案七：利格列汀/欧唐宁早餐前1片

方案八：西格列汀/捷诺维早餐前1片

方案九：维格列汀/佳维乐早晚各1片

方案十：沙格列汀/安立泽早餐前1片

方案十一：伏格列波唐/倍欣餐前1片口服，依据具体餐时服用半片起始，餐后血糖控制不理想，可加至每餐1片半，最大可加至每餐2片

方案十二：瑞格列奈/诺和龙2 mg餐前口服，依据具体餐时服用半片起始，每日最

大剂量为16 mg

方案十三：那格列奈60 mg餐前口服，依据具体餐时服用1片起始，每日最大量可达360 mg

方案十四：赖脯胰岛素/优泌乐根据具体餐时情况，餐前5分钟4U起始，可逐渐加量

方案十五：门冬胰岛素/诺和锐根据具体餐时情况，餐前5分钟4U起始，可逐渐加量

方案十六：生物合成人胰岛素/诺和灵根据具体餐时情况，餐前30分钟4U起始，可逐渐加量

方案十七：重组人胰岛素/甘舒霖R根据具体餐时情况，餐前30分钟4U起始，可逐渐加量

方案十八：精蛋白锌重组人胰岛素/优泌林R根据具体餐时情况，餐前30分钟4U起始，可逐渐加量

方案十九：艾塞那肽5 mg早晚餐前30分钟皮下注射，可加量至10 mg

方案二十：利拉鲁肽0.6 mg早餐前30分钟皮下注射，可加量至1.8 mg

方案二十一：度拉糖肽0.75 mg或1.5 mg皮下注射，每周一次

（3）空腹及餐后血糖均高。

空腹血糖＞8 mmol/L、餐后血糖＞12 mmol/L

第一步：二甲双胍0.5 gbid或0.5 gtid，监测血糖，血糖不达标，可加量至1 gbid

第二步：二甲双胍片+（胰岛素促泌剂/α-糖苷酶抑制剂/DPP-4抑制剂/TZDs/SGLT-2抑制剂）其中一种药物

第三步：二甲双胍片+（胰岛素促泌剂/α-糖苷酶抑制剂/DPP-4抑制剂/TZDs/SGLT-2抑制剂）其中两种药物

第四步：联合胰岛素治疗

不能耐受二甲双胍患者

第一步：胰岛素促泌剂或α-糖苷酶抑制剂

第二步：胰岛素促泌剂/α-糖苷酶抑制剂/DPP-4抑制剂/TZDs/GLP-1受体激动剂/SGLT-2抑制剂其中两种药物

第三步：联合胰岛素治疗

注意：1. 所有药物治疗都需在生活方式干预前提下；2. 单药血糖控制不佳时也可直接联合胰岛素治疗

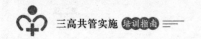

（4）HbA1C<9%（可单药起始治疗）。

第一步：二甲双胍

第二步：二甲双胍片+（胰岛素促泌剂/α-糖苷酶抑制剂/DPP-4抑制剂/TZDs/SGLT-2抑制剂）其中一种药物

第三步：二甲双胍片+（胰岛素促泌剂/α-糖苷酶抑制剂/DPP-4抑制剂/TZDs/SGLT-2抑制剂）其中两种药物

第四步：联合胰岛素治疗

（5）HbA1C≥9%（可双药起始治疗或直接启用胰岛素治疗）。

第一步：二甲双胍片+（胰岛素促泌剂/α-糖苷酶抑制剂/DPP-4抑制剂/TZDs/SGLT-2抑制剂）其中一种药物

第二步：二甲双胍片+（胰岛素促泌剂/α-糖苷酶抑制剂/DPP-4抑制剂/TZDs/SGLT-2抑制剂）其中两种药物

第三步：联合胰岛素治疗或开始二甲双胍联合胰岛素治疗（详见胰岛素治疗）

（6）肥胖患者降糖治疗（BMI≥28 kg/m^2）。

第一步：二甲双胍

第二步：二甲双胍+（α-糖苷酶抑制剂/DPP-4抑制剂/SGLT-2抑制剂）其中一种药物

第三步：二甲双胍+（α-糖苷酶抑制剂/DPP-4抑制剂/SGLT-2抑制剂）其中两种药物

第四步：联合GLP-1受体激动剂+中长效胰岛素/胰岛素治疗

或第二步时直接加用GLP-1受体激动剂

注意：肥胖患者治疗过程应尽可能避免应用可导致体质量增加的药物。

三、糖尿病心脑血管疾病防治

糖尿病是心、脑血管疾患的独立危险因素。与非糖尿病人群相比，糖尿病患者发生心、脑血管疾病的风险增加2~4倍。空腹血糖和餐后血糖升高，即使未达到糖尿病诊断标准，心、脑血管疾病发生风险也显著增加。糖尿病患者经常伴有高血压、血脂紊乱等心脑血管病变的重要危险因素。

临床证据显示，严格的血糖控制对减少2型糖尿病患者发生心、脑血管疾病及其导致的死亡风险作用有限，特别是那些病程较长、年龄偏大和已经发生过心血管疾病或伴有多个心血管风险因素的患者。但是，对多重危险因素的综合控制可显著改善糖尿病患者心脑血管病变和死亡发生的风险。因此，对糖尿病大血管病变的预防，需要全面评估和控制心血管疾病风险因素（肥胖、高血糖、高血压和血脂紊乱），并进行适当的抗血小板治疗。目前，在我国2型糖尿病患者中，心血管危险因素的发生率高但控制率较低，在门诊就诊的2型糖尿病患者中，血糖、血压和血脂控制综合达标率仅为5.6%。阿司匹林的应用率也偏低。临床上应更积极地筛查和治疗心血管危险因素并提高阿司匹林的治疗率。

（一）筛查

糖尿病确诊时及以后，至少应每年评估心血管病变的风险因素，评估的内容包括心血管病现病史及既往史、年龄、有无心血管风险因素（吸烟、高血压、血脂紊乱、肥胖特别是腹型肥胖、早发心血管疾病的家族史）、肾脏损害（尿白蛋白排泄率增高等）、心房颤动（可导致卒中）。静息时的心电图检查对2型糖尿病患者心血管疾病的筛查价值有限，对大血管疾病风险较高的患者应进一步检查来评估心脑血管病变情况。

（二）心血管病变风险因素的控制

1. 肥胖的体质量管理

体质量减轻可以降低胰腺内的脂肪水平，帮助它恢复并促进胰岛素的分泌。超重/肥胖患者减重的目标是3～6个月减轻体质量5%～10%。消瘦者应通过合理的营养计划达到并长期维持理想体质量。

（1）饮食干预：尽量多吃黄绿色蔬菜；适当吃水果；一定吃鱼（深海鱼，包括鳕鱼、三文鱼、金枪鱼和沙丁鱼等）、鸡蛋、瘦肉、豆腐；需要每天进食牛奶，适当限制米饭、薯类等主食。

（2）运动干预：每周至少2.5小时的中等强度有氧运动，每周最好进行1～3次中等强度的抗阻运动，减少静坐时间，避免长时间静坐（>90 min）。

（3）药物干预：降低体质量的降糖药主要有以下4种：

① 二甲双胍：降低空腹和餐后血糖，轻度减轻体质量，单用无低血糖风险，有心血管保护作用。常见副作用：腹泻、腹部不适。

② GLP-1受体激动剂：降低空腹和餐后血糖，明显减轻体质量，低血糖风险低，降低血压，减小空腹和餐后血糖波动。主要副作用：恶心、呕吐。是减重效果较好的降糖药物。

③ α-葡萄糖苷酶抑制剂：降低餐后血糖，轻度减轻体质量，单用无低血糖风险，可降低其他降糖药物可能引起的低血糖风险。常见副作用：腹胀、肛门排气增多。

④ SGLT-2抑制剂：降低血糖，明显减轻体质量，可降低心血管疾病风险。常见副作用：尿路感染。

（4）手术干预：

① BMI≥32.5 kg/m² 的糖尿病患者，可考虑代谢手术治疗。

② BMI 27.5~32.5 kg/m² 的糖尿病患者，尤其合并存在其他心血管危险因素时，可以慎重选择代谢手术治疗。

③ 代谢手术包括：胃束带术、胃旁路术、胃袖带术。

（5）药物对体质量影响（表1-33）。

表1-33 常用降糖药物对体质量影响

分类	HbA$_{1c}$	体质量	内脏脂肪
胰岛素	↓↓↓	↑↑	–
噻唑烷二酮类	↓	↑	↓
磺脲类药物	↓↓	↑	–
格列奈类药物	↓↓	↑	–或↓
GLP-1受体激动剂	↓↓	↓↓	↓↓
二甲双胍	↓↓	↓	–
α-糖苷酶抑制剂	↓	←→或↓	–
DPP-4抑制剂	↓	←→	←→
SGLT-2抑制剂	↓	↓↓	↓

注：↓：降低；↑：增加；←→：中性；–：不明确。

2. 高血压管理

高血压是糖尿病的常见并发症或伴发病之一，流行状况与糖尿病类型、年龄、是否肥胖以及人种等因素有关，发生率为30%~80%。我国门诊就诊的2型糖尿病患者中约30%伴有高血压。1型糖尿病患者出现的高血压常与肾脏损害加重相关，而2型糖尿病患者合并高血压通常是多种心血管代谢危险因素并存的表现，高血压也可出现在糖尿病发生之前。糖尿病与高血压的并存使心血管病、卒中、肾病及视网膜病变的发生和进展风险明显增加，也增加了糖尿病患者的病死率。反之，控制高血压可显著降低糖尿病并发症发生和发展的风险。

一般糖尿病合并高血压者降压目标应 <130/80 mmHg；老年或伴严重冠心病的糖尿病患者，考虑到血压过低会对患者产生不利影响，可采取相对宽松的降压目标值，血压控制目标可放宽至<140/90 mmHg。糖尿病患者就诊时应当常规测量血压以提高糖尿病患者的高血压知晓率。当诊室血压测量确诊高血压后，鉴于糖尿病患者易出现夜

间血压增高和清晨高血压现象，建议患者在有条件的情况下进行家庭血压测量和24 h动态血压监测，便于有效地进行糖尿病患者血压管理。

生活方式干预是控制高血压的重要手段，主要包括健康教育、合理饮食、规律运动、戒烟限盐、控制体质量、限制饮酒、心理平衡等。

对糖尿病患者血压升高的初始干预方案应视血压水平而定。糖尿病患者的血压水平如果超过120/80 mmHg即应开始生活方式干预以预防高血压的发生。血压≥140/90 mmHg者可考虑开始药物降压治疗。糖尿病患者血压≥160/100 mmHg或高于目标值20/10 mmHg时应立即开始降压药物治疗，并可以采取联合治疗方案。

降压药物选择时应综合考虑降压疗效、心脑肾的保护作用、安全性和依从性以及对代谢的影响等因素。糖尿病患者降压治疗的获益主要与血压控制本身有关。由于糖尿病患者易存在夜间血压升高，可在24 h动态血压评估的基础上指导及调整药物使用，必要时可考虑睡前服药。优选长效制剂有效平稳控制24 h血压（包括夜间血压与晨峰血压），以减少血压昼夜波动，预防心脑血管病事件发生。五类降压药物（ACEI、ARB、利尿剂、钙拮抗剂、β受体阻滞剂）均可用于糖尿病患者，其中ACEI或ARB为首选药物。为达到降压目标，通常需要多种降压药物联合应用。联合用药推荐以ACEI或ARB为基础的降压药物治疗方案，可以联合钙拮抗剂、小剂量利尿剂或选择性β受体阻滞剂。在联合方案中更推荐单片固定复方制剂（ARB/钙拮抗剂或ARB或ACEI/利尿剂）。固定复方制剂在疗效、依从性和安全性方面均优于上述药物自由联合。

3. 合并高血脂诊疗

（1）T2DM患者的血脂异常特点及流行病学：

T2DM患者的血脂谱以混合型血脂紊乱多见，其特征性的血脂谱包括：

1）空腹和餐后TG水平升高，即使在空腹血糖和TG水平控制正常后往往还存在餐后高TG血症；

2）HDL-c水平降低；

3）血清总胆固醇（TC）水平和LDL-c正常或轻度升高，且LDL-c发生质变，小而致密的LDL-c水平升高；

4）富含TG脂蛋白的载脂蛋白（apo）B-100和apoB-48水平升高，apo-CIII水平升高，apo-CII/apo-CIII以及apo-CIII/apo-E的比值升高。

T2DM患者血脂异常的发生率明显高于非糖尿病患者，是T2DM患者心血管并发症发生率增加的重要危险因素。英国前瞻性糖尿病研究（UKPDS）的结果显示，血脂异常是T2DM患者发生致死性和非致死性心肌梗死的首要危险因素。

（2）糖尿病合并血脂异常干预原则推荐（2017CDS）：

1）推荐患者保持健康生活方式，是维持合适血脂水平和控制血脂紊乱的重要措施，主要包括减少饱和脂肪酸、反式脂肪酸和胆固醇的摄入；增加n-3脂肪酸、黏性纤维、植物固醇/甾醇的摄入；减轻体质量；增加运动及戒烟、限酒等。

2）进行调脂药物治疗时，推荐降低LDL-c作为首要目标，非HDL-c作为次要目标。

3）临床首选他汀类调脂药物。起始宜应用中等强度他汀，根据个体调脂疗效和耐受情况，适当调整剂量，若胆固醇水平不能达标，与其他调脂药物联合使用（如依折麦布），可获得安全有效的调脂效果。

4）如果LDL-c基线值较高，现有调脂药物标准治疗3个月后，难以使LDL-c降至所需目标值，则可考虑将LDL-c至少降低50%作为替代目标。

5）合并ASCVD患者LDL-c基线值已在基本目标值以内，这时可将其LDL-c从基线值降低30%左右。

6）LDL-c达标后，若TG水平仍较高（2.3～5.6 mmol/L），可在他汀治疗的基础上加用降低TG药物如贝特类（以非诺贝特首选）或高纯度鱼油制剂，并使非HDL-c达到目标值。如果空腹TG≥5.7 mmol/L，为了预防急性胰腺炎，首先使用降低TG的药物。

（3）他汀类药物降胆固醇强度（表1-34）：

表1-34　他汀类药物降胆固醇强度

高强度	中等强度
每日剂量可降低LDL-c≥50%	每日剂量可降低LDL-c 25%～50%
阿托伐他汀40～80 mg*	阿托伐他汀10～20 mg
瑞舒伐他汀20 mg	瑞舒伐他汀5～10 mg
	氟伐他汀80 mg
	洛伐他汀40 mg
	匹伐他汀2～4 mg
	普伐他汀40 mg
	辛伐他汀20～40 mg

注：*阿托伐他汀80 mg国人经验不足，须谨慎使用；LDL-c：低密度脂蛋白胆固醇。

4. 抗血小板治疗

（1）抗血小板治疗降低ASCVD风险证据：阿司匹林可以有效降低有心肌梗死史和

卒中史的高危患者ASCVD的发病率和死亡率（二级预防）。阿司匹林中度降低缺血性血管事件，显著降低并存的基础ASCVD风险；主要不良反应是消化道出血增加。阿司匹林预防ASCVD事件的数量高于或相似于出血事件数量，但二者对长期健康的影响显然不同。

（2）抗血小板治疗在糖尿病伴心血管高危人群的应用方法：目前对于阿司匹林一级预防的推荐：年龄（男性和女性）≥50岁，并有至少另外1项主要危险因素（早发ASCVD家族史，高血压，血脂异常，吸烟，或慢性肾脏病/蛋白尿），且无出血高风险。

（3）阿司匹林在糖尿病低危和中危人群的应用：阿司匹林不推荐在ASCVD低危患者（如50岁以下的男性和女性，糖尿病不伴有主要ASCVD危险因素）中应用，因为其有限获益可能会被出血风险冲淡。中危患者（非老年患者伴1个或多个危险因素，或老年患者不伴危险因素）是否应用需要临床具体判断。患者是否愿意长期应用阿司匹林也应当考虑。年龄≥80岁或<30岁的人群和无症状的外周动脉粥样硬化（狭窄程度<50%）人群，目前证据尚不足以作出一级预防推荐，需个体化评估。

（4）阿司匹林应用的合适剂量：在包括糖尿病患者的大多数临床研究中，阿司匹林的平均剂量为50～650 mg/d，但集中在100～325 mg/d范围。鲜有证据支持某一个剂量，但用最低剂量会有助于减少不良反应。阿司匹林的合适剂量是75～150 mg/d。

（5）血小板二磷酸腺苷受体亚基（P2Y12受体）拮抗剂应用指征：ASCVD阿司匹林过敏患者，需要应用氯吡格雷（75 mg/d）作为二级预防。

急性冠脉综合征（ACS）患者需要应用1种P2Y12受体拮抗剂与阿司匹林联用至少1年，延长可能获益更多。证据支持非经皮冠状动脉介入治疗（PCI）患者应用替格瑞洛或氯吡格雷，PCI患者应用氯吡格雷、替格瑞洛或普拉格雷。糖尿病合并心肌梗死史（1～3年前）患者，替格瑞洛加阿司匹林可以显著减低缺血性事件包括心血管病和冠心病死亡。尚需更多的研究观察糖尿病ACS患者这些治疗的长期疗效。

四、糖尿病并发疾病筛查管理与治疗规范

糖尿病防治的近期目标和远期目标，近期目标是通过控制高血糖及相关的代谢紊乱来消除糖尿病症状和防止出现急性代谢并发症，远期目标是通过良好的代谢控制达到预防慢性并发症的目标，提高糖尿病患者的生存质量和延长预期寿命。

（一）糖尿病并发症分类

（1）急性并发症如低血糖症、糖尿病酮症或DKA、HHS和乳酸酸中毒伴高血糖等。

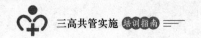
（2）慢性并发症，包括心血管、脑血管及下肢血管等大血管病变；神经病变、视网膜病变、肾病等微血管并发症。

（3）感染并发症。

涉及呼吸系统、消化系统、泌尿系统及皮肤系统感染，轻度感染可以在家庭（全科）医生团队进行治疗，严格控制血糖，同时可以转诊病历至"三高基地"首席医生团队协助诊治。严重感染，尤其血糖控制不达标情况下，及早告知患者转诊至"三高基地"首席医生团队进行管理。严重重症感染，应告知患者直接转诊至"三高中心"专科医生团队。

（二）急性并发症诊治规范

1. 低血糖

（1）低血糖的诊治：

"三高共管"各级临床医生必须掌握低血糖诊断标准，低血糖诊断标准为对非糖尿病患者来说，低血糖症的诊断标准为血糖<2.8 mmol/L。而接受药物治疗的糖尿病患者只要血糖水平≤3.9 mmol/L就属低血糖范畴。糖尿病患者常伴有自主神经功能障碍，影响机体对低血糖的反馈调节能力，增加了发生严重低血糖的风险。同时，低血糖也可能诱发或加重患者自主神经功能障碍，形成恶性循环。

1）可引起低血糖的降糖药物：

胰岛素、磺脲类和非磺脲类胰岛素促泌剂均可引起低血糖。其他种类的降糖药（如二甲双胍、α-糖苷酶抑制剂、TZDs单独使用时一般不会导致低血糖。应用DPP-4抑制剂、GLP-1受体激动剂和SGLT2抑制剂的低血糖风险较小。

2）低血糖的临床表现：

与血糖水平以及血糖的下降速度有关，可表现为交感神经兴奋（如心悸、焦虑、出汗、饥饿感等）和中枢神经症状（如神志改变、认知障碍、抽搐和昏迷）。但老年患者发生低血糖时常可表现为行为异常或其他非典型症状。夜间低血糖常因难以发现而得不到及时处理。有些患者屡发低血糖后，可表现为无先兆症状的低血糖昏迷。

3）低血糖分层：

① 血糖警惕值：血糖≤3.9 mmol/L，需要服用速效碳水化合物和调整降糖方案剂量；

② 临床显著低血糖：血糖<3.0 mmol/L，提示有严重的、临床上有重要意义的低血糖；

③ 严重低血糖：没有特定血糖界限，伴有严重认知功能障碍且需要其他措施帮助恢复的低血糖。

4）低血糖的可能诱因及预防对策：

① 胰岛素或胰岛素促泌剂：应从小剂量开始，逐渐增加剂量，谨慎调整剂量；

② 未按时进食，或进食过少：患者应定时定量进餐，如果进餐量减少则相应减少降糖药物剂量，有可能误餐时应提前做好准备；

③ 运动量增加：运动前应增加额外的碳水化合物摄入；

④ 酒精摄入尤其空腹饮酒：酒精能直接导致低血糖，应避免酗酒和空腹饮酒；

⑤ 严重低血糖或反复发生低血糖：应调整糖尿病的治疗方案，并适当调整血糖控制目标；

⑥ 使用胰岛素的患者出现低血糖时，应积极寻找原因，精心调整胰岛素治疗方案和用量；

⑦ 糖尿病患者应常规随身备用碳水化合物类食品，一旦发生低血糖，立即食用。

5）低血糖的治疗：

"三高共管"各级医生必须掌握低血糖的紧急处理，因低血糖对糖尿病患者所致的紧急生命威胁要远远高于高血糖。"三高共管"的"三高之家"转诊前处理：正确识别是高血糖还是低血糖，可以急测毛细血管血糖，非糖尿病患者急测血糖≤2.8 mmol/L或糖尿病患者血糖≤3.9 mmol/L，需要及时按照低血糖给予处理，即需要补充葡萄糖或含糖食物，严重的低血糖需要根据患者的意识和血糖情况给予相应的治疗和监护。一般低血糖或者轻度或无意识障碍低血糖，给予葡萄糖或含糖饮料或食物即可缓解，15分钟监测血糖，严重低血糖伴严重意识障碍，应静脉推注50%葡萄糖40 mL，症状缓解后，要求10分钟监测血糖。反复出现症状者应在监护下转诊至综合性医院。重者应在监护下由急救车转诊至综合性医院。病情稳定及时启动绿色通道协诊，转诊至具备诊治能力的"三高基地"或者"三高中心"的糖尿病专科进行处理和查找低血糖原因。

2. DKA

（1）DKA的诊断，诊断分级（表1-35）

临床表现：意识障碍、深大呼吸、呼出气有烂苹果味。

表1-35 酮症酸中毒分级标准

DKA	轻度	中度	重度
血糖（mmol/L）	>13.9	>13.9	>13.9
动脉血pH	7.25 ~ 7.30	7.00 ~ <7.25	<7.00
血清HCO_3-（mmol/L）	15 ~ 18	10 ~ <15	<10

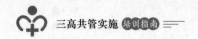

续表

DKA	轻度	中度	重度
尿酮体	阳性	阳性	阳性
血清酮体	阳性	阳性	阳性
血浆有效渗透压	可变	可变	可变
阴离子间隙（mmol/L）	>10	>12	>12
精神状态	清醒	清醒/嗜睡	木僵/昏迷

（2）DKA转诊前的"三高之家"处置：

"三高之家"针对DKA转诊前处理：急测血糖水平通常在16.7～33.3 mmol/L或超出血糖仪检测范围，急测血酮（或查尿酮体，无条件时）；0.9%氯化钠溶液快速静脉滴注并维持小剂量胰岛素（4～6 U/h）；保持呼吸道通畅；急救车就近转诊至具备诊治能力的"三高基地"或者"三高中心"糖尿病专科。

（3）DKA的治疗：

1）补液是首要治疗措施，推荐首选生理盐水。原则上先快后慢，第1小时输入生理盐水，速度为15～20 mL/（kg·h）（一般成人1.0～1.5 L）。随后的补液速度需根据脱水程度、电解质水平、尿量、心、肾功能等调整。

2）胰岛素治疗推荐采用连续静脉输注0.1 U/（kg·h）；重症患者可采用首剂静脉注射胰岛素0.1 U/kg，随后以0.1 U/（kg·h）速度持续输注。

3）治疗过程中需监测血糖、血清酮体或尿酮体，并根据血糖或血糖下降速度调整胰岛素用量。

4）在血钾<5.2 mmol/L并有足够尿量（>40 mL/h）时即开始补钾。

5）严重酸中毒（pH<7.0）需适当补充碳酸氢钠液。

3. HHS

（1）HHS诊断：

1）血糖≥33.3 mmol/L；

2）有效血浆渗透压=320 mosm/L；

3）血清HCO_3^-=18 mmol/L或动脉血pH=7.30；

4）尿糖呈强阳性，而血清酮体及尿酮体阴性或为弱阳性；

5）阴离子间隙<12 mmol/L。

（2）"三高之家"针对HHS转诊前处理：急测血糖水平通常达到或超过33.3 mmol/L

或超出血糖仪检测范围；急测血酮（或查尿酮体，无条件时）；0.9%氯化钠溶液快速静脉滴注并维持小剂量胰岛素（4~6 U/h）；保持呼吸道通畅；急救车就近转诊至综合性医院。

（3）HHS的治疗：

1）补液：24 h总的补液量一般应为100~200 mL/kg。推荐0.9%氯化钠作为首选。补液速度与DKA治疗相仿，第1小时给予1.0~1.5 L，随后补液速度根据脱水程度、电解质水平、血渗透压、尿量等调整。治疗开始时应每小时检测或计算血浆有效渗透压［公式：$2 \times (\text{[Na}^+\text{]} + \text{[K}^+\text{]})(\text{mmoL/L}) + 血糖（\text{mmol/L}）$］，并据此调整输液速度以使其逐渐下降，速度为3~8 mosm/L·kg^{-1}·h^{-1}。当补足液体而血浆渗透压不再下降或血钠升高时，可考虑给予0.45%生理盐水。24 h血钠下降速度应不超过10 mmol/L。HHS患者补液本身即可使血糖下降，当血糖下降至16.7 mmol/L时需补充5%含糖液，直到血糖得到控制。

2）胰岛素：当单纯补液后血糖仍大于16.7 mmol/L时，开始应用胰岛素治疗。使用原则与治疗DKA大致相同，以0.1 U·kg^{-1}·h^{-1}持续静脉输注。当血糖降至16.7 mmol/L时，应减慢胰岛素的滴注速度至0.02~0.05 U·kg^{-1}·h^{-1}，同时续以葡萄糖溶液静滴，并不断调整胰岛素用量和葡萄糖浓度，使血糖维持13.9~16.7 mmol/L，直至HHS高血糖危象的表现消失。

3）补钾：HHS患者总体钾是缺失的，补钾原则与DKA相同。

4）抗凝治疗：HHS患者发生静脉血栓的风险显著高于DKA患者，高钠血症及抗利尿激素分泌的增多可促进血栓形成。除非有禁忌证，建议患者住院期间接受低分子肝素的预防性抗凝治疗。

5）连续性肾脏替代治疗（CRRT）：早期给予CRRT治疗，能有效减少并发症的出现，减少住院时间，降低患者病死率，其机制为CRRT可以平稳有效地补充水分和降低血浆渗透压。另外，CRRT可清除循环中的炎性介质、内毒素，减少多器官功能障碍综合征（MODS）等严重并发症的发生。但CRRT治疗HHS仍是相对较新的治疗方案，还需要更多的研究以明确CRRT的治疗预后。

6）其他治疗：包括去除诱因，纠正休克，防治低血糖和脑水肿、预防足部压疮等。

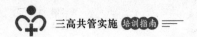

（三）糖尿病慢性并发症筛查及管理

1.糖尿病肾病诊断管理

（1）糖尿病肾病诊断规范

糖尿病肾脏疾病（DKD）是指由糖尿病所致的慢性肾脏疾病（CKD），DKD是糖尿病常见的慢性并发症，是终末期肾病的重要病因。通常是根据尿白蛋白升高（表1-36）和（或）预估肾小球滤过率下降、同时排除其他CKD而作出的临床诊断，诊断标准见表1-37。

表1-36　尿白蛋白排泄异常的定义

UAE	单次样本	24小时样本	某时段样本
	ACR（mg/g）	24小时UAE（mg/24 h）	UAE（μg/min）
正常白蛋白尿	<30	<30	<20
微量白蛋白尿	30～300	30～300	20～200
大量白蛋白尿	>300	>300	>200

注：UAE：尿白蛋白排泄率；ACR：尿白蛋白/尿肌酐比值；推荐采用随机尿测定UACR反映尿白蛋白的量。

表1-37　糖尿病肾脏病变诊断标准

美国肾脏基金会肾脏病预后质量倡议（NKF-K/DOQI）	在大部分糖尿病患者中，出现以下任何一条者考虑其肾脏损伤是由糖尿病引起
指南标准	大量白蛋白尿
	糖尿病视网膜病变伴微量白蛋白尿
	在10年以上糖尿病病程的1型糖尿病中出现微量白蛋白尿
中华医学会糖尿病分会微血管并发症学组工作建议	大量白蛋白尿
	糖尿病视网膜病变伴任何一期慢性肾脏病
	在10年以上糖尿病病程的1型糖尿病中出现微量白蛋白尿

（2）以下情况需考虑非糖尿病肾病（NDKD），应注意鉴别诊断：

1）1型糖尿病病程短（<10年）或未合并糖尿病视网膜病变；

2）eGFR迅速下降；

3）尿蛋白迅速增加或出现肾病综合征；

4）顽固性高血压；

5）出现活动性尿沉渣（红细胞、白细胞或细胞管型等）；

6）合并其他系统性疾病的症状或体征；

7）给予血管紧张素转化酶抑制剂ACEI或血管紧张素受体拮抗剂ARB治疗后2～3个月内eGFR下降大于30%；

8）肾脏超声发现异常；

9）病因难以鉴别时可行肾穿刺病NDKD，指导临床治疗，改善预后。肾穿刺病理检查是诊断DKD的金标准，有助于鉴别DKD与NDKD。

（3）根据肾脏损伤和eGFR评估CKD严重程度（表1-38）：

表1-38　慢性肾脏病分期

CKD分期	肾脏损害程度	eGFR（mL/（min·1.73 m^2））
1期（G1）	肾脏损伤[a]伴eGFR正常	≥90
2期（G2）	肾脏损伤[a]伴eGFR轻度下降	60～89
3a期（G3a）	eGFR轻中度下降	45～59
3b期（G3b）	eGFR中重度下降	30～44
4期（G4）	eGFR重度下降	15～29
5期（G5）	肾衰竭	<15或透析

注：α肾脏损伤定义，白蛋白尿（UACR≥30 mg/g），或病理、尿液、血液或影像学检查异常。

（4）三级医防融合医疗机构协诊：

"三高之家"发起尿常规、尿微量白蛋白/尿肌酐、肾功能检查，"三高基地"协助糖尿病肾病的筛查和诊断，每年检查一次，如果发现为微量白蛋白尿期，需要3～6个月检查，以便及早进行干预治疗。如果出现大量蛋白尿，需要肾脏病理诊断，"三高之家"和"三高基地"尽早发起协诊，"三高中心"协助完成，另外出现肾功能异常，需要肾脏替代治疗，尽早发起协诊，启动绿色通道转诊至"三高中心"，"三高中心"通过多学科协诊，积极协调"三高中心"肾内科处理。

（5）糖尿病肾病的处理：

干预治疗中有效严格地控制血糖、血压可延缓糖尿病肾病的发生和进展；部分降糖药物在控制血糖同时，还有肾脏保护作用，例如DPP-IV抑制剂、SGLT2抑制剂，GLP-I受体激动剂等药物。

1）要求血糖控制：DKD患者的血糖控制应遵循个体化原则。血糖控制目标：HbA1c不超过7%。eGFR<60 mL/（min·1.73 m^2）的DKD患者HbA1c≤8%。对老年患

者，HbA1c控制目标可适当放宽至8.5%。由于CKD患者的红细胞寿命缩短，HbA1c可能被低估。在CKD4～5期的患者中，可用果糖胺或糖化血清白蛋白反映血糖控制水平；

2）对糖尿病伴高血压且UACR>300 mg/g或eGFR<60 mL/（min·1.73 m²）的患者首选ACE或ARB类药物治疗；

3）对伴高血压且UACR 30～300 mg/g的糖尿病患者，推荐首选ACEI或ARB类药物治疗，推荐糖尿病肾病患者每日蛋白摄入量约0.8 g/kg；

4）开始透析者蛋白摄入量适当增加，对eGFR<30 mL/（min·1.73 m²）的糖尿病肾病患者，应转至初高级专科医生团队所在的医疗机构积极准备肾脏替代治疗，对eGFR<15 mL/（min·1.73 m²）的糖尿病肾病患者，可考虑肾脏替代治疗，血液透析或者腹膜透析。

2. 糖尿病视网膜病变诊疗

糖尿病视网膜病变（diabetic retinopathy，DR）的发生发展是一个很长的临床过程。根据血糖水平、血糖控制情况、合并全身其他病变及个体差异等，其病情发展快慢各有不同。

（1）糖尿病视网膜病变的诊断：

临床诊断主要依靠眼病表现、眼底照相与眼底荧光血管造影表现。

1）临床表现：① 视力减退，特别是夜间视力下降最明显，或近视程度加重；② 看东西出现重影；③ 上睑下垂、眼球运动障碍；④ 眼前有发黑的物体漂浮，如小球、蝌蚪或蜘蛛网；⑤ 视野缺损，即眼睛能看到的范围较以前明显缩小；⑥ 视物不清，如隔云烟，视物有闪光感。

2）眼底检查：眼底检查是诊断糖尿病性视网膜病变的主要手段。微动脉瘤和（或）渗出是最早出现并比较确切的视网膜病变的体征。带黄白色的蜡样硬性渗出斑，说明血管系统功能异常，通透性增大，血液成分溢出。而白色软性渗出则表示微循环重度紊乱，血管破坏严重。这阶段没有新生血管形成，故称为单纯型病变或非增殖型病变。随着病情的发展，在这个阶段上并发多处局灶性或广泛的视网膜无灌注，则预示不久将出现新生血管。从发生新生血管开始，即进入增殖期，说明视网膜循环对组织缺氧已不能代偿。

（2）诊断依据：① 糖尿病史；② 视力下降伴眼底表现；③ 眼底荧光血管造影；④ 暗适应和电生理检查也有助于早期诊断。

（3）糖尿病视网膜病变的分期：

国内分期标准：2002年中华医学会眼底病组制订DR分类标准，根据眼底改变，将

DR分为2型（非增殖型及增殖型）6期，从1期至6期病情逐渐加重。分级标准及分期图谱见表1-39和图1-2，如果合并黄斑水肿，分级标准见表1-40。

表1-39 糖尿病视网膜病变的国际临床分级标准（2002年）

病变严重程度分型	分期	
无明显视网膜病变		无异常
非增殖期视网膜病变（NPDR）	Ⅰ期（轻度）	仅有视网膜微动脉瘤或合并有小出血点
	Ⅱ期（中度）	微动脉瘤，介于轻与重度NPDR之间，可有出血、视网膜有黄白色"硬性渗出"或合并有出血棉絮斑
	Ⅲ期（重度）	出现下列任何一个改变，但无PDR表现：① 在4个象限中均有多于20处视网膜内出血；② 在2个以上象限中有静脉串串珠样改变；③在1个以上象限中有显著的视网膜内微血管异常
增殖期视网膜病变（PDR）	Ⅳ期	出现视网膜或视乳头新生血管伴视网膜前出血或玻璃体出血
	Ⅴ期	在以上基础上出现纤维增殖或纤维膜
	Ⅵ期	牵拉视网膜脱离，合并纤维膜，可合并或不合并玻璃体积血，也包括虹膜和房角的新生血管

注：Ⅰ、Ⅱ、Ⅲ期为非增殖期，Ⅳ、Ⅴ、Ⅵ期为增殖期。

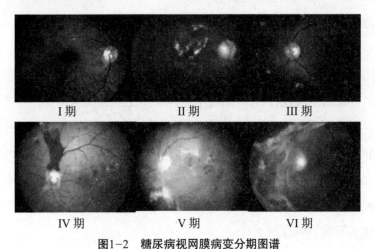

Ⅰ期　　　　　　　Ⅱ期　　　　　　　Ⅲ期

Ⅳ期　　　　　　　Ⅴ期　　　　　　　Ⅵ期

图1-2 糖尿病视网膜病变分期图谱

表1-40 糖尿病黄斑水肿（DME）分级（2002年）

病变严重程度	眼底检查所见
无明显糖尿病黄斑水肿	后极部无明显视网膜增厚或硬性渗出
有明显糖尿病黄斑水肿	后极部有明显视网膜增厚或硬性渗出
轻度	后极部存在部分视网膜增厚或硬性渗出，但远离黄斑中心

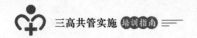

续表

病变严重程度	眼底检查所见
中度	视网膜增厚或硬性渗出接近黄斑但未涉及黄斑中心
重度	视网膜增厚或硬性渗出涉及黄斑中心

（4）糖尿病视网膜病变的首诊和随访时间：

非增殖期视网膜病变（NPDR）和黄斑水肿可能早期无临床症状，糖尿病患者普遍存在数年隐形糖尿病时期，在诊断糖尿病时存在DR的风险很大，因此DR的筛查极其重要（表1-41）。

表1-41　糖尿病患者接受眼科检查的首诊和随诊时间建议

糖尿病类型	首次检查时间	随诊时间
1型	发病3年后	每年1次，根据眼底检查结果，确定随诊时间
2型	确诊时	每年1次，根据眼底检查结果，确定随诊时间
妊娠糖尿病	妊娠前或妊娠初3个月	NPDR中度：每3~12个月，根据眼底检查结果，确定随诊时间

注：NPDR：非增殖期糖尿病视网膜病变。

（5）三级医防融合医疗机构协诊：

患者一旦确诊为糖尿病，就应了解糖尿病可能会造成视网膜损害以及首次接受眼科检查和随诊的时间，"三高之家"对于可疑眼底视网膜病变患者，可以发起协诊，"三高基地"首席医生常规针对DR进行早期和初步免散瞳眼底筛查，尤其非增殖性视网膜病变期，如果不具备筛查能力的"三高基地"转诊至"三高中心"的糖尿病专科进行筛查和非增殖性视网膜病变治疗，对于筛查黄斑水肿或者增殖性视网膜病变或者其他难以处理的眼部疾病，尽早发起协诊，启动绿色通道转诊至"三高中心"，"三高中心"通过多学科协诊，积极协调眼科专科进行治疗。

（6）糖尿病视网膜病变防治：

1）DR的防治要点：良好的健康教育、降糖、降压及调脂是防治DR的基本措施，在有黄斑水肿的患者中，应避免应用噻唑烷二酮类，合并高血压可考虑选用ACEI或ARB类降压药进行降压治疗，合并高甘油三酯血症可选用非诺贝特治疗；眼科专科根据DR分级及是否合并黄斑水肿采用不同眼科治疗或联合治疗方式；尽早使用改善微循环的内科专科药物可延缓DR发展。视网膜病变不是使用阿司匹林治疗的禁忌证，阿司匹林对视网膜病变没有疗效，但也不会增加视网膜出血的风险；DR可辅以中医药治疗，应以辨证论治为主。

2）不同分期DR的治疗建议：非增殖期1~2期在控制血糖、血压、血脂的基础上，可以给予特异性治疗，改善微循环（羟苯磺酸钙）。非增殖期3期和增值期4期，需要早期接受全视网膜光凝术治疗。增值期5~6期，主要玻璃体切除手术治疗同时给予术中激光光凝术。这期间伴有黄斑水肿抗血管内皮生长因子药物（Anti-VEGF）球内注射。对于女性糖尿病患者，妊娠会加速DR的发生和发展，激光光凝术可用于治疗孕期重度NPDR和PDR。

3）糖尿病视网膜病变复查及治疗策略：

糖尿病患者良好地控制血糖、血压和血脂可预防或延缓糖尿病视网膜病变的进展；对于筛查中发现的中度及中度以上的非增殖期视网膜病变患者应由眼科医师进行进一步分级诊断。另外，医生在为患者进行全视网膜光凝时，如存在黄斑水肿，医生会先采用局部或者格栅样光凝治疗黄斑水肿，或者玻璃体内注射药物，然后再进行全视网膜光凝，以避免全视网膜光凝加重黄斑水肿。随访复查和治疗建议见表1-42。

表1-42　DR不同时期的复查和治疗建议

分类	转诊至眼科医生	随访时间	治疗推荐
无明显的DR	1年内	1~2年	不需要
轻度NPDR	1年内	1年	不需要
中度NPDR	3~6个月内	6~9个月	不需要
重度NPDR	尽快	3~6个月	2型糖尿病患者可考虑早期PRP
PDR	尽快	3个月	抗VEGF治疗或PRP，特别是有HRCs情况下
无明显DME	1年内	1~2年	不需要
无CIDME	3~6个月内	6个月	不需要，但需观察是否进展到CIDME
CIDEM	尽快	1~4个月	抗VEGF为一线治疗方案；考虑用激光作为一种辅助治疗持续性CIDEM；在某些情况下可考虑类固醇作为替代治疗

注：NPDR：非增殖期糖尿病视网膜病变；PDR：增殖期糖尿病视网膜病变；DME：糖尿病性黄斑水肿；CIDME：累及黄斑中心凹的糖尿病性黄斑水肿；PRP：全视网膜光凝术；VEGF：血管内皮生长因子；HRCs：高风险特征（视盘新生血管面积＞等于四分之一DA，任何视盘新生血管样玻璃体出血，或玻璃体出血伴≥二分之一DA的视网膜新生血管）。

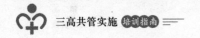

3. 糖尿病神经病变诊疗

糖尿病神经病变（diabetic neuro pathy，DNP）是糖尿病最常见的慢性并发症之一，病变可累及中枢神经及周围神经，后者尤为常见。其中远端感觉神经病变是最常见的病变，占所有DNP的50%以上。涉及该并发症的诊断如果"三高之家"发起需要明确诊断，"三高基地"和"三高中心"协助完成相关诊断的辅助检查。如根据神经病变简易筛查5项检查仍不能确诊，需要进行鉴别诊断，可以做神经肌图检查，但神经肌电图需要"三高中心"糖尿病专科进行检查。

（1）DNP分类有多种，分类方法亦有多种。目前应用最广泛、最简单的分类方法是Thomas最早提出的。修改后的这一分类方法如下：

1）对称性神经病变：

① 远端对称性感觉运动性多发神经病变

② 自主神经病变

③ 急性疼痛性神经病变

④ 高血糖性神经病变

⑤ 治疗诱发性神经病变

⑥ 对称性下肢近端神经病变

2）局灶性和多灶性神经病变：

① 脑神经病变

② 胸腹部神经病变

③ 局部肢体神经病变

④ 糖尿病性肌萎缩

（2）临床表现：

1）远端对称性感觉运动性多发神经病变：此为DNP中最为常见的一种。症状从肢体远端开始，逐步向近端发展，呈手套袜子样分布范围，一般从下肢开始。以感觉障碍为主，伴有不同程度的自主神经症状，而运动障碍相对较轻。发病多隐匿。

感觉症状的表现与受累神经纤维的大小有关。如果是细小纤维，则疼痛和感觉异常是主要症状。疼痛可以是钝痛、烧灼痛、刺痛、刀割痛等多种疼痛表现，大都晚间加剧。感觉异常可表现为麻木、发冷、蚁行、虫爬、发热、烧灼、触电样等感觉。深感觉（关节位置觉与振动觉）障碍一般很轻微。还可有温、痛觉的减退或缺失，随着症状的加重，可以发生肢体远端部位遭受各种意外损伤而全然不知的情况，如烫伤、热水烧伤、足部外伤引起溃疡等。自主神经病变引起的足不出汗致皮肤干裂，更易促进溃疡发生。足部溃疡的继发感染与动脉血栓形成可造成坏死和坏疽，导致最终截肢。如受累的是粗大纤维，则主要影响关节位置觉和振动觉。出现步态与站立不稳的症状，闭目时更为明显，即感觉性共济失调。患者常诉有踩棉花感或地板异样感。由于行动不稳容易造成跌倒、外伤甚至骨折。临床上，细小纤维受损更为多见，但最为常见的是细小纤维和粗大纤维同时受累的混合型病例。运动障碍如远端的无力、手与足的小肌肉萎缩一般出现在疾病后期。

2）自主神经病变：

自主神经病变往往很少单独出现，常伴有躯体性神经病变。反之，有躯体性神经病变的糖尿病病例中，通过功能检查，发现某些程度自主神经功能障碍的发病率可高达40%。一旦出现自主神经功能障碍的临床症状，则预后可能就比较差。

① 心血管系统：

直立性低血压：当患者从卧位起立时，若站位的收缩压较卧位时下降大于30 mmHg以上，则称为直立性低血压。

静息时心动过速：静息时心率90～100次/分，有的达130次/分。

无痛性心肌梗死：是心脏自主神经功能障碍最为严重的表现。

猝死：在患有严重自主神经病变的糖尿病患者中，有猝死事件发生。

② 胃肠道系统：糖尿病胃轻瘫可表现为恶心、食后腹胀腹痛、早饱、呕吐等。糖尿病人大多有便秘，但也有少数病人发生腹泻，或腹泻、便秘交替。

③ 泌尿生殖系统和糖尿病性膀胱病变：膀胱功能障碍可见于37%～50%的糖尿病患者。与自主神经病变相关的膀胱症状包括排尿不畅，尿流量减少、残余尿多、尿不尽、尿潴留、有时尿失禁，容易并发尿路感染。生殖系统表现为男性性欲减退、阳痿，所报道的发病率为30%～75%。阳痿可能是糖尿病自主神经病变的最早症状。

④ 出汗异常：汗腺支配神经功能障碍是糖尿病自主神经病变的一个常见症状。主要表现为四肢末端少汗，但往往同时伴有躯干部位的多汗。

3）急性疼痛性神经病变：

此型少见，主要发生于病情控制不良的糖尿病患者。急性发病的剧烈疼痛和痛觉过敏，在下肢远端最为显著，也可波及整个下肢、躯干或手部。常伴有肌无力、萎缩、体质量减轻与抑郁，有些病人呈神经病性恶液质。此型对胰岛素治疗的效果较好，但恢复的时间常较长。

4）脑神经病变：

在糖尿病性单一脑神经病变中，最常见的是动眼神经麻痹。起初表现为复视，几天内会进展为完全的眼肌麻痹，还会出现上睑下垂和瞳孔散大。糖尿病性动眼神经麻痹一般在6～12周内自发恢复，但可以有复发或发生双侧的病变。

（3）糖尿病DSPN的诊断：

诊断标准：① 明确的糖尿病病史；② 诊断糖尿病或之后出现的神经病变；③ 临床症状和体征与DPN的表现相符；④ 有临床症状（疼痛、麻木、感觉异常等）者，5项检（踝反射、针刺痛觉、振动觉、压力觉、温度觉）中任1项异常；无临床症状者，5项检查中任2项异常，临床诊断DPN；⑤ 排除以下情况：其他病因引起的神经病变，颈腰椎病变（神经根压迫、椎管狭窄、颈腰椎退行性病变）、格林-巴利综合征；严重动静脉血管性病变（静脉塞、淋巴管炎）等；药物尤其是化疗药物引起的神经毒性损害以及肾功能不全引起的代谢毒物对神经的损伤。

（4）糖尿病神经病变治疗：

1）糖尿病的控制：糖尿病控制和并发症研究（Diabetes Control and Complications Trial，DCCT）和英国前瞻性糖尿病研究（United Kingdom Prospective Diabetes Study，UKPDS）已证实，严格控制血糖可预防和延缓DNP的发生，并防止其进一步进展恶化。控制血糖的同时也应注意血脂、血压等是否达标，还要控制吸烟等。

2）针对DNP发病机理的治疗：一旦确定诊断，"三高共管"的各级医生均可以处方各种机制的神经病变修复药物。

① 抗氧化药物：此类药物通过阻抑神经内氧化应激状态，增加营养神经血管的血流量，加快神经传导速度，增加神经Na^+-K^+-ATP酶活性等机制，改善DNP的症状。α-硫辛酸是丙酮酸脱氢酶系的辅助因子，也是目前临床常用的一种抗氧化剂。

② 改善神经营养药物：甲钴胺为蛋氨酸合成酶辅酶，该酶促进髓鞘的主要成分卵磷脂的合成，与髓鞘、核糖核体膜、线粒体膜、突触及受体等的功能有关，可促进核酸和蛋白质的合成，改善神经元和施旺氏细胞的代谢合成，促进轴索内输送和轴索的再生，恢复神经键的传达延迟。

③ 改善神经微循环药物：主要有血管扩张剂，如血管紧张素转化酶抑制剂，己酮可可碱；抑制血小板聚集药物如阿司匹林、西洛他唑；活血化瘀类中药等；前列腺素E可扩张血管，减轻血液黏稠度，10～20μg/d滴入，2周为一疗程，对DNP的麻木、疼痛有一定缓解作用。

④ 醛糖还原酶抑制剂（ARIs）：从原理上讲，醛糖还原酶抑制剂通过抑制醛糖还原酶活性，恢复Na^+-K^+-ATP酶活性，减少山梨醇和果糖在周围神经组织的沉积，可以改善DNP。

⑤ γ-亚麻酸：神经病变时存在必需脂肪酸代谢紊乱，补充γ-亚麻酸能增加神经内血流，改善神经传导速度。

⑥其他：包括糖基化终末产物形成抑制药氨基胍、C肽、蛋白激酶C抑制剂等。

（5）自主神经病变的治疗：

糖尿病自主神经病变的治疗，"三高之家"针对该类患者需要发起协诊，需要"三高基地"的首席医生和"三高中心"的专科医师制定治疗方案。

1）直立性低血压：首先，去除导致直立性低血压的潜在原因。利尿剂、抗高血压药、抗心绞痛药和抗抑郁药是最常见的诱因。应注意适当抬高床头，缓慢起立，穿弹力袜。在症状较重的病例中，可能需要药物治疗，首选药物是9-α-氟氢化可的松0.1～0.3 mg/d。该药因引起卧位高血压而被限制应用。

2）胃轻瘫：少食多餐联合药物治疗是治疗糖尿病胃轻瘫的标准方法。多潘立酮（吗丁啉）：多巴胺受体阻滞剂，10 mg，3次/天，餐前30 min服用。可引起泌乳等不良反应。西沙必利：为全消化道促胃肠动力学药物，通过刺激肠肌层神经丛，增加乙酰胆碱释放而起作用，5 mg，3～4次/天。氧氯普胺（胃复安）：5～10 mg，3次/天，此药兼有胆碱能和抗多巴胺能作用，易透过血脑屏障而出现锥体外系反应，不宜长用。红霉素：通过刺激胃动素释放和直接兴奋胃动素受体，促进胃排空，剂量200～250 mg，3次/天。

3）糖尿病神经源性膀胱：对无力性膀胱可下腹按摩助膀胱排空，较重症尿潴留可导尿或留置导尿。必要时膀胱造瘘。可应用促进膀胱收缩的药物，如氨甲酰甲胆碱，口服，10～30 mg/次，2～3次/天。

4）勃起功能障碍：阳痿患者可采取下列措施：育亨宾，由于价格贵，有效率不高，可以有选择性地应用。雄激素只有在血液睾酮水平降低时才考虑。海绵体内注射血管活性药物，真空负压勃起系统、血管外科治疗、阴茎假体插入等均可选用。而且应配合心理治疗。

（6）痛性神经病变疼痛管理：

痛性神经病变患者因疼痛严重影响生活质量，而且疼痛特点是夜晚加重，所以有效缓解疼痛为治疗的关键之一。目前针对疼痛发生机制的治疗仍被认为是缓解痛性神经病变疼痛症状的主要治疗手段。"三高之家"和"三高基地"针对痛性神经病变管理，及时发起协诊，需要"三高中心"的专科医师制订治疗方案。治疗痛性糖尿病神经病变的药物如下：

1）抗惊厥药：包括普瑞巴林、加巴喷丁、丙戊酸钠和卡马西平等。普瑞巴林可以作为初始治疗药物改善症状。

2）抗忧郁药物：包括度洛西汀、阿米替林、丙米嗪和西肽普兰等。度洛西汀可以作为疼痛的初始治疗药物。

3）阿片类药物（曲马多和羟考酮）和辣椒素等。由于具有成瘾性且发生其他并发症的风险高，阿片类药物曲马多不推荐作为治疗DSPN疼痛一、二线药物。

4. 下肢动脉粥样硬化性病变

下肢动脉粥样硬化性病变（Lower Extremity Atherosclerotic Disease，LEAD）的诊断，"三高之家"和"三高基地"发起协诊，需要"三高中心"的专科医师做出诊断。

（1）如果患者静息ABI≤0.90，无论患者有无下肢不适的症状，应该诊断LEAD；

（2）运动时出现下肢不适且静息ABI≥0.90的患者，如踏车平板试验后ABI下降15%~20%，应该诊断LEAD；

（3）如果患者静息ABI<0.40或踝动脉压<50 mmHg或趾动脉压<30 mmHg，应该诊断严重肢体缺血。

五、妊娠合并高血糖诊疗

（一）妊娠合并高血糖分类

妊娠合并高血糖包括妊娠糖尿病（GDM）、妊娠期显性糖尿病（Overt Diabetes Mellitus，ODM），也称妊娠期间的糖尿病（Diabetesin Pregnancy，DIP）、糖尿病合并妊娠（Pre-Gestational Diabetes Mellitus，PGDM）。

（二）孕期糖尿病的危害

1. 短期危害

可造成母亲先兆子痫、早产、手术产、羊水过多、产后出血、感染等。胎儿及新生儿可发生呼吸窘迫综合征、黄疸、低钙血症、低血糖、血细胞增多。巨大儿可引发的肩难产、新生儿缺血缺氧性脑病、骨折甚至死亡等。

2. 长期危害

母亲再次妊娠时糖尿病风险明显增加；代谢综合征及心血管疾病风险增加；子代发生肥胖、2型糖尿病等代谢相关疾病风险明显增加。

（三）孕期糖尿病与诊断标准

1. GDM

GDM是指妊娠期间发生的不同程度的糖代谢异常，但血糖未达到显性糖尿病的水平，占孕期糖尿病的80%~90%。根据2008年高血糖与不良妊娠结局研究，以围产期不良结局增加75%的界值作为切点，国际妊娠合并糖尿病共识小组制定了新的GDM诊断切点，并于全球普遍应用。本指南采用此标准：孕期任何时间行75 gOGTT，5.1 mmol/L≤空腹血糖<7.0 mmol/L，OGTT1 h血糖≥10.0 mmol/L，8.5 mmol/L≤OGTT2 h血糖<11.1 mmol/L，上述血糖值之一达标即诊断GDM。但孕早期单纯空腹血糖>5.1 mmol/L不能诊断GDM，需要随访。

2. 妊娠期显性糖尿病

也称妊娠期间的糖尿病，指孕期任何时间被发现且达到非孕人群糖尿病诊断标准：空腹血糖≥7.0 mmol/L或糖负荷后2 h血糖≥11.1 mmol/L，或随机血糖≥11.1 mmol/L。

3. 孕前糖尿病（PGDM）

指孕前确诊的1型、2型或特殊类型糖尿病。

（四）计划妊娠的糖尿病患者孕前管理

1. 孕前咨询

（1）计划妊娠之前回顾如下病史：① 糖尿病的病程；② 急性并发症；③ 慢性并发症；④ 糖尿病治疗情况；⑤ 其他伴随疾病和治疗情况；⑥ 月经史、生育史、节育史；⑦ 家庭和工作单位的支持情况。

（2）了解糖尿病与妊娠之间的相互影响，评价血糖、HbA1c、血压、心电图、眼底、肝肾功能等指标；血压控制在130/80 mmHg以下；加强糖尿病相关知识教育；戒烟。

（3）慢性并发症评价：孕前最有可能出现并发症的是病史>5年、血糖控制欠佳的1型糖尿病。视网膜病变：妊娠可加重糖尿病视网膜病变。未经治疗的增殖期视网膜病变不建议怀孕。糖尿病肾病：妊娠可加重已有的肾脏损害。妊娠可对部分患者的肾功能造成永久性损害。肾功能不全对胎儿的发育有不良影响。糖尿病大血管病尤其心血管病变：有怀孕意愿的糖尿病妇女心功能应该达到能够耐受平板运动试验的水平。

（4）关于孕前药物应用：

对二甲双胍无法控制的高血糖及时加用或改用胰岛素控制血糖，停用二甲双胍以外的其他类别口服降糖药；停用ACEI、ARB、β受体阻滞剂和利尿剂降压药，改为拉贝洛尔或二氢吡啶类钙拮抗剂控制血压；停用他汀类及贝特类调脂药物。鼓励孕前服用叶酸。

2. 孕前血糖目标

在不出现低血糖的前提下，空腹和餐后血糖尽可能接近正常，建议HbA1c<6.5%时妊娠。应用胰岛素治疗者可HbA1c<7.0%，餐前血糖控制在3.9～6.5 mmol/L，餐后血

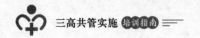

糖在8.5 mmol/L以下。

（五）孕期糖尿病的筛查

1. 高危人群筛查

孕期高血糖危险人群包括：有GDM史、巨大儿分娩史、肥胖、PCOS、一级亲属糖尿病家族史、早孕期空腹尿糖阳性者和无明显原因的多次自然流产史、胎儿畸形史及死胎史、新生儿呼吸窘迫综合征分娩史者等。第一次产检即应筛查血糖，如果空腹血糖≥7.0 mmol/L和（或）随机血糖≥11.1 mmol/L，或75 gOGTT2 h血糖≥11.1 mmol/L，无"三多一少"症状者不同日（应在2周内）重复测定，可诊断妊娠期显性糖尿病。具有GDM高危因素，如第一次产检评价血糖正常，则于孕24～28周行75 gOGTT，必要时孕晚期再次评价。

2. 非高危人群筛查

建议所有未曾评价血糖的孕妇于妊娠24～28周进行75 gOGTT评价糖代谢状态。

（六）孕期糖尿病的管理

1. 饮食和运动的指导

妊娠期间的饮食原则为既能保证孕妇和胎儿能量需要，又能维持血糖在正常范围，而且不发生饥饿性酮症。尽可能选择低生糖指数的碳水化合物。应实行少量多餐制，每日分5～6餐。鼓励孕期运动，包括有氧运动及阻力运动。每次运动时间小于45 min。

2. 血糖监测

SMBG：血糖控制稳定或不需要胰岛素治疗的GDM妇女，每周至少测定一次全天4点（空腹和三餐后2 h）血糖。其他患者酌情增加测定次数。持续葡萄糖监测适用于血糖欠佳的PGDM，尤其是1型糖尿病患者。HbA1c因孕中晚期红细胞转换速度加快，以及受妊娠期贫血影响，HbA1c常常被低估，GDM应用价值有限。PGDM患者的HbA1c结果判定时需考虑影响因素。

3. 血压监测

妊娠期高血压疾病包括妊娠期高血压及慢性高血压合并妊娠，当收缩压≥140 mmHg和（或）舒张压≥90 mmHg时，可考虑降压药物治疗；收缩压≥160 mmHg和（或）舒张压≥110 mmHg，必须降压药物治疗。常用口服降压药包括拉贝洛尔（每次50～150 mg，3～4次/天）、二氢吡啶类钙离子拮抗剂、α受体阻滞剂酚妥拉明。但ACEI和ARB类孕期均不推荐使用。降压过程中需与产科医师密切合作，判断有无子痫前期或更重的妊娠期高血压疾病状态。

4. 体质量管理

孕前肥胖及孕期体质量增加过多均是GDM高危因素。需从孕早期即制定孕期增重计划，结合基础BMI，了解孕期允许增加的体质量。孕期规律产检，监测体质量变化，保证合理的体质量增长。

5. 孕期降糖药物

（1）胰岛素：① 可应用于孕期的胰岛素类型：包括所有的人胰岛素：短效、NPH及预混的人胰岛素。胰岛素类似物有：门冬胰岛素和赖脯胰岛素。② 孕期胰岛素应用方案：对于空腹及餐后血糖均升高，推荐三餐前短效/速效胰岛素+睡前NPH。由于孕期胎盘胰岛素抵抗导致的餐后血糖升高更为显著的特点，预混胰岛素应用存在局限性，不作为常规推荐。

（2）口服降糖药物：多项二甲双胍与胰岛素孕期应用的头对头研究证实了二甲双胍孕期应用的疗效及安全性，国内外针对二甲双胍的多个Meta分析提示，使用二甲双胍在控制餐后血糖、减少孕妇体质量增加以及新生儿严重低血糖的发生方面都有益处。但由于我国尚无二甲双胍孕期应用的适应证，且口服降糖药物用于孕期糖尿病仍缺乏长期安全性的数据，本指南建议孕期不推荐使用口服降糖药。生活方式干预+二甲双胍即可控制血糖的育龄期2型糖尿病患者以及胰岛素抵抗严重应用二甲双胍诱导排卵的PCOS患者，可在服用二甲双胍的基础上怀孕，怀孕后停用二甲双胍。如孕期有特殊原因需要继续服用二甲双胍的患者，应在充分告知孕期使用二甲双胍利弊的前提下，在胰岛素基础上加用二甲双胍。

6. 妊娠期血糖控制目标与低血糖

（1）所有类型的孕期糖尿病血糖控制目标：空腹血糖<5.3 mmol/L、餐后1 h血糖<7.8 mmol/L；餐后2 h血糖<6.7 mmol/L。

（2）孕期血糖控制必须避免低血糖。1型糖尿病低血糖风险最高，其次为2型糖尿病和妊娠期显性糖尿病，GDM低血糖最少。孕期血糖<4.0 mmol/L为血糖偏低，需调整治疗方案，血糖<3.0 mmol/L必须给予即刻处理。

7. 孕期糖尿病产后管理

（1）孕期高血糖对母儿两代人的影响不因妊娠终止而结束。

（2）产后GDM停用胰岛素，PGDM和妊娠期显性糖尿病胰岛素剂量至少减少1/3。

（3）鼓励母乳喂养。

（4）PGDM产后管理同普通人群，妊娠期显性糖尿病产后需要重新评估糖尿病类型及糖代谢状态，GDM需进行短期及长期随访，母儿两代人代谢相关疾病风险均明显

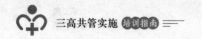

增加。

（5）GDM随访：产后6～12周行75 gOGTT评估糖代谢状态。长期随访：GDM产后1年再行75 gOGTT评价糖代谢状态。之后的随访间期为无高危因素者2～3年OGTT筛查一次。

六、糖尿病与中医药

古人所述消渴病，多以"三多一少"为主要表现，以阴虚为本，燥热为标主论，采用上、中、下三消辨证。而现代，糖尿病多以肥胖为特征。

糖尿病中医称为糖络病，分为脾瘅（肥胖型）和消瘅（消瘦型）两大类型，脾瘅多以过食肥甘、久坐少动为始动因素，以中满内热为核心病机，包括大部分的2型糖尿病；消瘅多以脏腑柔弱、情志怫郁或卫分郁热为始动因素，以气分热盛为核心病机，包括1型糖尿病及部分2型糖尿病转为消渴者。糖尿病全程分为郁、热、虚、损四个自然演变分期。郁阶段多见于糖尿病前期，热阶段多见于糖尿病早期，虚阶段多见于糖尿病中期，损阶段多见于糖尿病晚期。在分类分期基础上，根据不同阶段的核心病机进行分型论治，具体可参照《糖尿病中医防治标准（草案）》及《糖尿病中医药临床循证实践指南》。

近10余年来中医、中药在糖尿病的研究方面逐渐规范化、系统化，研究者分别针对糖尿病前期、糖尿病期以及糖尿病并发症开展了系列循证研究，获得了一些临床证据，为2型糖尿病的防治提供更多的选择。但中医药的长期治疗是否可减少糖尿病慢性并发症发生的风险和中医药长期应用的安全性有待于进一步研究及评估。

（一）治疗建议

（1）2型糖尿病前期气阴两虚证，建议在生活方式干预的基础上，联合口服天芪降糖胶囊。

（2）2型糖尿病气阴两虚证，在单独应用二甲双胍疗效不佳的基础上，建议加用口服津力达颗粒。

（3）2型糖尿病早中期肠道湿热证，建议口服葛根芩连汤。

（4）2型糖尿病早中期肝胃郁热证，建议口服大柴胡汤加减。

（二）糖尿病前期治疗的循证证据

随机、双盲、多中心、安慰剂平行对照的REDUCES研究，纳入IGT患者420例，在生活方式干预基础上，联合服用天芪降糖胶囊12个月，可降低糖尿病发生风险32.1%。

（三）糖尿病治疗的循证证据

在针对192例2型糖尿病，稳定服用二甲双胍血糖仍不达标患者的多中心、随机、双盲、平行对照临床研究中，二甲双胍联合应用津力达颗粒使用3个月可使HbA1c降低0.92%，空腹血糖降低1.34 mmol/L，改善胰岛素抵抗，提高胰岛素敏感性及β细胞功能指数，并明显改善口渴乏力等症状。

在针对224例初发2型糖尿病患者的多中心、随机、双盲、剂量平行对照临床研究中，中医经典名方葛根芩连汤高中剂量组治疗3个月可显著降低患者血糖，并能够改善患者菌群结构及数量，增加肠道有益菌，降低有害菌。

在针对480例初发2型糖尿病（肝胃郁热证）患者的多中心、随机、双盲、安慰剂平行对照临床研究中，大柴胡汤加减方（糖敏灵丸）干预12周后，HbA1c可降低1.03%，空腹血糖降低0.8 mmol/L、2 h餐后血糖降低2.70 mmol/L，显著降低患者体质量、BMI及腰围，明显改善患者口苦、咽干、便秘、胸腹满闷症状。

此外，在糖尿病视网膜病变治疗的研究中见到：① 在223例多中心、随机、双盲、剂量平行对照临床研究中，复方丹参滴丸使用24周可显著改善早期糖尿病视网膜病变患者的眼底荧光血管造影结果和眼底改变。② 在360例早期糖尿病视网膜病变多中心随机对照研究中，应用中药芪明颗粒干预12周能够改善视网膜血循环，减轻视网膜缺血损伤。

第六节　高血糖的随访规范

一、随访方式

（一）"三高之家"

鼓励社区患者家庭自测血糖，通过"三高共管"信息化平台APP终端自动上传后能有效监控血糖控制水平，根据实际情况一般血糖相对平稳者，采取电话随访指导，对于需要健康评估或者血糖控制不达标者或者血糖恶化者，采取预约家庭（全科）医生团队门诊就诊随访，特殊患者家庭（全科）医生社区上门随访等方式随访。

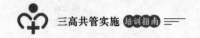

（二）"三高基地"

（1）首席医师通过"三高共管"信息化平台监控"三高之家"的随访情况，并进行考核，并协助"三高之家"随访一些特殊患者、依从性差的糖尿病患者。

（2）对于"三高基地"的家庭（全科）医生从事随访工作，鼓励社区患者家庭自测血糖，通过"三高共管"信息化平台APP终端自动上传后能有效监控血糖控制水平，根据实际情况一般血糖相对平稳者，采取电话随访指导，对于需要健康评估或者血糖控制不达标者、血糖恶化者，采取预约家庭（全科）医生团队门诊就诊随访，特殊患者家庭（全科）医生上门随访等方式随访。

（三）"三高中心"

（1）协助"三高基地"的首席医师随访特殊或者合并症较多患者，及时给予指导意见后再进行处理。

（2）信息化平台监控考核"三高基地"随访情况。

二、随访内容

高血糖医防协同分级随访服务内容为：

（1）"三高之家"随访内容包括患者血糖控制情况、病情是否严重，是否能够由本医疗机构进行管理，为纠正血糖水平需采取何种治疗方案、生活方式和降糖药物的管理；追踪患者总体血糖达标率、血压、血脂和体质量综合达标与低血糖发生情况；分析患者血糖、血压、血脂不达标的原因。

（2）"三高基地"随访内容在"三高之家"基础上，需明确的重点内容是使患者加入到糖尿病自我管理教育和支持（diabetes self management education and support，DSMES）计划中，使心血管危险因素最小化，并采取必要的干预措施。随访心血管危险因素控制情况；追踪患者总体血糖达标率、血压、血脂和体质量综合达标与低血糖发生情况；分析患者血糖、血压、血脂不达标的原因。

（3）"三高中心"随访内容为对新发生心、脑血管病变、肾脏病变、眼底病变、神经病变、外周血管病变或者原有以上并发症者1年进行1次并发症评估，追踪患者并发症发生率情况。

（4）以上随访需要各级进行协同诊疗（表1-43）。

表1-43　高血糖医防协同分级服务清单

序号	项目名称	服务频次			服务提供		
		糖尿病高危人群	糖尿病患者达标管理	糖尿病患者不达标管理	三高之家	三高基地	三高中心
1	开展一次健康评估、面对面签定一份服务协议、建立一份健康档案、制定一个健康管理方案、确定一份服务时间表、发放一本连续服务手册	1年1次			√	协同下级	协同下级
2	口服糖尿病药物指导	–	3个月1次	1个月1次，或根据病情变化调整	√	协同下级	协同下级
3	胰岛素用药指导	–	3个月1次	1个月1次，或根据病情变化调整		√	协同下级
4	健康档案建立维护	3个月1次			√		
5	身高、体质量和BMI	3个月1次			√		
6	血压	6个月1次，高血压根据高血压管理	6个月1次，高血压根据高血压管理	3个月1次，高血压根据高血压管理	√		
7	空腹血糖	6个月1次	1个月1次	1个月1次，血糖大于13.9 mmol/L时1~2周	√	协同下级	
8	餐后血糖	按需			√	协同下级	
9	TC/HDL-c/LDL-c、TG	1年1次，合并高血脂同高血脂管理	6个月1次，合并高血脂同高血脂管理	3个月1次，高血脂根据高血脂管理	√	协同下级	
10	HbA1c	–	6个月1次	3个月1次	√	协同下级	
11	尿常规	–	初诊时进行，后6个月1次		√	协同下级	

序号	项目名称	服务频次			服务提供		
		糖尿病高危人群	糖尿病患者达标管理	糖尿病患者不达标管理	三高之家	三高基地	三高中心
12	尿白蛋白/尿肌酐	–	初诊时进行，后6个月1次		√	协同下级	
13	肌酐/BUN	–	初诊时进行，后6个月1次		√	协同下级	
14	肝功能	–	初诊时进行，后6个月1次		√	协同下级	
15	心电图	–	初诊时进行，后6个月1次		√	协同下级	
16	眼：视力及眼底	–	初诊时进行，后6个月1次			√	协同下级
17	心脏彩超	–	初诊时进行，后1年1次			√	协同下级
18	颈部血管彩超	–	初诊时进行，后1年1次			√	协同下级
19	下肢血管彩超	–	初诊时进行，后1年1次			√	协同下级
20	简易5项神经病变检查	–	初诊时进行，后1年1次			√	协同下级
21	足：足背动脉搏动	–	初诊时进行，后3个月1次		√		
22	神经病变传导速度检查	–	初诊时进行，后1年1次			√	协同下级
23	内脏脂肪检测	–	初诊时进行，后1年1次			√	协同下级
24	新发或原有并发症评估						
	心血管病变	初诊时进行，后1年1次				协同上级	√
	脑血管病变	初诊时进行，后1年1次				协同上级	√

序号	项目名称	服务频次			服务提供		
		糖尿病高危人群	糖尿病患者达标管理	糖尿病患者不达标管理	三高之家	三高基地	三高中心
	肾脏病变	初诊时进行，后1年1次				协同上级	√
	眼底病变	初诊时进行，后1年1次				协同上级	√
	神经病变	初诊时进行，后1年1次				协同上级	√
	外周血管病变	初诊时进行，后1年1次				协同上级	√

注：各项指标异常，需要根据结果和医生医嘱，增加随访次数，*各级协同机构除可以发起本级服务项目外，也可以根据病情需要发起下级未开立的服务事项，本清单之外的医疗项目按照其他有关规定执行。常规血糖达标管理面对面随访次数2~4次，血糖管理不达标面对面至少随访达4~6次以上，根据病情可以增加随访次数；根据患者病情进展，半年调整1次管理级别。

第七节 高血糖管理考核规范

一、三高之家

（一）健康评估率

健康评估率是指"三高之家"所在医疗机构随访的高血糖（糖尿病和糖尿病前期）患者进行健康评估人数占辖区高血糖患病总人数的比例。

计算公式：健康评估率=随访的高血糖（糖尿病和糖尿病前期）患者进行健康评估人数/同时期或者年内辖区随访（糖尿病和糖尿病前期）总人数×100%

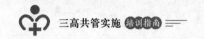

年内辖区高血糖（糖尿病和糖尿病前期）患病总人数＝辖区常住成年人口总数×0.8×成年人高血糖（糖尿病和糖尿病前期）患病率。糖尿病患病率按患病率10.96%计算，糖尿病前期患病率按32.10%计算，同时期至少有一次随访或体检记录或者年内至少有一次随访或体检记录。

（二）规范管理率

规范管理率是指"三高之家"所在医疗机构规范管理的高血糖（糖尿病和糖尿病前期）患者人数占辖区高血糖（糖尿病和糖尿病前期）患病总人数的比例。

计算公式：规范管理率=按规范要求进行高血糖（糖尿病和糖尿病前期）管理的人数/同时期或者年内辖区高血糖（糖尿病和糖尿病前期）患病总人数×100%

同时期或者年内至少有四次及以上随访或体检记录。根据病情评估不同风险级别情况，要求增加随访次数，6个月调整1次风险级别。

（三）规范协诊率

规范协诊率=按照规范（无不及时和无误转/漏转）转诊糖尿病人数/同时期或者年内辖区糖尿病患病总人数×100%

包括线上、线下转诊，规范转诊即及时转诊不超过48小时，无误转/漏转。

（四）治疗率

治疗率＝药物或非药物治疗患者数／同时期或者年内已管理总人数×100%

（五）规律服药率

规律服药率=遵照医生医嘱规律服用降压药物糖尿病患者数／同时期或者年内已管理服用降压药物糖尿病人数×100%

"规律用药"是指当年9个月（或每个月服药天数在75%以上）及以上时间坚持服用1种及以上降血糖药物治疗。

（六）管理糖尿病血糖达标率

管理糖尿病血糖达标率=同时期或年内随访糖尿病血糖达标人数/同时期或年内已管理糖尿病人数×100%

达标要求空腹血糖小于3.9～7.0 mmol/L，餐后2小时或者随机血糖小于107.0 mmol/L，HbA1c小于7.0%。

二、三高基地

（一）健康评估率

健康评估率是指"三高基地"所在医疗机构随访的高血糖（糖尿病和糖尿病前

期）患者进行健康评估人数占辖区高血糖患病总人数的比例。

计算公式：健康评估率=随访的高血糖（糖尿病和糖尿病前期）患者进行健康评估人数/同时期或者年内辖区随访（糖尿病和糖尿病前期）总人数×100%

年内辖区高血糖（糖尿病和糖尿病前期）患病总人数＝辖区常住成年人口总数×0.8×成年人高血糖（糖尿病和糖尿病前期）患病率。糖尿病患病率按10.96%计算，糖尿病前期患病率按32.10%计算。

（二）规范管理率

规范管理率是指"三高基地"所在医疗机构规范管理的高血糖（糖尿病和糖尿病前期）患者人数占辖区高血糖（糖尿病和糖尿病前期）患病总人数的比例。

计算公式：规范管理率=按规范要求进行高血糖（糖尿病和糖尿病前期）管理的人数/同时期或者年内辖区高血糖（糖尿病和糖尿病前期）患病总人数×100%

同时期或者年内至少有四次及以上随访或体检记录。根据病情评估不同风险级别情况，要求增加随访次数，6个月调整1次风险级别。

（三）规范协诊率

规范协诊率包括线上、线下转诊，规范转诊即及时转诊不超过48小时，无误转/漏转。

（四）治疗率

治疗率=药物或非药物治疗患者数/同时期或者年内已管理总人数×100%

（五）规律服药率

规律服药率=遵照医生医嘱规律服用降压药物糖尿病患者数/同时期或者年内已管理服用降压药物糖尿病人数×100%

"规律用药"是指当年9个月（或每个月服药天数在75%以上）及以上时间坚持服用1种及以上降血糖药物治疗。

（六）管理糖尿病血糖达标率

管理糖尿病血糖达标率＝同时期或年内随访糖尿病血糖达标人数/同时期或年内已管理糖尿病人数×100%

达标要求空腹血糖小于3.9～7.0 mmol/L，餐后2小时或者随机血糖小于107.0 mmol/L，HbA1c小于7.0%。

（七）糖尿病并发症评估和筛查率

（1）心血管（冠心病、血运重建、心肌梗死、心绞痛、心力衰竭、心律失常）、脑血管（TIA、缺血性脑卒中、脑出血）及糖尿病肾病（微量白蛋白尿、慢性肾功能不全、尿毒症、血液透析）、糖尿病视网膜病变、神经病变等慢性并发症患病率。

计算公式=同时期或年内随访发生并发症人数/同时期或年内已管理糖尿病人数×100%

（2）急性并发症如低血糖症、糖尿病酮症或DKA、高血糖高渗状态（Hyperglycemic Hyperosmolar Status，HHS）和乳酸酸中毒伴高血糖等急性并发症患病率。

计算公式=同时期或年内随访发生急性并发症人数/同时期或年内已管理糖尿病人数×100%

（3）呼吸系统、消化系统、泌尿系统及皮肤系统等感染并发症患病率

计算公式=同时期或年内随访发生感染并发症人数/同时期或年内已管理糖尿病人数×100%

三、三高中心

（一）健康评估率

健康评估率是指"三高中心"所在医疗机构随访的糖尿病患者进行健康评估人数占辖区糖尿病患病总人数的比例。

计算公式：健康评估率=随访的糖尿病患者进行健康评估人数/同时期或者年内辖区随访糖尿病总人数×100%

年内辖区糖尿病患病总人数=辖区常住成年人口总数×0.8×成年人糖尿病患病率。糖尿病患病率按患病率10.96%计算。

（二）规范协诊率

规范协诊率=按照规范（无不及时和无误转/漏转）转诊糖尿病人数/同时期或者年内辖区糖尿病患病总人数×100%

包括线上、线下转诊，规范转诊即及时转诊不超过48小时，无误转/漏转。

（三）糖尿病并发症评估和筛查率

（1）心血管（冠心病、血运重建、心肌梗死、心绞痛、心力衰竭、心律失常）、脑血管（TIA、缺血性脑卒中、脑出血）及糖尿病肾病（微量白蛋白尿、慢性肾功能不全、尿毒症、血液透析）、糖尿病视网膜病变、神经病变等慢性并发症患病率。

计算公式=同时期或年内随访发生并发症人数/同时期或年内已管理糖尿病人数×100%

（2）急性并发症如低血糖症、糖尿病酮症或DKA、高血糖高渗状态（Hyperglycemic Hyperosmolar Status，HHS）和乳酸酸中毒伴高血糖等急性并发症患病率。

计算公式=同时期或年内随访发生急性并发症人数/同时期或年内已管理糖尿病人数×100%

（3）呼吸系统、消化系统、泌尿系统及皮肤系统等感染并发症患病率。

计算公式=同时期或年内随访发生感染并发症人数/同时期或年内已管理糖尿病人数×100%

第二章

高血糖三级协同一体化管理工作标准

第一节 高血糖三级协同医防融合机构建设标准

在"三高共管""三级协同、医防融合"一体化体系中，高血压病、糖尿病、高脂血症的综合防治服务均以"三高之家""三高基地""三高中心"的形式统一呈现，同时符合各疾病的一体化防治要求，高血压、高血糖、高脂血症不再出现各自的防治组织名称。目前高血糖尤其糖尿病的诊疗主要是糖尿病高级专科中心承接，重点诊疗二级学科为内分泌科，因此主要归于糖尿病中心进行合理规范管理。

一、三高之家建设标准

"三高之家"是高血糖"三级协同、医防融合"机构的最基础工作单元，也是高血糖一体化医防融合体系的网底。主要设置在基层医疗机构，由家庭（全科）医生所在的卫生室或社区服务站、卫生院或社区卫生服务中心组成。也可以设置在有全科（家庭）医生的二级及以上医疗机构全科医学科或老年医学科。"三高之家"及其家庭（全科）医生承担对签约的社区人群尤其是高危人群进行糖尿病的筛查及健康教育，能够完成大多数稳定期高血糖患者的连续性诊疗和持续健康管理服务，根据高血糖尤其糖尿病签约服务包提供年度签约服务。承担签约的糖尿病患者及前期人群管理档案的维护。承担需要上一级协同诊疗的签约高血糖患者的对接与转诊服务。同时承担职责范围内高血压和高血脂医防融合职责。

1.基本条件

（1）功能布局要求：在家庭（全科）医生诊室设置候诊椅、有符合要求的"三高之家"统一标志的诊桌，有定期校准的血糖仪、血脂仪、水银柱血压计或经过验证的电子血压计、身高体重秤、腰围尺等检测设备，具备符合工作要求的电脑及网络。工作量较大、有两个以上家庭（全科）医生工作室的机构，可以设置专门"三高共管"健康管理室，用于测量血糖、血压、身高体质量、信息录入和其他健康管理工作。

（2）人员配置及技术要求：具有经过"三高共管"医防融合培训认证的家庭（全科）医生或内科医师、有支撑其开展"三高共管"工作的上一级"三高共管"首席医师和公卫医师（可由卫生院或社区卫生服务中心指定），工作量大的家庭（全科）医生可以配备社区护士，以提高工作效率，可以以家庭（全科）医生团队的组织形式开展工作。家庭（全科）医生负责高血糖尤其糖尿病患者签约和诊疗、康复、健康教育、随访服务，如果配备社区护士，则其应协助家庭（全科）医生进行签约服务、日常诊疗、转诊、健康教育及上门服务等工作。

2. 组织管理

通过"三高之家"向签约患者提供高血糖医防融合一体化服务是卫生室、社区卫生服务站的主要工作任务，必须在经过高血糖医防融合培训和认证的上一级机构的统一组织下，按照统一工作标准、诊治规范和流程开展工作，服从上一级（"三高基地"）医防融合机构的管理和质量控制，认真执行医疗质量和安全的相关管理制度、各级各类人员岗位职责。做好高血糖医防融合工作信息的登记与上报。

3. 服务要求

"三高之家"是高血糖防治的第一线，是确保糖尿病患者和高危人群获得持续管理的关键，具有无可替代的作用。"三高之家"必须担负起高血糖检出、登记、治疗及随访管理的职责。掌握社区糖尿病患者和高危人群基本情况，同时知晓社区高血糖患病率及具体的患病个体，主动采取相应的干预措施。筛查方式主要通过高危人群系统筛查、机会性检查（日常医疗服务时）及60岁以上每年健康查体筛查，确保糖尿病患者检出率，做好稳定期糖尿病管理和诊疗所需的转诊工作，与上级机构一起做好高血糖的无缝隙一体化协同诊疗工作。服务标准参考《"三高共管""三级协同"标准化操作手册》、《"三高共管""三级协同"服务模式指南》及《"三高共管""三级协同"信息化系统操作标准化手册》。

4. 信息化管理

"三高之家"需要安装统一的"三高共管"信息化管理系统，在上级专科医生的指导下，通过信息化平台实施高血糖患者尤其糖尿病患者的协同诊疗，为高血糖患者尤其糖尿病患者提供精准的融饮食、运动、用药、教育、监测等综合措施一体化的规范管理，提高管理率，对于需到上一级就诊的患者开通转诊绿色通道。对签约的高血糖前期人群进行预防管理。

二、三高基地建设标准

"三高基地"是高血糖"三级协同、医防融合"体系的核心工作单元，是高血糖一体化工作的枢纽，具有重要的承上启下作用，具备条件的机构可以承担高血糖初级专科中心职责。主要设置在经过"三高共管"医防融合一体化培训和认证的卫生院或社区卫生服务中心。也可以在二级及以上的医院依托糖尿病专科、全科医学科或老年医学科等科室组建综合性"三高基地"，承担对负责范围内的"三高之家"的组织管理、工作指导、培训考核、质量控制、承接转诊等工作。卫生院、社区卫生服务中心的家庭（全科）医生同时要承担"三高之家"职责，完成一定数量的高血糖签约服务工作。二级及以上综合医院可以不设置"三高之家"、只承担"三高基地"的高血糖初级专科中心工作，如若同时承担"三高之家"工作，必须有固定的家庭（全科）医生，开展高血糖签约服务，接受相关工作考核。"三高基地"由辖区卫生健康主管部门划定区域，承担覆盖范围内的高血糖并发症筛查和管理任务，能力范围内的继发性糖尿病患者初步诊断、"三高之家"难以控制的高血糖或存在明显并发症或疑难复杂情况的患者诊治，对于超出自身诊疗能力的患者，具有及时联系上一级机构协同诊疗的职责。同时承担职责范围内高血压和高血脂"三级协同、医防融合"的工作任务。

1. 基本条件

（1）功能布局要求：设置符合标准的"三高基地"候诊室、健康宣教室、诊室及并发症筛查室。在"三高之家"设备设施之外，配备糖化血红蛋白仪、心电图机、心血管超声、生化检验，要求配备128 Hz音叉、10 g尼龙单丝、叩诊锤、免散瞳眼底相机、尿微量白蛋白检测仪，或者在第三方支持下，能开展所需的检验检测及影像检查项目。

（2）人员配置及技术要求：同时承担"三高之家"任务的卫生院、社区卫生服务中心和二级及以上医院，原则上按照每个家庭（全科）医生承担500名高血糖签约服务量安排工作，"三高基地"高血糖首席医师（达到初级糖尿病专科认证水平）管理10个"三高之家"，每个"三高基地"公卫医师管理10~20个"三高之家"。检验、心血管超声、心电图等项目按照有关标准配备。"三高基地"可以统筹机构内的"三高之家"

相关工作。

2. 组织管理

区卫健局要指定专人负责辖区内"三高基地"和"三高之家"的建设与管理，将"三高共管"纳入慢病防治体系和慢病防治行动计划。设立"三高基地"的医疗机构，要成立由分管领导和有关职能部门、相关科室组成的领导小组，主要领导要定期调度"三高共管"医防融合工作，将"三高共管"列入医院重要议事日程，严格按照统一工作标准、诊治规范和流程，建立高血糖诊治质量和安全的相关管理制度、各级各类人员岗位职责并认真执行。与上级机构、所辖的"三高之家"一起做好高血糖的无缝隙一体化协同诊疗工作。作为高血糖医防融合工作枢纽，及时监测指导"三高之家"工作，与上一级"三高中心"保持密切联系，及时解决辖区患者面临的问题，确保"三级协同"体系平稳运转。依据国家高血糖诊治规范及指南制定的高血糖诊治流程进行工作，由专人负责高血糖相关信息的登记与上报。建立落实定期考核制度及工作流程的持续改进措施。设置由首诊医生负责的高血糖随访、健康宣教、继续教育等岗位。

3. 服务要求

"三高基地"是高血糖防治的核心，起到承上启下的作用，需统筹区域内高血糖的医防融合一体化，是"三级协同"平滑运行的关键，除了担负起"三高之家"的一些基础性工作，需要进一步对高血糖合并症及并发症检查，如血糖、血脂、心电图、肾功能、尿常规的检查，进行心血管危险因素分层。做好一般性糖尿病患者双向转诊工作，对于疑难急危重症患者、危难治性、继发性糖尿病病人或存在多脏器损伤严重疾病患者及时转诊到"三高中心"依托的上级医院，"三高基地"首席医师承担启动药物联合治疗（3联或联合胰岛素方案）制定和家庭（全科）团队的培训工作。服务标准参考《"三高共管""三级协同"标准化操作手册》《"三高共管""三级协同"服务模式指南》及《"三高共管""三级协同"信息化系统操作标准化手册》。

4. 信息化管理

"三高基地"要统一安装"三高共管"信息化管理系统，通过信息化平台指导"三高之家"对高血糖患者的健康管理、危险因素筛查、双向转诊和质量控制。对"三高之家"发现的初诊高血糖患者要及时进行复核，对于稳定期糖尿病患者的治疗方案定期审核，对于要求上转的患者要及时开通绿色通道，对于糖尿病疑难急危重症要立即接诊妥善处置。"三高基地"所在的医疗机构要完善疑难急危重症患者、危难治性、继发性糖尿病病人或存在多脏器损伤严重疾病患者及心脑血管病、肾脏、眼底病

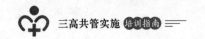

变、神经病变、外周血管病变等并发症的救治流程，对相关数据及时读取和管理。

三、三高中心建设标准

"三高中心"是高血糖"三级协同、医防融合"体系的支撑工作单元，是体系中的最高级机构，是高血糖的高级专科中心，发挥着体系内学术支撑、业务支撑、组织管理支撑作用。主要设置在设有糖尿病（代谢）亚专科病房的二级及以上医疗机构，除具备高血糖"三高之家"和"三高基地"的必备条件外，还拥有多学科、更为高级的技术、更规范科学的诊疗流程，其专业化程度更高，能够对难治性、特殊类型、继发性糖尿病及急危重症患者进行诊治和救治，并提供重症患者内外科医疗、专门性检查（如心脏超声、颈部血管超声、颅脑CT检查等），能够完成特殊类型糖尿病、继发性糖尿病诊断、心脑肾眼神经和外周血管并发症诊断和治疗。"三高中心"可以仅承担高血糖高级专科中心职责，也可以同时承担"三高基地""三高之家"工作，相关工作按照相应标准管理和考核。对于辖区内"三高基地"能力覆盖不足的，"三高中心"要统筹安排力量，完成"三级协同、医防融合"工作。"三高中心"由市级卫生健康主管部门划定区域，承担覆盖范围内的初级糖尿病专科中心的指导、糖尿病并发症防治管理、特殊类型和继发性糖尿病病人诊断、"三高基地"难以控制的高血糖或存在明显并发症或其他复杂情况的患者诊治职责。同时承担职责范围内高血压和高血脂"三级协同、医防融合"的工作任务。

"三高中心"所在机构要统筹"三高共管"工作，设立"三高共管"办公室，作为"三高中心"联合工作场所，统筹各有关业务科室的"三高中心"工作，统筹高血压和高血脂医防融合工作。

1.基本条件

（1）功能布局要求。

在医院的门诊区域集中设置与工作量相适应的标准化"三高中心"候诊室、健康宣教与小组治疗室、普通和专家诊室、并发症筛查室和血尿标本采集室，根据工作量和工作性质由相关科室安排相应人员集中工作。同时承担"三高之家""三高基地"工作的医院，其"三高之家"和"三高基地"可以在"三高中心"所在区域集中设置，也可以在家庭（全科）医生工作场所设置，但必须符合"三高之家"和"三高基地"的设置要求。"三高中心"所在医疗机构的下列检查室要设置"三高共管"统一标识，并有明显的导向指示：① 实时动态血糖监测和胰岛素泵治疗室；② 四肢动脉硬化检测室；③ 高血糖相关的医学影像室（放射、超声、CT等）；④ 血液透析和腹膜透析室；⑤ 神经传导速度检测室；⑥ 内脏脂肪检测室；⑦ 糖尿病足清创换药室等。

（2）人员配置及技术支撑。

1）"三高中心"人员。

集中设置的"三高中心"要配备经培训认证的与高级糖尿病专科中心能力匹配的相关专业医生，保证每天有一名副高以上的专科医生参与日常工作。为保持工作连续性，"三高中心"负责人要相对固定。依托内分泌科及糖尿病亚专业门诊设置的"三高中心"，各相关科室要固定一名工作协调员，所在科室要统一设置标准的诊疗环境，要指定科主任以上级别负责人协调"三高共管"行政事务和业务协调。"三高中心"带领支撑一定数量的"三高基地"开展工作，符合条件经过认证的医生和护士均可参与"三高中心"工作，原则上每名专科医生至少支持2家"三高基地"协同诊疗工作，根据需要安排一定数量的护理人员参与工作。

2）必备的亚专科支撑和高级专科技术人员。

为确保"三高中心"完成"三高共管"亚专科支撑任务，所在的医疗机构还需配备以下亚专科和相应的高级专科技术人员：① 设有内分泌的糖尿病亚专业，有至少1名以上副主任医师职称以上医生负责日常继发性高血压门诊和病房患者诊治工作，配置主治医师和住院医师2名，配合副主任医师工作；② 设有心血管内科糖尿病心肌病变亚专业，有至少1名以上副主任医师职称以上医生负责日常心肌病变门诊和病房患者诊治工作，配置主治医师和住院医师4名，配合副主任医师工作；③ 设有神经内科脑卒中亚专业，有至少1名以上副主任医师职称以上医生负责日常脑卒中门诊和病房患者诊治工作；④ 设有肾脏内科糖尿病性肾病亚专业，至少1名以上副主任医师职称以上医生能够诊治糖尿病性肾病、终末期肾病，按照血液透析机数量配置合适比例的医生和护理人员，能够开展内血液净化和腹膜透析治疗，20台以上血液透析机配备一名技师；⑤ 设有创面修复外科亚专业，1名以上副主任医师职称以上医生处理各种复杂难治性创面；⑥ 设有血管介入亚专业，有专职的血管介入科医生完成下肢动脉狭窄或者闭塞的介入治疗；⑦ 设有眼科的糖尿病视网膜病变亚专业，并配备合适的眼底血管荧光造影和激光治疗专业人员；⑧设有与"三高中心"相适应的检验、超声、影像及病理技师。

2. 组织管理

社区的市卫健委负责规划和认定"三高中心"布局和建设，将"三高共管"工作体系纳入全市慢病防治体系和慢病防治行动计划，指定专人负责辖区内"三高中心"管理。"三高中心"所在机构要有分管院长统筹"三高共管"工作，设立"三高共管"

办公室，作为"三高中心"联合工作场所，设置"三高中心"办公室主任统筹各有关业务科室的"三高中心"工作，统筹高血压和高血脂医防融合工作。成立以内分泌科医生团队为主体的高血糖医防融合协同诊疗小组，高血糖医防融合协同诊疗小组以高血糖诊治相关规范为依据，按照高血糖相关诊治指南，制定实施"三高中心"及其所辖的"三高基地""三高之家"统一工作标准、诊治规范和质量控制，建立专人负责的高血糖医防融合协同诊疗管理制度、质控制度、例会制度、培训制度、周调度会议制度及绩效考核制度和信息上报制度，设置专人负责的高血糖健康宣教、继续教育、科研工作小组。开展各种高血糖流行病学调查工作，参与临床药物试验，同时参与高血糖基础与临床研究。

3. 信息化管理

"三高中心"需要安装统一的"三高共管"信息化管理系统，需要搭建和协助搭建"三高中心"协诊运行和数据传输网络平台，基本网络建设局域网、外网、接入HIS诊疗系统、和HIS系统对接。不断完善信息化平台的功能，指导数据库分析和汇总，及时修订相关制度和流程，改进工作计划和措施。通过信息化平台联合"三高之家""三高基地"对高血糖患者提供精细化的融饮食、运动、用药、教育、检测等综合措施一体化的连续在线管理，检测和干预数据自动导入患者病历中，为医生诊疗和患者长期管理提供全面的数据支持。三级机构间实行线上协同诊疗，制定数据库的管理规范、使用细则及监督管理制度，并有数据的审核制度，确保数据库的真实、客观、准确，配备专职或兼职的数据管理员，负责数据日常整理、导出、读取等管理工作，对相关人员进行数据库使用方法和相关制度的培训。使针对患者的诊断、用药情况、检测、随访事件等数据可以溯源。

"三高中心"各分中心应根据要求，搭建和协助搭建"三高中心"运行和数据传输所需要的基本网络。基本网络建设包括：专用局域网、专用外网、各中心接入LIS系统、各中心与HIS系统数据对接等四方面的内容。整体网络拓扑图见图2-1。

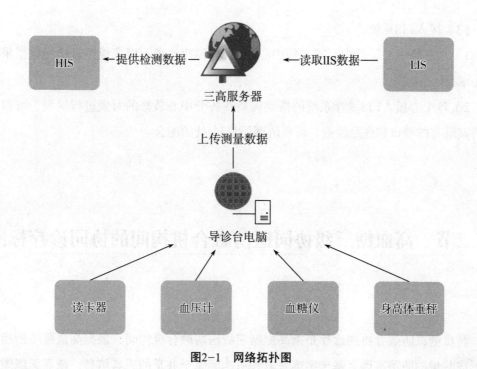

图2-1　网络拓扑图

（1）专用局域网。

1）"三高中心"内部流程需要搭建一个专用内部局域网，进行患者登录、检测设备检测、患者信息登录和报告打印等业务流程。

2）专用局域网的搭建需要在各分中心装修的时候进行规划，可以使用科室既有的端口和线路改造或者布设无线信号，需要协调信息科/处的配合。

3）患者登录区、基础检测区、患教区、有创检测区、医生诊室、信息登录区等功能区均需放置多个内部专用局域网端口和布置对应的网线或无线信号，内部专用局域网端口需要做好标记，与别的端口进行有效区分。

（2）专用外网。

1）"三高中心"各分中心需要部署专用外网，该外网主要用于各分中心测量设备与三高服务器进行交互和数据同步。

2）专用外网的搭建需要在各分中心装修的时候进行规划。

3）外网要求：

① 确保可以访问 Internet 的网络环境；

② 确保可以使用路由器链接医院内部局域网；

③ 如具备条件优先使用无线网络覆盖。

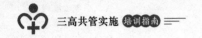

（3）接入LIS系统。

1）"三高中心"分中心需要使中心接入LIS诊疗系统，以完成患者检测数据采集的需求。

2）各中心接入LIS诊疗系统的搭建需要在各分中心装修的时候进行规划，可以使用科室既有的端口和线路改造，需要协调信息科/处的配合。

第二节　高血糖三级协同医防融合机构间的协同诊疗标准

高血糖医防融合协同诊疗是指高血糖三级医防融合机构间，根据高血糖防治指南和形成共识的防治准则，基于实施获取和机构间完全共享的患者信息，依靠无缝隙的互联网信息化系统，按照各级机构职责和能力分工合作形成的整合式线上诊疗行为。

一、"三高之家"的协同诊疗

"三高之家"对高血糖高危人群和前期人群、糖尿病患者按照"六个一"的标准开展工作："开展一次健康评估、面对面签定一份服务协议、建立一份健康档案、制定一个健康管理方案、确定一份服务时间表、发放一本连续服务手册"。在管理服务过程中如果出现超出"三高之家"服务能力、治疗效果不理想、管理对象依从性差等情况时，应及时进行协同诊疗。

1. 线上协同诊疗

建立管理档案的高血糖高危人群和前期人群，在监测过程中或随机门诊中出现以下情况：

（1）空腹血糖高于11.1 mmol/L或者随机血糖高于13.9 mmol/L；

（2）评估糖尿病动脉粥样硬化性心血管疾病（atherosclerotic cardiovascular disease，ASCVD）升级达极高危患者；

（3）血压明显升高（大于160/100 mmHg）；

（4）LDL-c ≥ 4.9 mmol/L或者TG≥5.7 mmol/L；

（5）其他与高血糖和心脑肾眼外周血管脏器损害相关的征象。

　管理中的糖尿病患者，出现以下情况时：

（1）社区初诊的糖尿病患者；

（2）初诊糖尿病患者达到药物治疗标准，实施药物治疗一个月后血糖不能够有效控制，空腹血糖高于11.1 mmol/L或者随机血糖高于13.9 mmol/L需启动药物联合治疗（3联或联合胰岛素方案）或者随机血糖＜3.9 mmol/L，无论是否有症状，均应考虑有低血糖；

（3）评估糖尿病ASCVD升级达极高危患者；

（4）血压明显升高（大于160/100 mmHg）；

（5）LDL-c ≥ 4.9 mmol/L或者TG≥5.7 mmol/L；

（6）其他情况。

2. 线下转诊与绿色通道

"三高之家"的管理对象，出现以下情况时，需要立即进行线下转诊并开启绿色通道：

（1）在协同诊疗过程中，"三高基地"确认需要线下面诊时，"三高之家"应及时启动线下转诊流程。

（2）社区初诊的糖尿病患者，如有以下情况之一：

1）空腹血糖高于13.9 mmol/L或者随机血糖高于16.7 mmol/L，或者出现糖尿病急症症状；

2）可能存在靶器官损害需要进一步评估治疗；

3）怀疑继发性或者特殊类型糖尿病患者；

4）妊娠合并高血糖和哺乳期合并高血糖。

（3）在社区随访的糖尿病患者，如有以下情况之一：

1）采用2种以上控制血糖药物规律治疗，经3个月协同诊疗血糖仍然不达标；

2）血糖控制平稳的患者，再度出现血糖升高并难以控制，血糖达到或超过空腹血糖，高于13.9 mmol/L或者随机血糖高于16.7 mmol/L，可疑糖尿病酮症酸中毒、高血糖高渗状态、乳酸酸中毒等或症状明显或伴有心、脑、肾、眼等急性并发症中2个器官损害的临床症状；

3）血糖波动大，严重或频发低血糖，血糖＜2.8 mmol/L，无论是否有症状，均应考虑有严重的、需要关注的显著低血糖，体质量增加或不明原因消瘦，发生其他药物不良反应者；

4）随访过程中出现新的严重临床疾病或原有疾病加重；

5）糖尿病伴有多重危险因素或靶器官损害而处理困难。

（4）合并其他严重情况。

二、"三高基地"的协同诊疗（包括线上向下协同内容、线上向上协同、预约诊疗、绿色通道）

"三高基地"是高血糖"三级协同、医防融合"体系中的枢纽，具有重要的承上启下作用，对高血糖高危人群、糖尿病患者按照初级专科中心标准规范进行管理，当日解决覆盖范围内"三高之家"发起的线上协同诊疗需求，及时发起需要"三高中心"线上协同诊疗的需求，对于所辖"三高之家"要求的线下转诊需求要及时对接，紧急情况下要立即开通绿色通道，使"三高之家"的危急患者能通过绿色通道及时转至基地或"三高中心"所在的机构，必要时安排医护力量护送。

1. 线上协同诊疗

线上协同诊疗是"三高基地"糖尿病首席医师的主要工作内容。

（1）与"三高之家"的协同诊疗：每日常规处理所辖"三高之家"的协同诊疗需求。

（2）与"三高中心"的协同诊疗：

1）经"三高基地"糖尿病首席医师参与协同诊疗，已采用（3联降糖药物或联合胰岛素方案）规律治疗，3个月血糖仍然不达标；

2）血糖达到或超过空腹血糖高于13.9 mmol/L或者随机血糖高于16.7 mmol/L，或合并3个以上其他心血管疾病危险因素或合并靶器官损害，存在相关疾病的患者3个月内进行一次线上协同诊疗；

3）心脑肾眼等重要靶器官损害，出现器官功能异常的；

4）治疗效果不理想、患者依从性差或合并其他情况，"三高基地"糖尿病首席医师认为需要进行协同诊疗的。

2. 向上转诊与绿色通道

（1）经协同诊疗，限于"三高基地"诊治能力和条件，糖尿病首席医师认为病人需要到"三高中心"面诊和检查评估的，"三高基地"应完成面诊和检查时间预约、检查申请开立、患者引导及面诊和检查评估前注意事项的准备等工作，并跟踪面诊及检查评估结果，及时调整治疗方案。

（2）在协同诊疗过程中，"三高中心"确认需要线下面诊时，"三高基地"应及时启动线下转诊流程。

（3）"三高基地"糖尿病首席医师无法解决的糖尿病急症、合并严重靶器官损害并影响功能，24小时内有可能会发生变化的，应立即转诊并开启绿色通道。"三高基地"首席医师在线上发起转诊的同时，要同步采用其他最快捷可靠的方式与上级"三高中心"进行确认，必要时安排人员陪同。

三、"三高中心"的协同诊疗

"三高中心"是高血糖"三级协同、医防融合"机构的最高级支撑机构，按照高级糖尿病专科中心标准规范进行管理，负责解决"三高基地"能力之外的问题。其工作场景分为线上协同诊疗和线下病人面诊两方面。原则上只接受所辖的"三高基地"发起的协同诊疗和转诊，原则上不接受"三高之家"的越级协同诊疗和转诊要求。

1. 线上协同诊疗

每日常规处理所辖"三高基地"的协同诊疗需求。根据工作需要可以调整协同诊疗启动标准，经批准并嵌入信息系统后实施。

2. 线下接诊与转诊绿色通道

（1）院内普通门诊接诊的糖尿病患者，应转至"糖尿病中心"经评估后按以下方式进行持续管理：

1）本院设有"三高之家""三高基地"的，可以承接普通门诊转诊的高血糖签约和持续管理。

2）本院不承担"三高之家""三高基地"职责的，需要经"三高中心"将患者信息通过平台转至患者所在社区由家庭医生签约和实施管理。

（2）"三高基地"向上转诊的患者，应统一由"三高中心"固定人员接诊并按照诊疗规范实行。"三高中心"工作人员要及时应答转诊需求，需要开通绿色通道的，由"三高中心"做好对接，妥善安排流程，确保转诊患者能及时就诊并绕行医院挂号、预约排队等环节。

四、高血糖医防融合一体化协同诊疗流程

该流程详见第三章第五节高血糖管理流程。

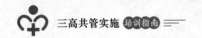
第三节　高血糖三级协同医防融合机构的培训与教育

　　培训与教育工作是高血糖"三级协同"管理的重要工作内容和职责，因为高血糖"三级协同"的目标是规范我国高血糖患者的诊治和管理，提高高血糖患者的知晓率、治疗率和达标率，最大限度地降低心血管发病和死亡的总体危险。由于所涉及到的部门较多，例如在医院内部，除了以内分泌科为核心外，心血管内科、神经内科、肾内科、创面修复科、眼科、血管介入科等相关临床学科、放射科（含CT室）、超声科、检验科等辅助检查科室以及医务管理等部门均与高血糖"三级协同"的规范化建设与日常运作具有密切的关系；此外，高血糖"三级协同"必须与当地和周边的基层医院或社区医疗机构等进行紧密合作才能充分发挥其技术和社会效益。因此，规范化的高血糖"三级协同"是一个系统工程，必须建立整体的诊治原则、协同和管理机制以及制订相应的实施细则，但上述原则通常是由内分泌科负责制订，其他相关部门对高血糖"三级协同"的运作机制、要求、体系和各项流程并不了解，必须经过反复的教育、培训和演练，使高血糖"三级协同"所涉及到的各有关部门、人员在全面了解高血糖"三级协同"的主要目标和运作机制的基础上，明确自身的职责和任务，才能使整个高血糖"三级协同"系统正常运行，并发挥各部门和人员的主观能动性，推动高血糖"三级协同"工作质量的持续改进，最终形成良好的区域内三级协诊制度。

一、"三高之家"的培训

1. 家庭（全科）医生

（1）培训家庭（全科）医生的岗位职责，制定年度培训计划并按照计划进行。

（2）培训适合家庭（全科）医生的国内外有关高血糖、高血压、高血脂管理指南和专家共识。

（3）培训《"三高共管""三级协同"标准化操作手册》《"三高共管""三级协同"服务模式指南》及《"三高共管""三级协同"信息化系统操作标准化手册》等相关内容。

（4）培训"三高之家"的家庭（全科医生）针对高血糖、高血压及高血脂诊疗过程中的数据采集及汇总数据库。

2. 护士

（1）培训护士岗位职责，制定年度培训计划并按照培训计划进行。

（2）培训慢病护理和基础护理实践技能。

（3）培训高血糖、高血压、高血脂健康宣教知识及"三高共管""三级协同"服务手册。

（4）培训日常工作流程。

3. 公共卫生医师

（1）培训公共卫生医师的岗位职责，制定年度培训计划并按照计划进行。

（2）培训高血糖、高血压、高血脂患者的健康管理及"三高共管""三级协同"服务手册。

（3）培训基本公共卫生服务项目的管理流程和工作制度。

二、"三高基地"的培训

（1）培训首席医生的岗位职责，制定年度培训计划并按照计划进行。

（2）培训首席医生有关高血糖、高血压、高血脂管理指南和专家共识。

（3）培训《"三高共管""三级协同"标准化操作手册》《"三高共管""三级协同"服务模式手册》及《信息化系统操作标准化手册》。

（4）培训针对高血压、高血糖及高血脂诊疗过程中的数据汇总及分析。

三、"三高中心"的培训

1. 高级专科医生包括首席专家

（1）参与省市及国家级高血糖及其并发症相关的会议，参与高血糖及其并发症相关的继续医学教育。

（2）参与卫生行政部门或机构组织的省市及国家级慢病分级诊疗政策或者实施方案培训。

（3）考察省内外医疗机构目前实施高血糖等慢性代谢性疾病的管理模式。

（4）培训国内外有关高血糖诊治指南和专家共识。

2. 专科护士

（1）培训糖尿病专科护士岗位职责，制定年度培训计划并按照计划进行。

（2）培训高血糖相关护理及健康宣教知识。

（3）培训"三高共管""三级协同"服务手册。

（4）参与高血糖相关专业继续教育项目。

第四节　高血糖管理的工作督导及持续改进制度的实施

高血糖"三级协同、医防融合"机构管理工作的督导和持续改进制度的落实是"三级协同"模式可持续推进的核心价值所在，持续改进要求制定管理和随访考核监控指标，定期评价和分析"三级协同"管理工作实施的效果和存在的问题，并制订各类督促管理流程和质量改进的措施和方法，通过数据显示持续改进的效果。

高血糖"三级协同、医防融合"机构应根据当前的实际情况确定关键监控指标及质量改进计划，包括高血糖管理率、治疗率、达标率、线上线下有效转诊率、误转/漏转率及并发症评估和筛查率等，并确立关键性效率指标和预后指标的目标值，原则上应每年修改一次预期目标值以体现持续改进的效果。

制订促进"三级协同"质量改进的重要管理制度并付诸实施。

（1）联合例会制度：联合例会制度是为协调"三高之家"和"三高基地"及"三高中心"立场和观念、共同促进高血糖"三级协同"建设和发展而设立的专门会议。由"三高之家"和"三高基地"及"三高中心"相关责任科室人员参加，要求有联合例会制度以及实施记录，该制度应为联合例会制订规则，包括主持及参加人员、频度、时间、会议讨论的主要内容等。

（2）质量分析会制度：质量分析会的主要内容是通过对"三级协同"运行过程中的阶段性宏观数据分析，肯定工作成绩、发现存在问题并制订改进措施。由"三高之家"和"三高基地"及"三高中心"的相关责任科室人员参加。该制度必须为质量分析会制定出标准的规则，包括主持及参加人员、频度、时间、主要分析内容等。

（3）建立周调度工作制度：卫生健康局行政督导部门进行工作调度，"三高之家"和"三高基地"及"三高中心"相关责任科室人员汇报工作进展情况，包括本周的工作进展、工作量、遇到的问题、对系统的建议等多方面内容，形成简要汇报材料，会议调度时一并汇报，日常调度时通过微信群内上报。

（4）其他制度：如与质量分析会制度配套的奖惩制度、各类人员值班制度等，"三高中心"可以通过科室绩效分配和职称晋升作为相关责任科室的医护人员的激励机制。"三高之家"和"三高基地"通过辖区街道或者"三高之家"和"三高基地"年终加分和年总医疗系统评比绩效机制，来进一步激励家庭（全科）医生工作推进。

第三章
高血糖三级协同一体化管理流程

　　统一的管理规范与工作标准是高血糖"三级协同"管理的基础，为不同级别医疗机构评估患者病情提供了参考标准，为患者的高血糖管理节省了经济成本和时间成本。高血糖管理工作步骤的流程化可提高临床医生的工作效率，提高工作质量。为了三级医疗机构的临床医师更好地做好高血糖的协同一体化管理，本章从高血糖的指标测量、筛查检出、诊断、评估到协诊、转院、转科、治疗、随访——制订了相应的流程图。

第一节　高血糖反应指标测量流程

　　高血糖反应指标包括血糖、糖化血红蛋白与尿糖。本节根据不同高血糖指标或检测方式制作了血糖仪血糖检测流程、糖化血红蛋白检测流程、尿糖检测流程、连续血糖监测流程。（图3-1、图3-2）

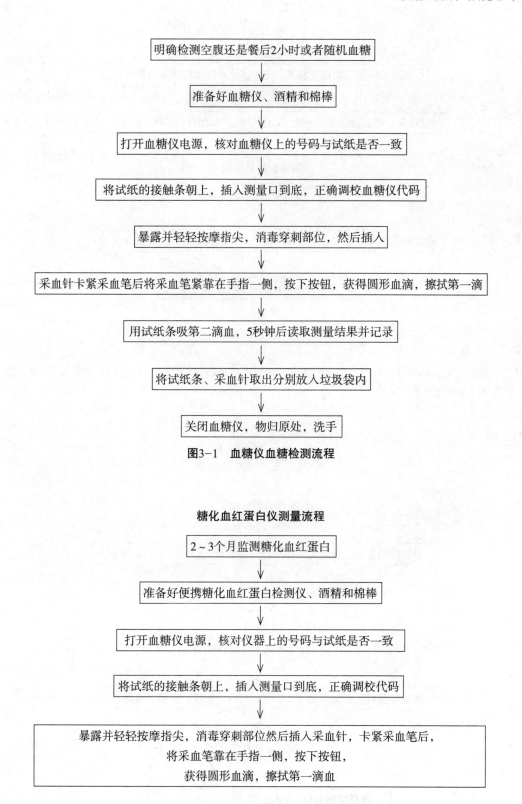

明确检测空腹还是餐后2小时或者随机血糖

↓

准备好血糖仪、酒精和棉棒

↓

打开血糖仪电源，核对血糖仪上的号码与试纸是否一致

↓

将试纸的接触条朝上，插入测量口到底，正确调校血糖仪代码

↓

暴露并轻轻按摩指尖，消毒穿刺部位，然后插入

↓

采血针卡紧采血笔后将采血笔紧靠在手指一侧，按下按钮，获得圆形血滴，擦拭第一滴

↓

用试纸条吸第二滴血，5秒钟后读取测量结果并记录

↓

将试纸条、采血针取出分别放入垃圾袋内

↓

关闭血糖仪，物归原处，洗手

图3-1　血糖仪血糖检测流程

糖化血红蛋白仪测量流程

2～3个月监测糖化血红蛋白

↓

准备好便携糖化血红蛋白检测仪、酒精和棉棒

↓

打开血糖仪电源，核对仪器上的号码与试纸是否一致

↓

将试纸的接触条朝上，插入测量口到底，正确调校代码

↓

暴露并轻轻按摩指尖，消毒穿刺部位然后插入采血针，卡紧采血笔后，
将采血笔靠在手指一侧，按下按钮，
获得圆形血滴，擦拭第一滴血

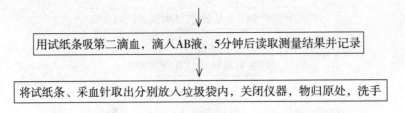

用试纸条吸第二滴血，滴入AB液，5分钟后读取测量结果并记录

将试纸条、采血针取出分别放入垃圾袋内，关闭仪器，物归原处，洗手

尿糖的测量流程

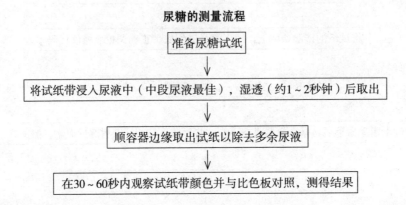

准备尿糖试纸

将试纸带浸入尿液中（中段尿液最佳），湿透（约1~2秒钟）后取出

顺容器边缘取出试纸以除去多余尿液

在30~60秒内观察试纸带颜色并与比色板对照，测得结果

注：比对试纸的颜色确定含糖量的多少。使用尿糖试纸时，需把一次所需的试练全部取出，盖紧瓶塞，保存在阴凉干燥处

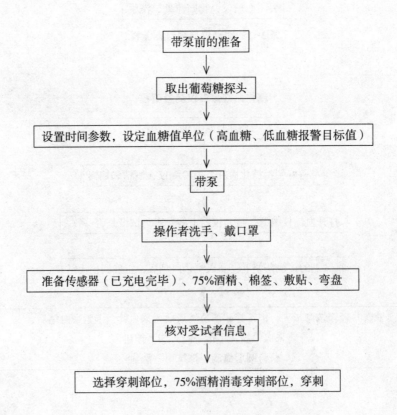

带泵前的准备

取出葡萄糖探头

设置时间参数，设定血糖值单位（高血糖、低血糖报警目标值）

带泵

操作者洗手、戴口罩

准备传感器（已充电完毕）、75%酒精、棉签、敷贴、弯盘

核对受试者信息

选择穿刺部位，75%酒精消毒穿刺部位，穿刺

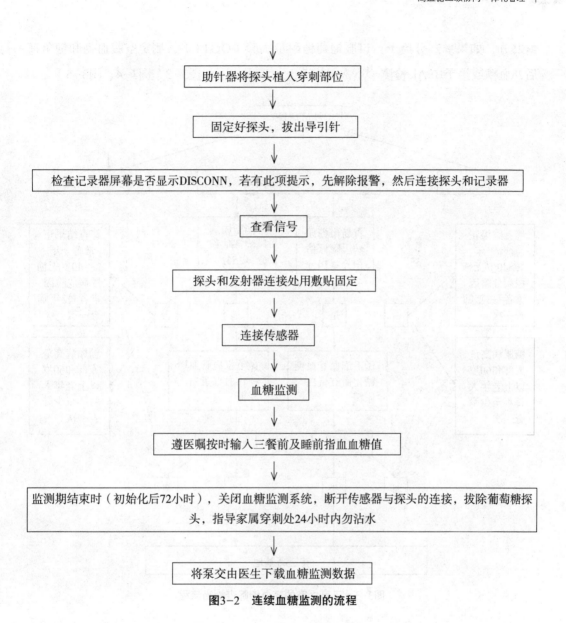

图3-2 连续血糖监测的流程

第二节 高血糖的筛查检出流程

当青岛市糖尿病风险评估积分（表3-1）≥14分时，个体糖尿病患病风险显著增加，需要尽早检测空腹血糖和随机血糖或餐后或负荷后2小时血糖，或给予HbAlc检测（不常规推荐）。同时再进行中国糖尿病风险评估积分（表3-2），评估积分是否

≥25分，如果≥25分给予行口服葡萄糖耐量试验（OGTT），测定空腹血糖和糖负荷后2h血糖或给予HbAlc检测（不常规推荐）。流程如下（图3-3、图3-4、图3-5）。

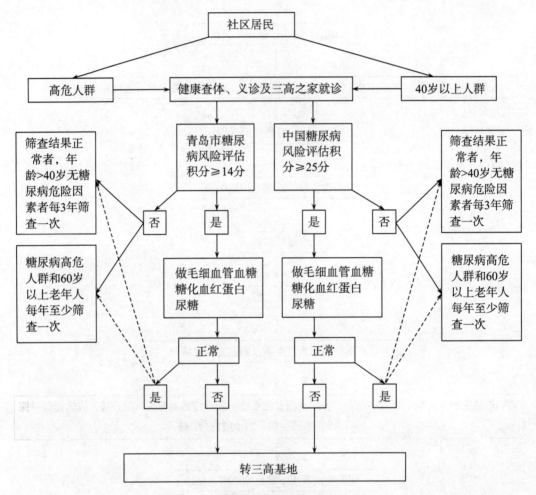

图3-3 三高之家的高血糖筛查检出流程

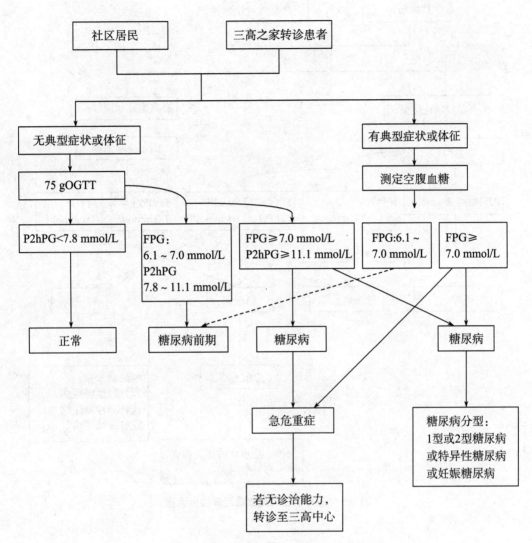

图3-4　三高基地的高血糖筛查检出流程

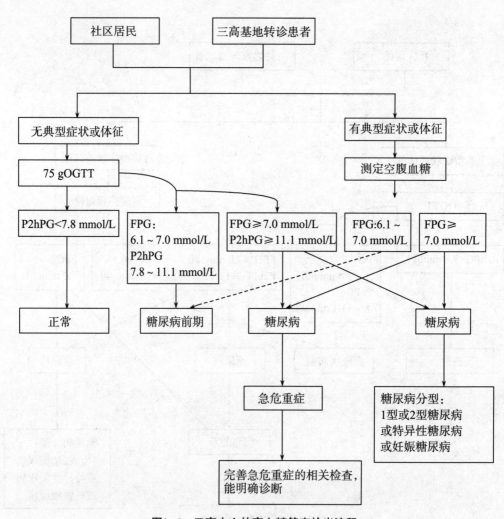

图3-5 三高中心的高血糖筛查检出流程

第三节　高血糖的诊断流程

根据空腹血糖、餐后或者负荷后2小时血糖及随机血糖等指标做出高血糖的诊断，诊断流程如下（图3-6、图3-7、图3-8）。

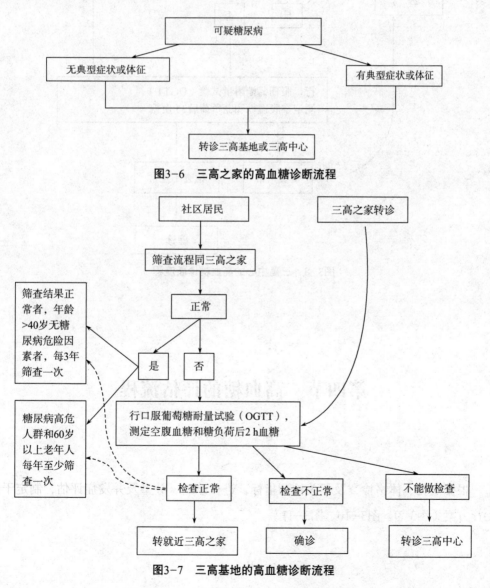

图3-6　三高之家的高血糖诊断流程

图3-7　三高基地的高血糖诊断流程

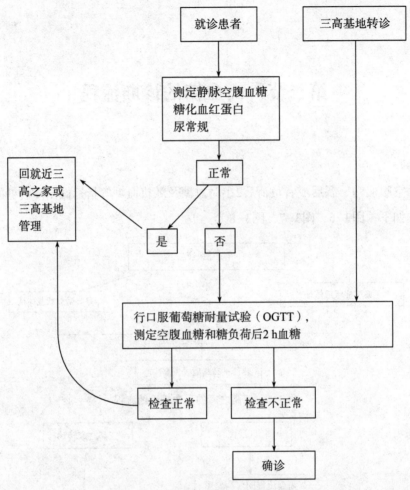

图3-8　三高中心的高血糖诊断流程

第四节　高血糖的评估流程

根据病史、体格检查及相关检测指标，进行诊断、分型及并发症评估，制定干预治疗方案（图3-9、图3-10、图3-11）。

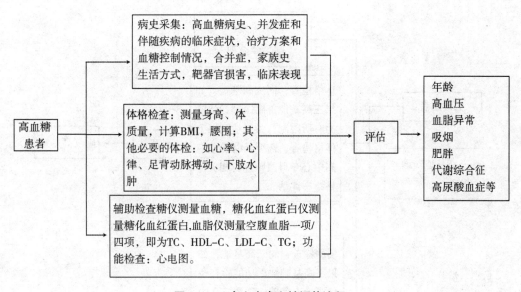

图3-9　三高之家高血糖评估流程

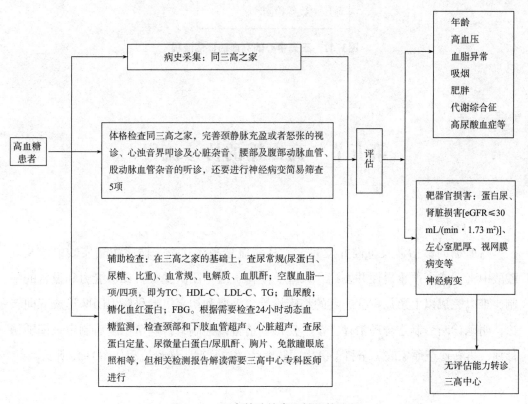

图3-10　三高基地的高血糖评估流程

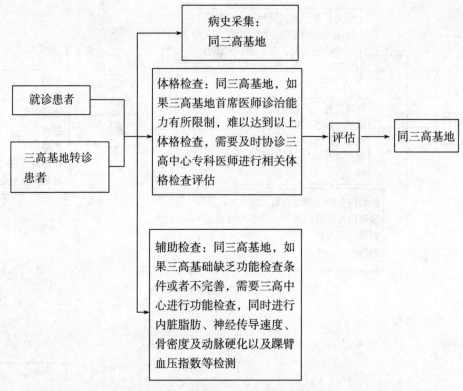

图3-11　三高中心的高血糖评估流程

第五节　高血糖的协诊流程

　　高血糖的诊治涉及急性并发症，尤其高血糖高渗状态、糖尿病酮症酸中毒及乳酸酸中毒，或者严重慢性并发症，家庭（全科）医生团队受专科诊治能力和设备的限制，难以完成以上急危重症患者的临床诊治，需要和初高级专科医生团队形成双向转诊，明确诊断后制定合理治疗方案，使得病情得以控制，待病情稳定后制定长期随访计划，再转诊至原家庭（全科）医生团队继续随访管理。转诊流程如图3-12所示。

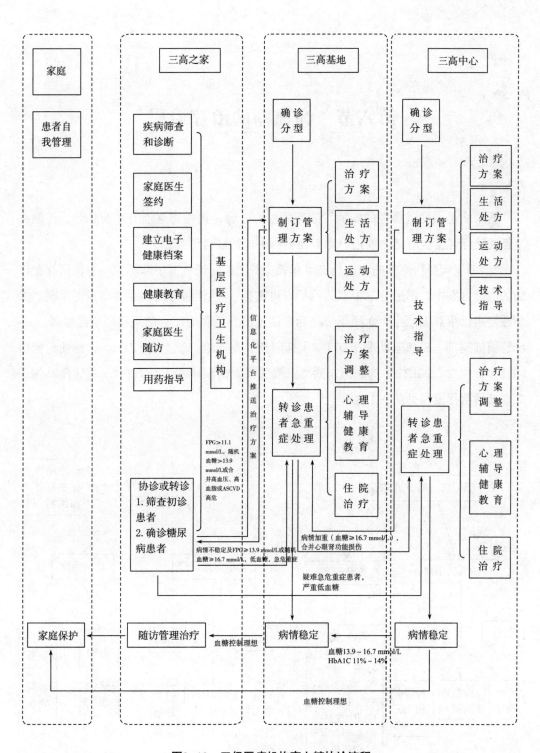

图3-12 三级医疗机构高血糖协诊流程

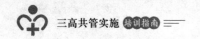

第六节　高血糖的治疗流程

糖尿病是一种进展性的疾病，随着病程的进展，血糖有逐渐升高的趋势，控制高血糖的治疗强度也应随之加强，常需要多种手段的联合治疗。

2型糖尿病药物治疗的首选是二甲双胍。若无禁忌证，二甲双胍应一直保留在糖尿病的治疗方案中。不适合二甲双胍治疗者可选择α-糖苷酶抑制剂或胰岛素促泌剂。如单独使用二甲双胍治疗而血糖仍未达标，则可进行二联治疗，加用胰岛素促泌剂、α-糖苷酶抑制剂、二肽基肽酶（DPP-4）抑制剂、噻唑烷二酮类（TZDs）、钠葡萄糖协同转运蛋白-2（SGLT2）抑制剂、胰岛素或胰高血糖素样肽-1（GLP-1）受体激动剂，高血糖的治疗流程见图3-13。

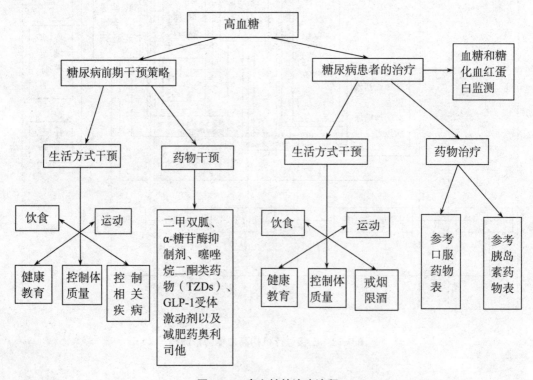

图3-13　高血糖的治疗流程

糖尿病药物治疗方案为单药治疗、二联治疗、三联治疗：不同机制的降糖药物可以三种药物联合使用，如三联治疗控制血糖仍不达标，考虑联合胰岛素治疗（图3-14）。

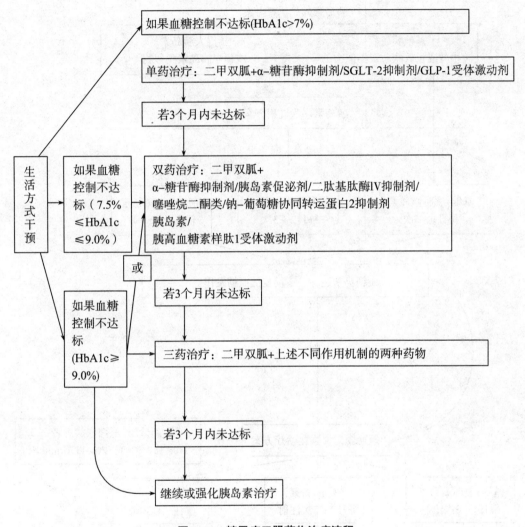

图3-14　糖尿病口服药物治疗流程

如三联口服药物治疗控制血糖仍不达标，则应将治疗方案调整为多次胰岛素治疗（基础胰岛素加餐时胰岛素或每日多次预混胰岛素）。采用多次胰岛素治疗时应停用胰岛素促分泌剂（图3-15）。

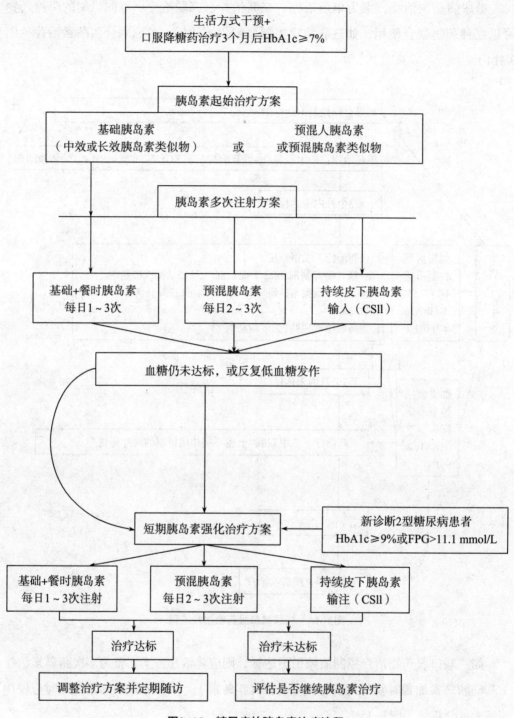

生活方式干预+
口服降糖药治疗3个月后HbA1c≥7%

胰岛素起始治疗方案

| 基础胰岛素 （中效或长效胰岛素类似物） | 或 | 预混人胰岛素 或预混胰岛素类似物 |

胰岛素多次注射方案

| 基础+餐时胰岛素 每日1～3次 | 预混胰岛素 每日2～3次 | 持续皮下胰岛素 输入（CSII） |

血糖仍未达标，或反复低血糖发作

短期胰岛素强化治疗方案 ← 新诊断2型糖尿病患者 HbA1c≥9%或FPG>11.1 mmol/L

| 基础+餐时胰岛素 每日1～3次注射 | 预混胰岛素 每日2～3次注射 | 持续皮下胰岛素 输注（CSII） |

| 治疗达标 | 治疗未达标 |

| 调整治疗方案并定期随访 | 评估是否继续胰岛素治疗 |

图3-15　糖尿病的胰岛素治疗流程

第七节　高血糖的随访流程

由于高血糖是一种慢性终身性疾病，随着病程的进展需要不断地调整生活方式或药物治疗方案，进行疾病的长期医学照护，这需要医患双方的参与。因此进行糖尿病患者的社区随访管理是一项十分有必要的措施（随访流程见图3-16、图3-17、图3-18）。同时需要三级医生团队分工协作。

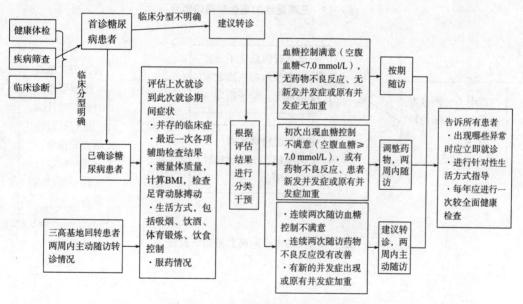

图3-16　三高之家的高血糖随访流程

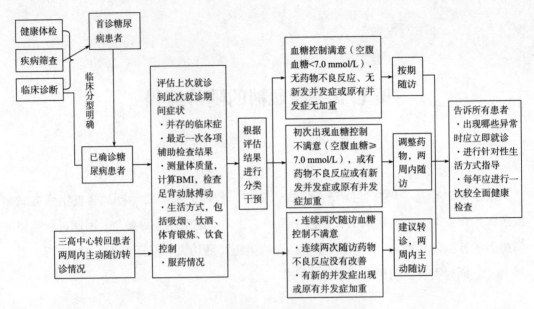

图3-17　三高基地的高血糖随访流程

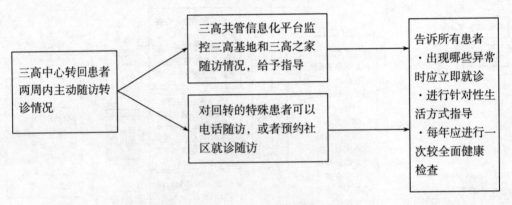

图3-18　三高中心的高血糖随访流程

第四章
高血糖三级协同一体化管理临床路径

第一节　三高之家高血糖管理临床路径

基层医疗卫生机构应承担糖尿病的健康教育、筛查、诊断、治疗及长期随访管理工作，识别出不适合在基层诊治的糖尿病患者并及时转诊。管理的目标是血糖控制达标，减少并发症的发生，降低致残率和病死率。"三高之家"管理路径包括筛查、诊断、评估、治疗、监测及随访。

"三高之家"是高血糖"三级协同、医防融合"机构的最基础工作单元，也是高血糖一体化医防融合体系的网底。主要设置在基层医疗机构，由家庭（全科）医生所在的卫生室或社区服务站、卫生院或社区卫生服务中心组成。也可以设置在有全科（家庭）医生的二级及以上医疗机构全科医学科或老年医学科。"三高之家"及其家庭（全科）医生承担对签约的社区人群尤其是高危人群进行糖尿病的筛查及健康教育，能够完成大多数稳定期高血糖患者的连续性诊疗和持续健康管理服务，根据高血糖尤其糖尿病签约服务包提供年度签约服务。承担签约的糖尿病患者及前期人群管理档案的维护。承担需要上一级协同诊疗的签约高血糖患者的对接与转诊服务。同时承担职责范围内高血压和高血脂医防融合职责。

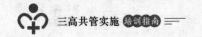

一、高血糖临床路径标准诊疗流程

1. 适用对象

第一诊断为2型糖尿病（ICD-10：E11.2～E11.9）和糖尿病前期需要进行规范合理高血糖管理

2. 诊断依据

根据《基层糖尿病管理指南2019版》《2017年版中国糖尿病防治指南》（中华医学会糖尿病分会，2017年）：

（1）空腹血糖6.1～6.9 mmol/L和/或负荷后2小时血浆葡萄糖或者随机血糖7.8～11.09 mmol/L，诊断糖尿病前期。

（2）有糖尿病症状（典型症状包括多饮、多尿和不明原因的体质量下降等）者满足以下标准中一项即可诊断糖尿病：

1）任意时间血浆葡萄糖≥11.1 mmol/L（200 mg/dL）；

2）空腹（禁食时间大于8小时）血浆葡萄糖≥7.0 mmol/L（126 mg/dL）；

3）75 g葡萄糖负荷后2小时血浆葡萄糖≥11.1 mmol/L（200 mg/dL）。

（3）无糖尿病症状者，需满足以上三项标准中的两项。

3. 患者来源

（1）既往诊断高血糖患者；

（2）首诊高血糖患者；

（3）"三高基地"和"三高中心"线下转诊高血糖患者。

4. 治疗方案的选择及依据

根据《基层糖尿病管理指南2019版》《2017年版中国糖尿病防治指南》（中华医学会糖尿病分会，2017年）：

（1）一般治疗：

1）糖尿病知识教育；

2）饮食治疗；

3）运动疗法。

（2）药物治疗：

1）口服降糖药治疗；

2）胰岛素治疗。

5. 转诊时机

30天（非急危重症），稳定转至家庭（全科）医生团队进一步管理；30～90天

（急危重症），稳定转至家庭（全科）医生团队进一步管理。

6. 进入路径标准

（1）第一诊断必须符合2型糖尿病ICD-10：E11.2～E11.9疾病编码和糖尿病前期。

（2）达到住院标准：符合糖尿病诊断标准，转诊至"三高基地"或者"三高中心"住院治疗。

（3）当患者同时具有其他疾病，处理时也不影响第一诊断的临床路径流程实施时，可以进入路径。

7. 管理期间检查项目

（1）体格检查："三高之家"的家庭（全科）医生按照血压测量规范进行血压监测，测量身高、体质量，计算BMI，腰围；其他必要的体检：如心率、心律、足背动脉搏动、下肢水肿等。

（2）进行的检查项目：血糖仪测量血糖，糖化血红蛋白仪测量糖化血红蛋白，血脂仪测量空腹血脂一项/四项，即为TC、HDL-c、LDL-c、TG；功能检查：心电图。

8. 选择用药

（1）降血糖药物：口服降糖药、胰岛素或胰岛素类似物。

（2）针对伴发疾病治疗的药物：降压药、调脂药、抗血小板聚集、改善微循环药物等。

（3）对症治疗药物：根据患者情况选择。

9. 达标标准

（1）患者得到基本技能培训并学会自我血糖监测。

（2）降糖治疗方案确定，血糖控制达标或血糖趋于稳定，无低血糖事件发生。

（3）合并高血压和高血脂，要求血压、血脂达标，体质量达标。

10. 变异及原因分析

（1）出现急性并发症（低血糖昏迷、高渗性昏迷、酮症酸中毒、乳酸酸中毒等），需要协诊。

（2）特殊类型糖尿病、1型糖尿病及糖尿病合并妊娠或伴有增加控制血糖难度的疾病，需要协诊。

（3）若必须同时服用2种以上降糖药物或胰岛素治疗，或者有难以处理的不良反应，需要协诊。

（4）出现严重的糖尿病慢性并发症（糖尿病肾病、眼部、心血管、神经系统并发症、皮肤病变、糖尿病足），或合并严重感染。

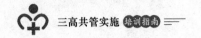

二、高血糖临床路径表单

适用对象：2型糖尿病（ICD-10：E11.2～E11.9）和糖尿病前期（表4-1）。

表4-1 临床路径表单

对象	首诊人群	既往诊断高血糖患者
筛查	□40岁以上人群或者高危人群进行中国和青岛糖尿病风险评分，根据风险评分结果查毛细血管血糖、糖化血红蛋白及尿糖 □毛细血管血糖、糖化血红蛋白及尿糖异常协诊至三高基地明确诊断 □签约家庭医生 □完成门诊病历书写和健康电子档案建立 □根据合并高血糖急诊处理后转诊三高基地 □测量血压、身高、体质量与体格检查	□询问病史 □毛细血管血糖、糖化血红蛋白及尿糖 □测量血压、身高、体质量与体格检查 □完成门诊病历书写和完善健康电子档案 □根据血压水平及时线上或线下协诊 □根据合并高血糖急诊处理后转诊三高基地
诊断	□参考《基层糖尿病管理指南2019版》，《2017年版中国糖尿病防治指南》（中华医学会糖尿病分会，2017年） □毛细血管血糖、糖化血红蛋白及尿糖异常协诊至三高基地明确诊断 □可疑特殊类型糖尿病、1型糖尿病及糖尿病合并妊娠及时线下协诊 □确定合并其他心血管风险因素	□确定合并其他心血管风险因素
评估	□病史采集 □体格检查：三高之家的家庭（全科）医生按照血压测量规范进行血压监测，测量身高、体质量，计算BMI，腰围；其他必要的体检：如心率、心律、足背动脉搏动、下肢水肿等 □进行的检查项目：血糖仪测量血糖，糖化血红蛋白仪测量糖化血红蛋白，血脂仪测量空腹血脂一项/四项，即为TC、HDL-c、LDL-c、TG；功能检查：心电图	□病史采集 □体格检查：三高之家的家庭（全科）医生按照血压测量规范进行血压监测，测量身高、体质量，计算BMI，腰围；其他必要的体检：如心率、心律、足背动脉搏动、下肢水肿等 □进行的检查项目：血糖仪测量血糖，糖化血红蛋白仪测量糖化血红蛋白，血脂仪测量空腹血脂一项/四项，即为TC、HDL-c、LDL-c、TG；功能检查：心电图

对象	首诊人群	既往诊断高血糖患者
治疗	□饮食处方开具 □运动处方开具 □心理和生活指导 □进行"常规药物治疗"《基层糖尿病管理指南2019版》，《2017年版中国糖尿病防治指南》（中华医学会糖尿病分会，2017年） □进行健康教育	□运动处方开具 □饮食处方开具 □心理和生活指导 □进行健康教育 □根据血糖调整降糖药物（必要时联合2种用药）《基层糖尿病管理指南2019版》，《2017年版中国糖尿病防治指南》（中华医学会糖尿病分会，2017年），需要胰岛素或者联合3种口服药物及时协诊
监测	□最好空腹血糖降至7.0 mmol/L，餐后血糖控制在10 mmol/L □老年患者或者特殊患者，具体制定降血糖目标 □观察药物不良反应 □观察患者治疗依从性	□患者3个月血糖达标情况 □督促"常规治疗"药物的正确应用 □观察降血糖疗效，及时调整治疗方案 □观察药物不良反应 □观察患者治疗依从性
随访	□非急诊和血糖13.9 mmol/L以下，2～4周随访 □通过电话随访 □预约社区就诊 □上门随访 □急诊协诊至三高基地回转患者2周随访	□非急诊和血糖13.9 mmol/L以下，1个月随访 □通过电话随访 □预约社区就诊 □上门随访 □急诊协诊至三高基地回转患者2周随访
病情变异记录	□无□有，原因： 1. 2.	□无□有，原因： 1. 2.
转诊	□双向转诊：□转入□转出 原因：	□转出原因：
护士签名		
医师签名		

第二节　三高基地高血糖管理临床路径

　　高血糖尤其糖尿病患者的治疗目标是预防或延缓并发症发生，提高患者生活质量。血糖控制目标应体现个体化原则，降糖治疗策略应遵循血糖分层管理原则。对于新诊断、年轻、无并发症或合并症的糖尿病患者，建议及早给予强化血糖控制，以降低糖尿病并发症发生风险；对于糖尿病病程较长、老年、有心血管疾病病史的糖尿病患者，需注意预防低血糖的发生，并充分评估强化血糖控制的利弊得失。应综合管理糖尿病患者的心血管危险因素，除个体化降糖外，建议采取降压、调脂及应用阿司匹林等综合治疗措施，以预防心血管疾病和微血管病变的发生。对于合并严重并发症的糖尿病患者或诊断为继发性糖尿病、1型糖尿病、妊娠糖尿病或单基因遗传糖尿病等患者，"三高基地"管理路径包括筛查、诊断、评估、治疗、监测及随访。

　　"三高基地"是高血糖"三级协同、医防融合"体系的核心工作单元，是高血糖一体化工作的枢纽，具有重要的承上启下作用，具备条件的机构可以承担高血糖初级专科中心职责。主要设置在经过"三高共管、医防融合"一体化培训和认证的卫生院或社区卫生服务中心。也可以在二级及以上的医院依托糖尿病专科、全科医学科或老年医学科等科室组建综合性"三高基地"，承担对负责范围内的"三高之家"的组织管理、工作指导、培训考核、质量控制、承接转诊等工作。卫生院、社区卫生服务中心的家庭（全科）医生同时要承担"三高之家"职责，完成一定数量的高血糖签约服务工作。二级及以上综合医院可以不设置"三高之家"、只承担"三高基地"的高血糖初级专科中心工作，如若同时承担"三高之家"工作，必须有固定的家庭（全科）医生，开展高血糖签约服务，接受相关工作考核。"三高基地"由辖区卫生健康主管部门划定区域，承担覆盖范围内的高血糖并发症筛查和管理任务，能力范围内的继发性糖尿病患者初步诊断、"三高之家"难以控制的高血糖或存在明显并发症或疑难复杂情况的患者诊治，对于超出自身诊疗能力的患者，具有及时联系上一级机构协同诊疗的职责。同时承担职责范围内高血压和高血脂"三级协同"医防融合的工作任务。

一、高血糖临床路径标准住院流程

1. 适用对象

第一诊断为2型糖尿病（ICD-10：E11.2～E11.9）和糖尿病前期，还有特殊类型糖尿病、1型糖尿病及高血糖合并妊娠进行高血糖管理需要进行规范合理高血糖管理。

2. 诊断依据

根据《基层糖尿病管理指南2019版》，《2017年版中国糖尿病防治指南》（中华医学会糖尿病分会，2017年）：

（1）空腹血糖6.1～6.9 mmol/L和或负荷后2小时血浆葡萄糖或者随机随机血糖7.8～11.09 mmol/L，诊断糖尿病前期。

（2）有糖尿病症状（典型症状包括多饮、多尿和不明原因的体质量下降等）者满足以下标准中一项即可诊断糖尿病：

1）任意时间血浆葡萄糖≥11.1 mmol/L（200 mg/dL）；

2）空腹（禁食时间大于8小时）血浆葡萄糖≥7.0 mmol/L（126 mg/dL）；

3）75 g葡萄糖负荷后2小时血浆葡萄糖≥11.1 mmol/L（200 mg/dL）。

（3）无糖尿病症状者，需满足以上三项标准中的两项。

3. 患者来源

（1）既往诊断高血糖患者；

（2）首诊高血糖患者；

（3）"三高基地"和"三高中心"线下转诊高血糖患者。

4. 治疗方案的选择及依据

根据《基层糖尿病管理指南2019版》，《2017年版中国糖尿病防治指南》（中华医学会糖尿病分会，2017年）：

（1）一般治疗：

1）糖尿病知识教育；

2）饮食治疗；

3）运动疗法。

（2）药物治疗：

1）口服降糖药治疗；

2）胰岛素治疗。

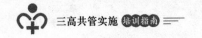

5. 转诊时机

30天（非急危重症），稳定转至家庭（全科）医生团队进一步管理；30~90天（急危重症），稳定转至家庭（全科）医生团队进一步管理。

6. 进入路径标准

（1）第一诊断必须符合2型糖尿病ICD-10：E11.2~E11.9疾病编码和糖病前期，还有特殊类型糖尿病、1型糖尿病及高血糖合并妊娠。

（2）缺乏诊治能力及时协诊至"三高中心"。

（3）当患者同时具有其他疾病，处理时也不影响第一诊断的临床路径流程实施时，可以进入路径。

7. 管理期间检查项目

（1）体格检查："三高之家"的家庭（全科）医生完成体格检查，"三高基地"首席医师需要再完善颈静脉充盈或者怒张的视诊、心浊音界叩诊及心脏杂音、腰部及腹部动脉血管、股动脉血管杂音的听诊。还要进行神经病变简易筛查5项（踝反射、针刺痛觉、振动觉、压力觉、温度觉）。压力觉筛查部位双足拇指、I、V跖骨头掌面，避开胼胝和溃疡，振动觉筛查部位在双足拇指背面的骨隆突处。

（2）进行的检查项目：完善"三高之家"完成的检查，查尿常规（尿蛋白、尿糖、比重）、血常规、电解质、血肌酐；空腹血脂一项/四项，即为TC、HDL-c、LDL-c、TG；血尿酸；糖化血红蛋白；FBG。根据需要检查24小时动态血糖监测，检查颈部和下肢血管超声、心脏超声，查尿蛋白定量、尿微量白蛋白/尿肌酐、胸片、免散瞳眼底照相等，但相关检测报告解读需要"三高中心"专科医师协诊。"三高基地"如果缺乏功能检查条件或者不完善，需要"三高中心"进行功能检查。

8. 选择用药

（1）降血糖药物：口服降糖药、胰岛素或胰岛素类似物。

（2）针对伴发疾病治疗的药物：降压药、调脂药、抗血小板聚集、改善微循环药物等。

（3）对症治疗药物：根据患者情况选择。

9. 达标标准

（1）患者得到基本技能培训并学会自我血糖监测。

（2）降糖治疗方案确定，血糖控制达标或血糖趋于稳定，无低血糖事件发生。

（3）合并高血压和高血脂，要求血压血脂达标，体质量达标。

10. 变异及原因分析

（1）出现急性并发症（低血糖昏迷、高渗性昏迷、酮症酸中毒、乳酸酸中毒等），需要协诊。

（2）特殊类型糖尿病、1型糖尿病及糖尿病合并妊娠或伴有增加控制血糖难度的疾病，需要协诊。

（3）若必须同时服用2种以上降糖药物或胰岛素治疗，或者有难以处理不良反应，需要协诊。

（4）出现严重的糖尿病慢性并发症（糖尿病肾病、眼部、心血管、神经系统并发症、皮肤病变、糖尿病足），或合并严重感染。

合并以上情况，达不到以下诊治能力，需要协诊至"三高中心"，退出本次管理路径。

二、高血糖临床路径表单

适用对象：2型糖尿病（ICD-10：E11.2～E11.9）和糖尿病前期（表4-2）。

表4-2　临床路径表单

对象	首诊人群	既往诊断高血糖患者
筛查	□40岁以上人群或者高危人群进行中国和青岛糖尿病风险评分，根据风险评分结果查静脉血糖、糖化血红蛋白及尿常规 □三高之家转诊的需要明确诊断患者的静脉血糖、糖化血红蛋白及尿常规 □签约家庭医生 □完成门诊病历书写和健康电子档案建立 □根据合并高血糖急诊，达不到诊治能力处理后转诊三高中心 □测量血压、身高、体质量与体格检查 □筛查合并其他心血管风险因素情况和靶器官损害或慢性并发症	□询问病史 □查静脉血糖、糖化血红蛋白及尿常规 □测量血压、身高、体质量与体格检查 □完成门诊病历书写和完善健康电子档案 □根据血糖水平及时线上或线下协诊 □根据合并高血糖急诊，达不到诊治能力处理后转诊三高中心 □筛查合并其他心血管风险因素情况和靶器官损害或慢性并发症
诊断	□参考《基层糖尿病管理指南2019版》，《2017年版中国糖尿病防治指南》（中华医学会糖尿病分会，2017年） □查静脉血糖、糖化血红蛋白及尿常规明确诊断 □鉴别诊断特殊类型糖尿病、1型糖尿病及糖尿病合并妊娠，达不到诊治能力及时协诊三高中心 □明确合并其他心血管风险因素情况和靶器官损害或慢性并发症，达不到诊治能力协诊三高中心	□明确合并其他心血管风险因素情况和靶器官损害或慢性并发症，达不到诊治能力协诊三高中心

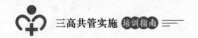

对象	首诊人群	既往诊断高血糖患者
评估	□病史采集 □体格检查除三高之家体格检查外三高基地的家庭（全科）医生也需要完成以上体格检查，但三高基地首席医师需要再完善颈静脉充盈或者怒张的视诊、心浊音界叩诊及心脏杂音、腰部及腹部动脉血管、股动脉血管杂音的听诊。还要进行神经病变简易筛查5项（踝反射、针刺痛觉、振动觉、压力觉、温度觉）。压力觉筛查部位双足拇指、I、V跖骨头掌面，避开胼胝和溃疡，振动觉筛查部位在双足拇指背面的骨隆突处 □进行的检查项目：完善三高之家完成的检查，查尿常规（尿蛋白、尿糖、比重）、血常规、电解质、血肌酐；空腹血脂一项/四项，即为TC、HDL-c、LDL-c、TG；血尿酸；糖化血红蛋白；FBG。根据需要检查24小时动态血糖监测，检查颈部和下肢血管超声、心脏超声，查尿蛋白定量、尿微量白蛋白/尿肌酐、胸片、免散瞳眼底照相等，但相关检测报告解读需要三高中心专科医师协诊。三高基地如果功能检查条件缺乏或者不完善，需要三高中心进行功能检查	□病史采集 □体格检查除三高之家体格检查外三高基地的家庭（全科）医生也需要完成以上体格检查，但三高基地首席医师需要再完善颈静脉充盈或者怒张的视诊、心浊音界叩诊及心脏杂音、腰部及腹部动脉血管、股动脉血管杂音的听诊。还要进行神经病变简易筛查5项（踝反射、针刺痛觉、振动觉、压力觉、温度觉）。压力觉筛查部位双足拇指、I、V跖骨头掌面，避开胼胝和溃疡，振动觉筛查部位在双足拇指背面的骨隆突处 □进行的检查项目：完善三高之家完成的检查，查尿常规（尿蛋白、尿糖、比重）、血常规、电解质、血肌酐；空腹血脂一项/四项，即为TC、HDL-c、LDL-c、TG；血尿酸；糖化血红蛋白；FBG。根据需要检查24小时动态血糖监测，检查颈部和下肢血管超声、心脏超声，查尿蛋白定量、尿微量白蛋白/尿肌酐、胸片、免散瞳眼底照相等，但相关检测报告解读需要三高中心专科医师协诊。三高基地如果功能检查条件缺乏或者不完善，需要三高中心进行功能检查
治疗	□饮食处方开具 □运动处方开具 □心理和生活指导 □进行"常规药物治疗"《基层糖尿病管理指南2019版》，《2017年版中国糖尿病防治指南》（中华医学会糖尿病分会，2017年） □进行健康教育	□运动处方开具 □饮食处方开具 □心理和生活指导 □进行健康教育 □根据血糖调整降糖药物（首席医生可以在必要时联合3种用药或者胰岛素治疗）《基层糖尿病管理指南2019版》，《2017年版中国糖尿病防治指南》（中华医学会糖尿病分会，2017年）

续表

对象	首诊人群	既往诊断高血糖患者
监测	□最好空腹血糖降至7.0 mmol/L，餐后血糖控制在10 mmol/L □老年患者或者特殊患者，具体制定降血糖目标 □观察药物不良反应 □观察患者治疗依从性	□患者3个月血糖达标情况 □督促"常规治疗"药物的正确应用 □观察降血糖疗效，及时调整治疗方案 □观察药物不良反应 □观察患者治疗依从性
随访	□非急诊和血糖16.7 mmol/L以下，2~4周随访 □通过电话随访 □预约社区就诊 □上门随访 □急诊协诊至三高中心回转患者2周随访	□非急诊和血糖16.7 mmol/L以下，1个月随访 □通过电话随访 □预约社区就诊 □上门随访 □急诊协诊至三高中心回转患者2周随访
病情变异记录	□无□有，原因： 1. 2.	□无□有，原因： 1. 2.
转诊	□双向转诊：□转入□转出 原因：	□转出原因：
护士签名		
医师签名		

时间	住院第1~2天	住院第3~7天
主要诊疗工作	□询问病史与体格检查、完成病历书写 □血糖监测 □完善三高基地具备条件检测项目 □糖尿病健康教育 □营养治疗和运动治疗 □药物治疗 □高血糖首席医师查房或门诊会诊，确定进一步诊疗方案 □向患者家属初步交代病情	□高血糖首席医师查房或门诊会诊，确定进一步的检查和治疗 □完成上级医师查房记录 □调整降糖治疗方案 □根据相应的检查结果调整或维持降压、调脂治疗方案 □并发症相关检查与治疗（三高基地具备检测条件）

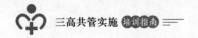

续表

时间	住院第1~2天	住院第3~7天
重点医嘱	长期医嘱： □内科疾病护理常规/糖尿病护理常规 □一/二级护理 □糖尿病饮食 □糖尿病健康宣教 □毛细血糖测定×7/天 有急性并发症者 □记24小时出入量 □每1~2个小时测血糖 □建立静脉通道 □吸氧、重症监护（必要时） 临床医嘱： □血常规、尿常规（包括酮体）、大便常规 □血糖谱、肝肾功能、血脂、电解质、血黏度、HbA1c、尿白蛋白测定、果糖胺、糖耐量试验和同步胰岛素或C肽释放试验 □心电图、胸片、腹部B超 □并发症相关检查 □根据情况进行动态血糖、血压监测等检查项目 □静脉补液（必要时） □对症处理 □必要时请相关科室会诊	长期医嘱： □糖尿病护理常规 □根据情况调整护理级别 □糖尿病饮食 □口服降糖药或胰岛素的调整 □降压药、调脂药及其他药物（必要时）调整 □并发症相关检查与治疗 临床医嘱： □根据病情复查相应检查
主要护理工作	□协助患者或其家属完成住院程序，入院宣教 □执行医嘱 □观察病情并及时向医师汇报 □危重病人的特殊处理	□糖尿病护理常规 □执行医嘱
病情变异记录	□无□有，原因： 1. 2.	□无□有，原因： 1. 2.
护士签名		
医师签名		

续表

时间	住院第8~10天 （非急危重症出院日）	住院第10~14天 （急危重症出院日）
主要 诊疗 工作	□上级医师查房：并发症、治疗效果、治疗方案评估，完成疾病诊断、下一步治疗对策和方案的调整 □完成上级医师查房记录 □请相关科室协助治疗 □确定出院日期 □确定出院医嘱（非急危重症） 出院带药	□通知出院处 □通知患者及其家属出院 □向患者交待出院后的注意事项，血糖血压的监测频率，血糖血压及饮食运动情况及记录方法，预约复诊日期 □将"出院总结"交给患者 □如果患者不能出院，在"病程记录"中说明原因和继续治疗的方案
重点 医嘱	出院医嘱（非急危重症） □糖尿病护理常规 □二~三级护理 □运动及饮食治疗 □降糖药物的调整 □其他药物的应用及调整 □并发症治疗方案及药物的调整 长期医嘱： □根据病情下达	出院医嘱： □出院带药 □
主要 护理 工作	□糖尿病护理常规 □执行医嘱 □Ⅱ级预防教育 □进行胰岛素治疗者教会患者正确的注射方法 □正确的血糖测定方法及记录方法 □告知患者低血糖的可能原因及处理原则	□协助患者办理出院手续 □出院指导：Ⅱ级预防教育，复诊时间及注意事项
病情 变异 记录	□无□有，原因： 1. 2.	□无□有，原因： 1. 2.
护士 签名		
医师 签名		

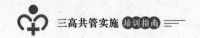

第三节　三高中心高血糖管理临床路径

　　临床路径管理是指针对一个病种，制定出医院内医务人员必须遵循的诊疗模式，使病人从入院到出院依照该模式接受检查、手术、治疗、护理等医疗服务。实施临床路径管理将保证患者所接受的治疗项目精细化、标准化、程序化，减少治疗过程的随意化；提高医院资源的管理和利用，加强临床治疗的风险控制；缩短住院周期，降低费用。"三高中心"管理路径包括诊断、评估、治疗、监测及随访。

　　"三高中心"是高血糖"三级协同、医防融合"体系的支撑工作单元，是体系中的最高级机构，是高血糖的高级专科中心，发挥着体系内学术支撑、业务支撑、组织管理支撑作用。主要设置在设有糖尿病（代谢）专科病房的二级及以上医疗机构，除具备高血糖"三高之家"和"三高基地"的必备条件外，拥有多学科，更为高级的技术，更规范科学的诊疗流程，其专业化程度更高，能够对难治性、特殊类型、继发性糖尿病及急危重症患者进行诊治和救治，并提供重症患者内外科医疗、专门性检查（如心脏超声、颈部血管超声、颅脑CT检查等），能够完成特殊类型、继发性糖尿病诊断、心脑肾眼神经和外周血管并发症诊断和治疗。"三高中心"可以仅承担高血糖高级专科中心职责，也可以同时承担"三高基地"和"三高之家"工作，相关工作按照相应标准管理和考核。对于辖区内"三高基地"能力覆盖不足的，"三高中心"要统筹安排力量，完成"三级协同、医防融合"工作。"三高中心"由市级卫生健康主管部门划定区域，承担覆盖范围内的初级糖尿病专科中心的指导、糖尿病并发症防治管理、特殊类型、继发性糖尿病病人诊断、"三高基地"难以控制的高血糖或存在明显并发症或其他复杂情况的患者诊治职责。同时承担职责范围内高血压和高血脂"三级协同、医防融合"的工作任务。

　　"三高中心"所在机构要统筹"三高共管"工作，设立"三高共管"办公室，作为"三高中心"联合工作场所，统筹各有关业务科室的"三高中心"工作，统筹高血压和高血脂医防融合工作。

一、2型糖尿病临床路径标准住院流程

1. 适用对象

第一诊断为2型糖尿病（ICD-10：E11.2～E11.9）进行高血糖控制及血管并发症筛查。

2. 诊断依据

根据《WHO1999年糖尿病诊断标准》，《2017年版中国糖尿病防治指南》（中华医学会糖尿病分会，2017年）：

（1）有糖尿病症状（典型症状包括多饮、多尿和不明原因的体质量下降等）者满足以下标准中一项即可诊断糖尿病：

1）任意时间血浆葡萄糖≥11.1 mmol/L（200 mg/dL）；

2）空腹（禁食时间大于8小时）血浆葡萄糖≥7.0 mmol/L（126 mg/dL）；

3）75 g葡萄糖负荷后2小时血浆葡萄糖≥11.1 mmol/L（200 mg/dL）。

（2）无糖尿病症状者，需满足以上三项标准中的两项。

3. 患者来源

（1）家庭（全科）医生团队转诊患者；

（2）本专科医生团队既往管理或者首诊糖尿病患者；

（3）初级专科医生团队和高级专科医生团队上下转诊患者。

4. 治疗方案的选择及依据

根据《2017年版中国糖尿病防治指南》（中华医学会糖尿病分会，2017年）等：

（1）一般治疗。

1）糖尿病知识教育；

2）饮食治疗；

3）运动疗法。

（2）药物治疗。

1）口服降糖药治疗；

2）胰岛素治疗。

5. 转诊

标准住院日为7～10天（非急危重症），稳定转至家庭（全科）医生团队进一步管理；10～14天（急危重症），稳定转至家庭（全科）医生团队进一步管理。

6. 进入路径标准

（1）第一诊断必须符合2型糖尿病ICD-10：E11.2～E11.9疾病编码。

（2）除去1型糖尿病、妊娠糖尿病、特殊类型糖尿病及其他因素所导致的血糖升高。

（3）达到住院标准：符合糖尿病诊断标准，并经临床医师判断需要住院治疗。

（4）当患者同时具有其他疾病诊断，如在住院期间不需特殊处理也不影响第一诊断的临床路径流程实施时，可以进入路径。

7. 住院期间检查项目

（1）入院后所必需进行的检查项目：

1）血常规、尿常规（包括酮体）、大便常规；

2）全天毛细血管血糖谱（三餐前、三餐后2小时、睡前、必要时0点、3 AM等），动态血糖监测（血糖未达标和/或血糖波动较大者）；

3）肝肾功能、血脂、电解质、血黏度；

4）糖化血红蛋白（HbA1c）和糖化血清蛋白（果糖胺）；

5）口服糖耐量试验和同步胰岛素或C肽释放试验；

6）胸片、心电图、腹部B超。

（2）并发症相关检查：尿蛋白/肌酐、24 h尿蛋白定量、眼底检查、神经传导速度、心脏超声、颈动脉和下肢血管彩超等。

（3）根据患者病情需要可增加以下检查项目：

1）ICA、IAA、GAD、IA-2自身抗体测定，血乳酸；

2）24 h动态血压监测，运动平板试验、心肌核素检查、冠脉CTA或冠状动脉造影；

3）振动觉和温度觉测定、10 g尼龙丝压力检查、踝肱比检查；

4）肿瘤指标筛查，感染性疾病筛查。

8. 选择用药

（1）降血糖药物：口服降糖药、胰岛素或胰岛素类似物。

（2）针对伴发疾病治疗的药物：降压药、调脂药、抗血小板聚集、改善微循环药物等。

（3）对症治疗药物：根据患者情况选择。

9. 出院标准

（1）患者得到基本技能培训并学会自我血糖监测。

（2）降糖治疗方案确定，血糖控制达标或血糖趋于稳定，无低血糖事件发生。

（3）完成相关并发症的检查并开始对症治疗。

（4）没有需要住院处理的并发症和/或合并症。

（5）稳定转至家庭（全科）医生团队进一步管理。

10. 变异及原因分析

（1）出现急性并发症（低血糖昏迷、高渗性昏迷、酮症酸中毒、乳酸酸中毒等），则按相应路径或指南进行救治，退出本路径。

（2）合并妊娠或伴有增加控制血糖难度的合并症，延长住院时间，则按相应路径或指南进行治疗。

（3）若必须同时服用对血糖或降糖药物有影响的药物，或患者对胰岛素制剂、降糖药物有过敏情况时，导致住院时间延长、住院费用增加。

（4）出现严重的糖尿病慢性并发症（糖尿病肾病、眼部、心血管、神经系统并发症、皮肤病变、糖尿病足），或合并感染，导致住院时间延长、住院费用增加。

二、2型糖尿病临床路径表单

适用对象：第一诊断为2型糖尿病（ICD-10：E11.2～E11.9）（表4-3）

患者姓名：　　　　性别：　　　年龄：　　　门诊号：　　　　　　住院号：

住院日期：　年　月　日　　　出院日期：　年　月　日

标准住院日：7～10天（非急危重症）10～14天（急危重症）

表4-3　临床路径表单

时间	住院第1～2天	住院第3～7天
主要诊疗工作	□询问病史与体格检查、完成病历书写 □血糖监测 □完善项目检查 □糖尿病健康教育 □营养治疗和运动治疗 □药物治疗 □上级医师查房，确定进一步诊疗方案 □向患者家属初步交代病情	□上级医师查房，确定进一步的检查和治疗 □完成上级医师查房记录 □调整降糖治疗方案 □根据相应的检查结果调整或维持降压、调脂治疗方案 □并发症相关检查与治疗

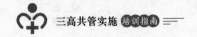

时间	住院第1~2天	住院第3~7天
重点医嘱	长期医嘱： □内科疾病护理常规/糖尿病护理常规 □一/二级 护理 □糖尿病饮食 □糖尿病健康宣教 □毛细血糖测定×7/天 有急性并发症者 □记24小时出入量 □每1~2个小时测血糖 □建立静脉通道 □吸氧、重症监护（必要时） 临床医嘱： □血常规、尿常规（包括酮体）、大便常规 □血糖谱、肝肾功能、血脂、电解质、血黏度、HbA1c、尿白蛋白测定、果糖胺、糖耐量试验和同步胰岛素或C肽释放试验 □心电图、胸片、腹部B超 □并发症相关检查 □根据情况进行动态血糖、血压监测等检查项目 □静脉补液（必要时） □对症处理 □必要时请相关科室会诊	长期医嘱： □糖尿病护理常规 □根据情况调整护理级别 □糖尿病饮食 □口服降糖药或胰岛素的调整 □降压药、调脂药及其他药物（必要时）调整 □并发症相关检查与治疗 临床医嘱： □根据病情复查相应检查
主要护理工作	□协助患者或其家属完成住院程序，入院宣教 □执行医嘱 □观察病情并及时向医师汇报 □危重病人的特殊处理	□糖尿病护理常规 □执行医嘱
病情变异记录	□无□有，原因： 1. 2.	□无□有，原因： 1. 2.
护士签名		
医师签名		

续表

时间	住院第8~10天 （非急危重症出院日）	住院第10~14天 （急危重症出院日）
主要诊疗工作	□上级医师查房：并发症、治疗效果、治疗方案评估，完成疾病诊断、下一步治疗对策和方案的调整 □完成上级医师查房记录 □请相关科室协助治疗 □确定出院日期 □确定出院医嘱（非急危重症） 出院带药	□通知出院处 □通知患者及其家属出院 □向患者交待出院后的注意事项，血糖血压的监测频率，血糖血压及饮食运动情况及记录方法，预约复诊日期 □将"出院总结"交给患者 □如果患者不能出院，在"病程记录"中说明原因和继续治疗的方案
重点医嘱	出院医嘱（非急危重症） □糖尿病护理常规 □二~三级护理 □运动及饮食治疗 □降糖药物的调整 □其他药物的应用及调整 □并发症治疗方案及药物的调整 长期医嘱： □根据病情下达	出院医嘱： □出院带药 □
主要护理工作	□糖尿病护理常规 □执行医嘱 □Ⅱ级预防教育 □进行胰岛素治疗者教会患者正确的注射方法 □正确的血糖测定方法及记录方法 □告知患者低血糖的可能原因及处理原则	□协助患者办理出院手续 □出院指导：Ⅱ级预防教育，复诊时间及注意事项
病情变异记录	□无□有，原因： 1. 2.	□无□有，原因： 1. 2.
护士签名		
医师签名		

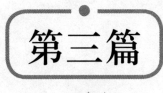

第三篇

高血脂三级协同一体化管理

- 管理规范
- 工作标准
- 管理流程
- 临床路径

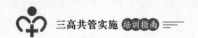

第一章
高血脂三级协同一体化管理规范

近30年来，中国人群的血脂水平逐步升高，血脂异常患病率明显增加，临床血脂异常主要为血脂检测指标异常升高，即高脂血症。2012年全国调查结果显示，中国成人高血脂总体患病率高达18.0%，人群血清胆固醇水平的升高将导致2010年—2030年期间我国心血管病事件约增加920万，预示未来中国成人高脂血症患病率及相关疾病所致负担将继续加重。有效控制高脂血症，对我国 ASCVD 防控具有重要意义。鼓励民众采取健康的生活方式，是防治高脂血症和 ASCVD的基本策略；对高脂血症患者，防治工作重点是提高高脂血症的知晓率、治疗率和控制率。近年来我国成人高脂血症患者的知晓率和治疗率虽有提高，但仍处于较低水平，高脂血症的防治工作亟待加强。

第一节　血脂指标测量规范

一、血脂测量的重要性

高血脂的诊断主要依靠的是实验室检查，主要包括TG、TC、HDL-c和LDL-c，其他如ApoA1、ApoB、LP（a）等对预测冠心病有一定的临床意义，因此血脂测量是高血脂诊断的基本手段，血脂值是临床诊断与治疗的主要依据。因此，推广规范化的血脂测量尤为重要。

二、血脂测量方法和注意事项

1. 方法

血脂测量主要通过测定静脉血脂，血脂包括多种指标，最基本的包括血TC、TG、HDL-c及LDL-c；便携式快速血脂检测仪小巧、牢固、便携，仅用35微升指尖全血就可检测，结果可靠、准确，测试过程仅需5 min快捷，这种检测方法便于在"三高之家"推行应用，做出初步的筛查。

2. 注意事项

三天内避免高脂饮食（尽量不要吃油腻的食品）；保持平时的饮食习惯；患有感冒、腹泻等急症需痊愈后才能检查血脂；抽血前3天不能大量饮酒；血脂检查前要空腹10～12小时。

第二节　高血脂筛查检出规范

监测早期检出血脂异常个体的血脂水平变化，是有效实施ASCVD防治措施的重要基础。

一、血脂筛查方式

我国绝大部分医疗机构均具有血脂检测条件，血脂异常患者检出和监测主要通过对三级医防融合医疗机构的就诊人群进行常规血脂检测来进行，还有社区60岁以上老年人群和单位组织每年健康查体等形式筛查和发现高血脂患者。

二、高血脂筛查的时间

（1）建议20～40岁成年人最好每年检验1次，至少每3～5年测量1次血脂（包括TC、LDL-c、HDL-c和TG）。

（2）建议40岁以上男性和绝经女性每年检测血脂。

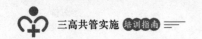

（3）ASCVD患者及其高危人群，应每3～6个月测定1次血脂。

（4）因ASCVD住院患者，应在入院时或入院24 h内检测血脂。

（5）生活方式干预3～6个月后，应复查血脂水平，若LDL-c等血脂参数达标则继续治疗，但仍需每6～12个月复查1次，如LDL-c持续达到目标值以下，每年复查1次即可。药物治疗开始后4～8周复查血脂及肝功能与心肌酶。若无特殊情况，逐步改为每6～12个月复查1次。如开始治疗3～6个月复查LDL-c仍未达到目标值，则调整剂量或药物种类，再经4～8周后复查。达到目标值后延长为每6～12个月复查1次，或联合药物治疗4～8周复查，达到目标后延长至6～12个月复查1次。

三、高血脂人群筛查

血脂筛查的重点对象既包括已经患有ASCVD的人群，也包括尚未患有ASCVD的人群。

（1）已经有ASCVD病史者、脑血管病或周围动脉粥样硬化疾病的患者。

（2）存在多项ASCVD危险因素（如高血脂、糖尿病、肥胖、吸烟）的人群。

（3）有ASCVD、脑血管病或周围动脉粥样硬化疾病家族史者，尤其是有早发性心血管病家族史者（指男性一级直系亲属在55岁前或女性一级直系亲属在65岁前患缺血性心血管病），或有家族性高脂血症患者。

（4）皮肤或肌腱黄色瘤及跟腱增厚者。

（5）40岁以上的男性和绝经后的女性。

（6）头晕、头痛、失眠、胸闷气短、记忆力下降、注意力不集中、健忘、体形偏胖、四肢沉重或肢体麻木的人。

（7）其他健康成年人最好每年检验1次，至少每隔3～5年检查1次血脂。

第三节　高血脂的诊断规范

血脂异常通常指血清中TC和（或）TG水平升高，俗称高脂血症。血脂异常分类最简单的有病因分类和临床分类二种，最实用的是临床分类。

一、高血脂的分类

1. 血脂异常病因分类

（1）继发性高脂血症。

继发性高脂血症是指由于其他疾病所引起的血脂异常。可引起血脂异常的疾病主要有：肥胖、糖尿病、肾病综合征、甲状腺功能减退症、肾功能衰竭、肝脏疾病、系统性红斑狼疮、糖原累积症、骨髓瘤、脂肪萎缩症、急性卟啉病、多囊卵巢综合征等。此外，某些药物如利尿剂、非心脏选择性β-受体阻滞剂、糖皮质激素等也可能引起继发性血脂异常。

（2）原发性高脂血症。

除了不良生活方式（如高能量、高脂和高糖饮食、过度饮酒等）与血脂异常有关，大部分原发性高脂血症是由于单一基因或多个基因突变所致。由于基因突变所致的高脂血症多具有家族聚集性，有明显的遗传倾向，特别是单一基因突变者，故临床上通常称为家族性高脂血症。

2. 血脂异常临床分类

临床将高脂血症分为4种：高胆固醇血症：血清TC升高；高三酰甘油血症：血清TG升高；混合型高脂血症：血清TC、TG均升高；低高密度脂蛋白血症：血清高密度脂蛋白胆固醇（HDL-c）降低。

二、高血脂诊断标准

高血脂的主要危害是增加ASCVD的发病危险，我国人群血脂成分合适水平及异常切点的建议（表1-1）基于对不同血脂水平的中国人群ASCVD发病危险的长期观察性研究结果，包括不同血脂水平对研究人群10年和20年ASCVD累积发病危险的独立影响，同时这些血脂合适水平和异常切点主要适用于ASCVD一级预防的目标人群。

表1-1　高血脂标准　　　　　　　　　　　　　　mmol/L（mg/dL）

分层	TC	LDL-c	HDL-c	非HDL-c	TG
理想水平		<2.6（100）		<3.4（130）	
合适水平	5.2（200）	<3.4（130）		<4.1（160）	<1.7（150）
边缘升高	≥5.2（200）且<6.2（240）	≥3.4（130）且<4.1（160）		≥4.1（160）且<4.9（190）	≥1.7（150）且<2.3（200）

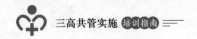

续表

分层	TC	LDL-c	HDL-c	非HDL-c	TG
升高	≥6.2（240）	≥4.1（160）		≥4.9（190）	≥2.3（200）
降低			<1.0（40）		

注：TC：总胆固醇；LDL-c：低密度脂蛋白胆固醇；DHL-C：高密度脂蛋白胆固醇；TC：甘油三酯。

三、高血脂诊断方法

诊断高血脂，先明确临床分型是LDL-c水平升高明显还是TG升高明显，查找可能存在继发性高血脂原因，全面评价ASCVD总体危险。评价ASCVD总体危险不仅有助于确定血脂异常患者调脂治疗的决策，也有助于临床医生针对多重危险因素制定出个体化的综合治疗决策，从而最大程度降低患者ASCVD总体危险。

诊断高血脂时，临床资料的收集和分析是确定诊断的基本条件，正确分析实验室检查结果是诊断的重要依据，ASCVD总体危险并不是胆固醇水平和其他危险因素独立作用的简单叠加，而是胆固醇水平与多个危险因素复杂交互作用的共同结果。这导致同样的胆固醇水平，可因其他危险因素的存在而具有更大的危害。评估胆固醇水平高低和ASCVD其他危险因素的数目和水平是使患者及时得到专科诊疗的前提，及时开展相关专科的协同诊疗，防控ASCVD，降低心肌梗死、缺血性卒中或冠心病死亡等心血管病临床事件发生危险。因此，"三高共管、三级协同"一体化防治体系中的各级高血脂医生都应掌握严谨、科学、有效的诊断规范，要具备全面的相关学科诊断思路。

1. 高血脂的诊断步骤

"三高共管"各级医师在进行高血脂诊断时，要解决以下五个问题：

（1）确定高血脂及其水平。

（2）对于高血脂进行分析原因，包括对高血脂发病因素的确认和查找继发性高血脂的原因。

（3）发现心血管疾病的各种危险因素。

（4）明确是否有靶器官损害和心血管疾病。

（5）高血脂急危重症识别和诊断。

2. 高血脂临床资料采集

（1）症状。

血脂升高的症状：高脂血症患者一般无自觉症状，合并症的症状：腹部症状要询问有无腹痛、肝区不适等腹部症状，以确定是否有急性胰腺炎和脂肪肝等高脂血症的合并症；全身性动脉硬化的症状通过询问有无心绞痛、下肢间歇性跛行和运动语言障碍等神经系统的症状，判断患者心、下肢动脉和脑等主要靶器官动脉同样硬化的发病状况。所以，无论患者有无症状，针对以上情况45岁以上的男性和绝经后的女性都应该筛查血脂，以便及时发现高血脂患者。

继发性高血脂各原发疾病的症状：如甲状腺功能减退出现乏力、少言懒动、怕冷、浮肿，甚至出现便秘和月经异常；如发生肾病综合征出现全身高度浮肿、泡沫尿增多，甚至少尿等症状；其他原发病相关临床症状。

靶器官损害和心血管疾病的症状：如发生外周血管病变出现肢体麻木、疼痛、间歇性跛行及浮肿等症状，发生高血压左心功能衰竭时，会发生呼吸困难（早期劳累性呼吸困难，逐渐发展到休息时的呼吸困难，夜间阵发性呼吸困难）、胸闷气短、口唇发绀等。发生脑血管疾病时会出现头晕、头疼、恶心、呕吐、四肢活动障碍等。

上述三大类症状是诊断和鉴别高血脂的依据，各级医生在采集病史时应全面，并注意鉴别。

（2）体征。

在做出高血脂诊断时，对高血脂患者进行全面的体格检查非常重要。"三高共管"各级医师，特别是承担守门人责任的家庭（全科）医生，是发现异常体征的第一道关口，除了规范筛查血脂以外，还应该完成以下体征指标的采集并全面及时录入"三高共管"信息系统。

1）测量身高和体质量，计算体质指数，测量腰围和臀围。

2）完善心血管系统体征检查，完善颈静脉充盈或者怒张的视诊，触诊脉搏，叩诊心脏浊音界大小，听诊心率、心律、颈动脉血管杂音和脐周血管杂音，以及有无心衰的证据。

3）检查是否有黄色瘤，高脂血症特别是家族性高胆固醇血症患者，在体表可出现黄色瘤，其中扁平状黄瘤多见于上、下眼睑；腱黄瘤多位于伸侧肌腱，如鹰嘴、髌和足跟部；而块状黄瘤多见于手掌、肘和臀部。

4）检查触摸双侧桡动脉、股动脉、足背动脉搏动。

5）判断有无面色晦暗的慢性面容，有无贫血貌，有无面部蝶形斑和全身皮疹，初诊甲状腺大小等体征。

6）神经系统是否有脑血管损害等。

7）检查眼睑、颜面部及下肢水肿。

8）腹部压痛。

（3）实验室检查。

"三高共管"各级医师在经过详细问诊、仔细查体、发现阳性体征后，要对高血脂患者进行实验室检查，并对检查结果进行分析鉴别，对高血脂患者所存在疾病做全面评估，判断疗效和药物是否存在不良反应。"三高共管"各级医师对高血脂患者的检查可分为三大类：

1）常规检查。

指所有高血脂患者首次就诊时应进行的常规检查，"三高之家"可以通过血糖仪筛查血糖，糖化血红蛋白仪筛查糖化血红蛋白，血脂仪筛查空腹血脂一项/四项，即为TC、HDL-c、LDL-c、TG；并进行尿糖筛查，配备心电图检查，其他常规检查项目可在"三高基地"完成，剩余的部分检查需要交由其上级"三高中心"完成。"三高之家"的医生应妥善安排筛查项目之外的常规检查，与"三高基地"和"三高中心"协同工作，以实现体系的高效、便捷（表1-2）。

表1-2　高血脂患者常规检查项目及其意义

检查项目	高血脂的鉴别诊断	确定心血管危险因素	发现心血管疾病	用药前后观察	三高之家	三高基地	三高中心
尿常规	+		+	+	+		
血常规	+		+	+	+		
电解质	+		+	+	+		
血肌酐	+	+	+	+	+		
血尿酸		+	+	+	+		
血脂		+	+	+	+		
空腹和餐后血糖	+	+	+	+	+		
糖化血红蛋白	+	+		+		+	+
甲状腺功能	+					+	+
抗核抗体谱	+					+	+
补体C3、C4	+					+	+
免疫球蛋白	+					+	+
肝功能与肌酸激酶				+		+	+
动脉硬化检测			+			+	+

续表

检查项目	高血脂的鉴别诊断	确定心血管危险因素	发现心血管疾病	用药前后观察	三高之家	三高基地	三高中心
心电图			+	+	+		
超声新动图	+		+	+		+	+
腹部B超	+		+			+	+
下肢血管B超	+		+	+		+	+
颈动脉B超			+			+	+
胸片				+		+	+

2）特需检查。

指对发现异常者需要进一步明确疾病诊断的检查。包括血管造影、肾上腺CT、核素扫描等，必要时可检测脂蛋白电泳和基因学检查等特殊项目，以进行高脂血症的进一步分型，确定治疗方案，这需要"三高中心"的高血脂诊治专科医生决定和完成。

3）复查。

复查指服药后观察药物的效果和不良反应，或者病情变化时的检查。服用调脂药物后要观察血脂控制效果，观察肝功能、肌酸激酶等变化。合并高血压服用ACEI或ARB后在观察降压效果的同时，要观察药物对肾功能和血钾的影响。合并糖尿病服用和注射胰岛素注意观察血糖控制情况和体质量变化，是否低血糖发生，是否有胃肠道反应，部分降糖药注意心功能和骨量情况；复查内容主要由"三高之家"在持续管理过程中根据规范和临床需要来发起，三级机构协同完成。也可以由"三高基地"和"三高中心"在进行协同诊疗过程中按需发起和协同完成。

4）随诊。

① 随诊的目的及内容：患者开始治疗后的一段时间，为了评估治疗反应，使血脂稳定地维持于目标水平须加强随诊，诊视的相隔时间较短。随诊中除密切监测血脂及患者的其他危险因素和临床疾患的改变以及观察疗效外，还要与患者建立良好的关系，向患者进行保健知识的宣教：让患者了解自己的病情，包括高血压、高血糖及高血脂等危险因素及同时存在的临床疾患，了解控制血糖、血压、血脂的重要性，了解终生治疗的必要性。

为争取药物治疗取得满意疗效，随诊时应强调按时服药，让患者了解该种药物治疗可能出现的副作用，后者一旦出现，应及早报告。深入浅出耐心地向患者解释改变

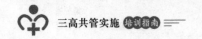

生活方式的重要性，使之理解治疗意义，自觉地付诸实践，并长期坚持。

② 随诊间隔：根据患者的心血管总危险分层及血脂水平，由医生视具体情况而定。若高血脂患者当前LDL-c水平>4.9 mmol/L或TG>5.6 mmol/L，可安排每1个月随诊1次。饮食与非药物治疗者，开始3～6个月应复查血脂水平，如血脂控制达到建议目标，则继续非药物治疗，但仍需每6个月～1年复查，长期达标者可每年复查1次。服用调脂药物者，需要进行更严密的血脂监测。首次服用调脂药者，应在用药4～8内复查血脂及转氨酶和肌酸激酶。如血脂能达到目标值，且无药物不良反应，逐步改为每6～12个月复查1次；如血脂未达标且无药物不良反应者，每3个月监测1次。如治疗3～6个月后，血脂仍未达到目标值，则需调整调脂药剂量或种类，或联合应用不同作用机制的调脂药进行治疗。每当调整调脂药种类或剂量时，都应在治疗 6 周内复查。治疗性生活方式改变（therapeu tic lifestyle change，TLC）和调脂药物治疗必须长期坚持，三级机构协同加强对患者的随访，才能获得良好的临床结局。应特别强调的是：暂时决定不予药物治疗的患者，应同样定期随诊和监测，并按随诊结果考虑是否给予调血脂药物，以免延误。

四、高血脂临床诊断的书写规范

具备诊断资质的"三高共管"各级医师初诊高血脂，可诊断为高脂血症，如果出现单纯TG、TC、HDL-c和LDL-c等其中某一个成分升高或者降低，亦可以具体临床分型诊断比如高胆固醇血症或者高甘油三酯血症。高血脂的诊断书写格式包括诊断、合并疾病和临床并发症，对于高血脂合并症和并发症需要单独进行诊断，并正确书写合并症和并发症名称。诊断书写如下：

高脂血症

高胆固醇血症

高甘油三酯血症

高血压

糖尿病

五、导致继发性高血脂的原发性疾病诊断

"三高共管"各级医生要确定继发性高血脂的原发疾病的诊断。除了检测血脂各项成分等常规检查项目以外，可能继发性高血脂的疾病和因素以及鉴别点如下：

（1）糖尿病

（2）甲状腺机能低下

（3）肾病综合征

（4）痛风

（5）肝脏疾病

第四节　高血脂评估规范

依据ASCVD发病危险采取不同强度干预措施是高血脂防治的核心策略，总体心血管危险评估是高血脂治疗决策的基础。

一、病史

询问患者现病史了解高脂血症患者一般无自觉症状；了解合并症的症状：腹部症状要询问有无腹痛、肝区不适等腹部症状，以确定是否有急性胰腺炎和脂肪肝等高脂血症的合并症；全身性动脉硬化的症状通过询问有无心绞痛、下肢间歇性跛行和运动语言障碍等神经系统的症状，判断患者心、下肢动脉和脑等主要靶器官动脉粥样硬化的发病状况。了解一般情况：甲状腺功能低下所致的继发性高脂血症患者常有原发病的临床表现，如便秘、纳差、畏寒等，要注意询问。既往史除系统回顾、询问全身各系统的患病史外，要特别注意和继发性高脂血症有关的即往史，要特别主要询问内分泌疾病：如甲状腺机能低下等；肾脏疾病：如肾病综合征等；肝脏疾病：如阻塞性黄疸等；代谢性疾病：如痛风、糖尿病等；用药史：是否服用β受体阻滞剂、皮质类固醇、雌激素、噻嗪类利尿剂等。了解个人史中的吸烟史、饮食习惯、运动量等；了解家族史，询问家族中是否有同类患者。

二、体格检查

"三高之家"的家庭（全科）医生按照血压测量规范进行血压监测，测量身高、体质量，计算BMI，腰围；其他必要的体检：如心率、心律、双侧桡动脉、股动脉、足背动脉搏动、下肢水肿、出现黄色瘤，其中扁平状黄瘤多见于上、下眼睑；腱黄瘤多位于伸侧肌腱，如鹰嘴、髌和足跟部；而块状黄瘤多见于手掌、肘和臀部等，腹膜压痛。"三高基地"的家庭（全科）医生也需要完成以上体格检查，但"三高基地"首席医师需要再完善颈静脉充盈或者怒张的视诊、心浊音界叩诊及心脏杂音、腰部及腹部动脉血管、股动脉血管杂音的听诊。如果"三高基地"首席医师因诊治能力有所限制，难以达到以上体格检查，需要及时协诊"三高中心"专科医师进行相关体格检查评估。

三、实验室检查

"三高之家"常规进行血糖仪测量血糖，血脂仪测量空腹血脂一项/四项，即TC、HDL-c、LDL-c、TG等基本筛查指标，并根据病情进行心电图等功能检查。"三高基地"基本检查：补充完善"三高之家"完成的检查，检验科采血化验血糖、尿酸、肾功能、甲状腺功能、血脂五项、抗核抗体谱、补体C3/C4及免疫球蛋白，必要时加上脂蛋白等项目。需要查心电图、心脏彩超、颈动脉超声、下肢血管超声。检查血、尿淀粉酶及上腹部彩超等相关检查。"三高基地"如果缺乏功能检查条件或者不完善，需要"三高中心"进行功能检查，同时进行内脏脂肪、脉搏波传导速度以及踝臂血压指数等检测。

四、评估心血管综合风险

根据各种实验室及常规检查项目进行危险分层。

1. 血脂异常危险分层方案（表1-3）

表1-3　危险因素分层

危险分层	TC 5.2~6.2 mmol/L（200~240 mg/dL）或LDL-c 3.4~4.1 mmol/L（130~160 mg/dL）	TC≥6.2 mmol/L（240 mg/dL）或LDL-c≥4.1 mmol/L（160 mg/dL）
无高血压且其他危险因素[a]数<3	低危	低危
高血压或其他危险因素数≥3	低危	中危
高血压且其他危险因素数≥1	中危	高危
冠心病及其等危症	高危	高危

注：a其他危险因素包括年龄（男≥45岁，女≥55岁）、吸烟、低HDL-c、肥胖和早发缺血性心血管家族史；TC：总胆固醇；LDL-c：低密度脂蛋白胆固醇；DHL-C：高密度脂蛋白胆固醇。

2.血脂异常患者开始调脂治疗的TC和LDL-c值及其目标值（表1-4）

表1-4　开始调脂治疗的TC和LDL-c值及其目标值

危险等级	治疗性生活方式改变开始	药物治疗开始	治疗目标值
低危：10年危险性<5%	TC≥6.22（240） LDL-c≥4.14（160）	TC>6.99（270） LDL-c≥4.92（190）	TC<6.22（240） LDL-c<4.14（160）
中危：10年危险性5%~10%	TC≥5.18（200） LDL-c≥3.37（130）	TC≥6.22（240） LDL-c≥4.14（160）	TC<5.18（200） LDL-c<3.37（130）
高危：CHD或CHD等危症，或10年危险性10%~15%	TC≥4.14（160） LDL-c≥2.59（100）	TC≥4.14（160） LDL-c≥2.59（100）	TC<4.14（160） LDL-c<2.59（100）
极高危：急性冠状动脉综合征，或缺血性心血管病合并糖尿病	TC≥3.11（120） LDL-c≥2.07（80）	TC≥4.14（160） LDL-c≥2.07（80）	TC<3.11（120） LDL-c<2.07（80）

注：TC：总胆固醇；LDL-c：低密度脂蛋白胆固醇；DHL-c：高密度脂蛋白胆固醇；ACS：急性冠脉综合症；CHD：冠状动脉性心脏病。

3. 不同临床疾病或危险因素LDL-c目标值（表1-5）

表1-5　不同临床疾患和（或）危险因素LDL-c目标值

临床疾患和（或）危险因素	目标LDL-c值（mmol/L）
ASCVD	<1.8
糖尿病+高血压或其他危险因素[a]	<1.8
糖尿病	<2.6
慢性肾病（3或4期）	<2.6
高血压+1项其他危险因素a	<2.6
高血压或3项其他危险因素a	<3.4

注：ASCVD：动脉粥样硬化性心血管疾病；a其他危险因素包括年龄（男≥45岁，女≥55岁）、吸烟、低HDL-c、肥胖和早发缺血性心血管家族史。

4. 不同ASCVD危险人群降LDL-c/非-HDL-c治疗达标值（表1-6）

表1-6　不同ASCVD危险人群降LDL-c/非-HDL-c治疗达标值

危险等级	LDL-c	非-HDL-c
低危、中危	<3.4 mmol/L（130 mg/dL）	<4.1 mmol/L（160 mg/dL）
高危	<2.6 mmol/L（100 mg/dL）	<3.4 mmol/L（130 mg/dL）
极高危	<1.8 mmol/L（70 mg/dL）	<2.6 mmol/L（100 mg/dL）

注：LDL-c：低密度脂蛋白胆固醇；HDL-c：高密度脂蛋白胆固醇。

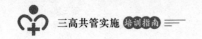
第五节　高血脂的治疗规范

高血脂的治疗和随访管理主要集中在"三高之家"和"三高基地"的家庭（全科）医生，仅对高血脂合并急危重症，即高血脂合并急性胰腺炎、不稳定心绞痛、心力衰竭、严重心律失常、脑梗塞或脑出血、急性冠脉综合征或者心慌、胸闷、胸痛、头痛、头晕等疾病和症状者，"三高之家"需要发起协诊，三级医防融合医疗机构的"三高基地"或"三高中心"协助完成，另外高血脂的治疗宗旨是防控ASCVD，降低心肌梗死、缺血性卒中或冠心病死亡等心血管病临床事件发生的危险。

一、高血脂的治疗目标

高血脂治疗的目的是血脂达标，尤其LDL-c，以期最大限度地降低心脑血管病发病及死亡总危险。LDL-c越高越容易形成斑块，降低LDL-c水平是防治ASCVD最重要的策略之一，该指标被视为干预血脂异常的主要靶点。LDL-c治疗目标如下：

（1）调脂治疗需设定目标值：极高危者LDL-c<1.8 mmol/L；高危者LDL-c<2.6 mmol/L；中危和低危者LDL-c<3.4 mmol/L。

（2）LDL-c基线值较高不能达目标值者，LDL-c至少降低50%。

（3）患者LDL-c基线在目标值以内者，LDL-c仍应降低30%左右。

（4）血脂异常危险分层方案。

二、高血脂患者何时需启动药物治疗

根据我国血脂异常防治指南启动药物干预的时机取决于患者基线胆固醇水平及其心血管危险分层。对于低至中危患者，应以生活方式干预为主要措施。

经过2~3个月的生活方式治疗LDL-c仍不能达标者，可考虑予以他汀类药物治疗。对于无ASCVD但心血管危险分层为高危的患者，应在强化生活方式干预的同时积极启动他汀类药物治疗。

三、高血脂生活方式干预

高血脂与饮食和生活方式有密切关系，饮食治疗和改善生活方式是高血脂治疗的基础措施。无论是否选择药物调脂治疗，都必须坚持控制饮食和改善生活方式。生活方式干预是具有较好的成本/效益比和风险/获益比的治疗措施。良好的生活方式包括坚持健康饮食、规律运动、远离烟草和保持理想体质量。

1. 控制饮食中胆固醇的摄入

在满足每日必需营养和总能量需要的基础上，当摄入饱和脂肪酸和反式脂肪酸的总量超过规定上限时，应该用不饱和脂肪酸来替代。建议每日摄入胆固醇小于300 mg，尤其是ASCVD等高危患者，摄入脂肪不应超过总能量的20%~30%。一般人群摄入饱和脂肪酸应小于总能量的10%；而高胆固醇血症者饱和脂肪酸摄入量应小于总能量的7%，反式脂肪酸摄入量应小于总能量的1%。高TG血症者更应尽可能减少每日摄入脂肪总量，每日烹调油应少于30 g。脂肪摄入应优先选择富含n-3多不饱和脂肪酸的食物（如深海鱼、鱼油、植物油）。

2. 合适碳水化合物和膳食纤维摄入

建议每日摄入碳水化合物占总能量的50%~65%。选择使用富含膳食纤维和低升糖指数的碳水化合物替代饱和脂肪酸，每日饮食应包含 25~40 g膳食纤维（其中 7~13 g 为水溶性膳食纤维）。碳水化合物摄入以谷类、薯类和全谷物为主，其中添加糖摄入不应超过总能量的10%（对于肥胖和高TG血症者要求比例更低）。食物添加剂如植物固醇/烷醇（2~3 g/d），水溶性 / 黏性膳食纤维（10~25 g/d）有利于血脂控制，但应长期监测其安全性。

3. 控制体质量

肥胖是血脂代谢异常的重要危险因素。血脂代谢紊乱的超重或肥胖者的能量摄入应低于身体能量消耗，以控制体质量增长，并争取逐渐减少体质量至理想状态。减少每日食物总能量（每日减少300~500 kcal），改善饮食结构，增加身体活动，可使超重和肥胖者体质量减少10%以上。维持健康体质量（BMI：20.0~23.9 kg/m^2）有利于血脂控制。

4. 适量活动

建议每周5~7天、每次30 min中等强度代谢运动。对于ASCVD患者应先进行运动负荷试验，充分评估其安全性后，再进行身体活动。

5. 戒烟

完全戒烟和有效避免吸入二手烟有利于预防ASCVD，并升高HDL-c水平。可以选择戒烟门诊、戒烟热线咨询以及药物来协助戒烟。

6. 限制饮酒

中等量饮酒（男性每天20~30 g乙醇，女性每天10~20 g乙醇）能升高HDL-c水平。但即使少量饮酒也可使高 TG 血症患者TG水平进一步升高。饮酒对于心血管事件的影响尚无确切证据，提倡限制饮酒。

7. 健康教育

① 倡导健康的生活方式；② 为高血脂患者提供有关高血脂诊断、高血脂危害、药物治疗、治疗目标、相关药物治疗不良反应等知识；③ 针对不同ASCVD总体风险制订随访计划。

四、高血脂药物治疗

1. 药物分类

降脂类药物可分为降胆固醇药物和降甘油三酯（TG）药物。降低胆固醇的药物包括他汀类、胆固醇吸收抑制剂、普罗布考、胆酸螯合剂及其他调脂药（脂必泰、多甘烷醇）等。这类药物的主要作用机制是抑制肝细胞内胆固醇的合成，加速LDL分解代谢或减少肠道内胆固醇的吸收。主要降低TG的药物包括贝特类、烟酸类和高纯度鱼油制剂。研究表明他汀类药物可减少糖尿病血管疾病和肾功能减退的发生，建议所有糖尿病患者均应首选口服他汀类药物，以TG升高为主时可首选贝特类降脂药。

（1）降低胆固醇药物。

1）他汀类。

临床调脂首选他汀类调脂药物。起始宜应用中等强度他汀，根据个体调脂疗效和耐受情况，适当调整剂量，若胆固醇水平不能达标，与其他调脂药物联合使用，中等强度他汀治疗LDL-c不能达标时，可联合应用依折麦布、前蛋白转化酶枯草溶菌素-9抑制剂等。

① 各种他汀类作用强度。

高强度治疗就是他汀每日剂量能使LDL-c降低大于50%。一般需要的常用药物与剂量如下：阿托伐他汀40~80毫克，瑞舒伐他汀20~40毫克。

中强度治疗就是他汀每日剂量能使LDL-c降低30%~50%。一般需要的药物与剂量如下：阿托伐他汀10~20毫克，瑞舒伐他汀5~10毫克，辛伐他汀20~40毫克，普伐他汀

40~80毫克，洛伐他汀40毫克，氟伐他汀80毫克，氟伐他汀40毫克，每日2次，匹伐他汀2~4毫克。

低强度治疗就是他汀每日剂量能使LDL-c降低30%以下。一般需要的药物与剂量如下：辛伐他汀10毫克，普伐他汀10~20毫克，洛伐他汀20毫克，氟伐他汀20~40毫克，匹伐他汀1毫克。

②他汀类作用特点及注意事项。

他汀类可在任何时间段每天服用1次。他汀应用取得预期疗效后应继续长期应用，如能耐受应避免停用。如果应用他汀类后发生不良反应，可采用换用另一种他汀、减少剂量、隔日服用或换用非他汀类调脂药等方法处理。

研究显示，他汀对肾功能无不良影响，在患者可耐受的前提下，推荐DKD患者接受他汀治疗。中等强度他汀（可使LDL-c水平降低30%～50%）是可选的LDL-c治疗药物。常用的他汀类药物包括阿托伐他汀、辛伐他汀、氟伐他汀、瑞舒伐他汀和普伐他汀等。当DKD患者处于CKD 1～3期，他汀类药物的使用无需减量；处于CKD 4～5期，肾脏疾病不影响阿托伐他汀的血浆浓度和其降低LDL-c的效果，故阿托伐他汀可无须减量，辛伐他汀应减量使用，而氟伐他汀、瑞舒伐他汀、普伐他汀均应谨慎使用；不推荐未使用他汀的透析患者开始他汀治疗，但已开始他汀治疗的透析患者可继续使用，除非出现副作用。

DKD患者是他汀相关肌病的高危人群。在肾功能进行性减退或eGFR<30 mL/（min·1.73 m²）时，他汀类药物易导致糖尿病患者发生肌病，并且发病风险与他汀剂量密切相关，故应避免大剂量应用。

轻至中度肾功能患者无需调整辛伐他汀、氟伐他汀等他汀类的药物用量，但在重度肾功能不全（如Ccr<30 mL/（min·1.73 m²））时需减量或禁用。肾脏疾病不影响阿托伐他汀的血浆浓度和其降低LDL-c的效果，故肾功能不全患者均无需调整其用药剂量，同时，由于阿托伐他汀与血浆蛋白的广泛结合，血液透析并不能显著提高其清除率，但目前由于缺乏其在透析患者中的用药经验，故仍需谨慎用药。

2）胆固醇吸收抑制剂。

依折麦布附着于小肠绒毛刷状缘，抑制胆固醇的吸收，从而降低小肠中的胆固醇向肝脏中的转运，使得肝脏胆固醇贮量降低从而增加血液中胆固醇的清除。本品不增加胆汁分泌（如胆酸螯合剂），也不抑制胆固醇在肝脏中的合成（如他汀类）。依折麦布在不同肾功能水平下均无需调整剂量。

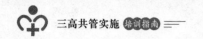

3）胆酸螯合剂。

胆酸螯合剂为碱性阴离子交换树脂，可阻断肠道内胆汁酸中胆固醇的重吸收。用法：考来烯胺每次5 g，3次/天；考来替泊每次5 g，3次/天；考来维仑每次1.875 g，2次/天。与他汀类联用，可明显提高调脂疗效。常见不良反应有胃肠道不适、便秘和影响某些药物的吸收。此类药物的绝对禁忌证为异常β脂蛋白血症和血清TG>4.5 mmol/L（400 mg/dL）。胆汁酸螯合剂在此肠道内不吸收，不参与肾脏代谢。

4）其他调脂药。

脂必泰是一种红曲与中药（山渣、泽泻、白术）的复合制剂。常用剂量为每次0.24～0.48 g，2次/天，具有轻中度降低胆固醇作用。该药的不良反应少见。多廿烷醇是从甘蔗蜡中提纯的一种含有8种高级脂肪伯醇的混合物，常用剂量为10～20 mg/d，调脂作用起效慢，不良反应少见。

（2）主要降低TG的药物。主要降低TG的药物：贝特类、烟酸类和高纯度鱼油制剂。

1）常用的贝特类药物有：非诺贝特片每次0.1 g，3次/天；微粒化非诺贝特每次0.2 g，1次/天；吉非贝齐每次0.6 g，2次/天；苯扎贝特每次0.2 g，3次/天。常见不良反应与他汀类药物类似，包括肝脏、肌肉和肾毒性等，血清肌酸激酶和ALT水平升高的发生率均<1%。

贝特类肾功能减退的糖尿病患者应根据其GFR水平减少非诺贝特、吉非贝齐及苯扎贝特等贝特类药物，并在严重的肾功能不全患者中禁用。如非诺贝特不能用于透析，且当eGFR<50 mL/（min·1.73 m^2）时禁用。当患者的eGFR<60 mL/（min·1.73 m^2）时应将吉非贝齐的用量减至600 mg/d，当eGFR<15 mL/（min·1.73 m^2）时禁用吉非贝齐。

贝特类药物会增加DKD患者肌炎、横纹肌溶解或肝脏损害风险，同时不改善心血管事件结局，故仅推荐于严重的高甘油三酯血症（甘油三酯>5.7 mmol/L），目的是降低胰腺炎风险，但在eGFR<30 mL/（min·1.73 m^2）时禁用。

2）烟酸类，烟酸也称作维生素B$_3$，属人体必需维生素。大剂量时具有降低TC、LDL-c和TG以及升高HDL-c的作用。调脂作用与抑制脂肪组织中激素敏感脂酶活性、减少游离脂肪酸进入肝脏和降低VLDL分泌有关。烟酸有普通和缓释2种剂型，以缓释剂型更为常用。缓释片常用量为每次1～2 g，1次/天。建议从小剂量（0.375～0.5 g/d）开始，睡前服用；4周后逐渐加量至最大常用剂量。

最常见的不良反应是颜面潮红，其他有肝脏损害、高尿酸血症、高血糖、棘皮症和消化道不适等，慢性活动性肝病、活动性消化性溃疡和严重痛风者禁用。早期临床试验结果荟萃分析发现，烟酸无论是单用还是与其他调脂药物合用均可改善心血管预后，心血管事件减少34%，冠状动脉事件减少25%。由于在他汀基础上联合烟酸的临床研究提示与单用他汀相比无心血管保护作用，欧美多国已将烟酸类药物淡出调脂药物市场。

另有研究显示，烟酸类药物治疗并不改善肾脏预后，因此不推荐烟酸类药物联合他汀类药物治疗DKD。烟酸可导致糖代谢异常或糖耐量恶化，一般不推荐在糖尿病患者中使用，若必须使用，应该定期监测血糖水平。烟酸和阿昔莫司在肾功能减退患者中应用证据有限，应谨慎或减量使用。

2. 调脂药物的联合应用

调脂药物联合应用可能是血脂异常干预措施的趋势，优势在于提高血脂控制达标率，同时降低不良反应发生率。由于他汀类药物作用肯定、不良反应少、可降低总死亡率，为了提高调脂治疗的达标率，往往需不同类别调脂药联合应用。他汀类和贝特类联用：混合性高脂血症经单用他汀类或贝特类未达标者，可考虑两药联合治疗。尽管目前有证据表明两药合理联用是安全的（ACCORD已经证明是安全的），但除非特别严重的混合性血脂异常，一般应单药治疗；必要时谨慎联合，但剂量应小；两药分开时间服用；他汀类和贝特类联用时，首选非诺贝特。"三高之家"仅限于单药治疗，如果发起2种调脂药物联合应用，需要"三高基地"或者"三高中心"协助完成病情评估和可能出现不良反应告知。

（1）他汀与依折麦布联合应用：两种药物分别影响胆固醇的合成和吸收，可产生良好协同作用。联合治疗可使血清LDL-c在他汀治疗的基础上再下降18%左右，且不增加他汀类的不良反应。多项临床试验观察到依折麦布与不同种类他汀联用有良好的调脂效果。对于中等强度他汀治疗胆固醇水平不达标或不耐受者，可考虑中/低强度他汀与依折麦布联合治疗。

（2）他汀与贝特联合应用：两者联用能更有效降低LDL-c和TG水平及升高HDL-c水平，降低sLDL-c。贝特类药物包括非诺贝特、吉非贝齐、苯扎贝特等，以非诺贝特研究最多。既往研究提示，他汀与非诺贝特联用可使高TG伴低HDL-c水平患者心血管获益。非诺贝特适用于严重高TG血症伴或不伴低HDL-c水平的混合型高脂血症患者，尤其是糖尿病和代谢综合征伴有的血脂异常，高危心血管疾病患者他汀类治疗后仍存在TG或HDL-c水平控制不佳者。由于他汀类和贝特类药物代谢途径相似，均有潜在损伤肝功能的可能，并有发生肌炎和肌病的危险，合用时发生不良反应的机会增多，因此，他汀类和贝特类药物联合用药的安全性应高度重视。吉非贝齐与他汀类药物合用发生肌病的危险性相对较多，开始合用时宜用小剂量，采取晨服贝特类药物、晚服他汀类药物的方式，避免血药浓度的显著升高，并密切监测肌酶和肝酶，如无不良反应，可逐步增加他汀剂量。

（3）他汀与PCSK9抑制剂联合应用：经生活方式加最大剂量调脂药物（如他汀+依折麦布）治疗，LDL-c水平仍>2.6 mmol/L的ASCVD患者，加用PCSK9抑制剂（一类抑制Kexin样前转化酶枯草杆菌蛋白酶家族的第9个成员的化合物），组成不同作用机制调脂药物的三联合用。

（4）他汀与n-3脂肪酸联合应用：他汀与鱼油制剂n-3脂肪酸联合应用可用于治疗混合型高脂血症，且不增加各自的不良反应。由于服用较大剂量n-3多不饱和脂肪酸有增加出血的危险，并增加糖尿病和肥胖患者热卡摄入，故不宜长期应用。此种联合是否能够减少心血管事件尚在探索中。

3. 血脂管理中药物不良事件的监测和处理

在服用他汀类药物期间出现肌肉不适或无力症状以及排褐色尿时，应及时检测肌酸激酶（Creatine Kinase，CK），注意排除甲状腺功能低下、过度运动等导致的肌肉症状和/或肌酶升高。如果发生或高度怀疑肌炎，应立即停止他汀治疗。对于严重的难以处理的不良反应，如果"三高之家"发起协诊，"三高基地"或者"三高中心"协助完成不良反应的处理，或者启动线下绿色通道转诊。

长期服用他汀类药物可能引起血糖异常和增加新发糖尿病的风险。

使用调脂药过程，尤其联合用药者应密切监测安全性，特别对高龄、低体质量、多系统疾病、同时使用多种药物、围手术期等患者更应加强监测。

大多数患者对他汀类的耐受性良好。常见不良反应包括头痛、失眠、抑郁以及消化不良、腹泻、腹痛、恶心等消化道症状，通常较轻且短暂，常不需要特殊治疗。但仍有极少数病例发生肝脏转氨酶如谷丙转氨酶（Alanineaminotransferase，ALT）和谷草转氨酶（Aspartateaminotransferase，AST）升高，且呈剂量依赖性。因此建议在治疗前和开始治疗后4~8周复查肝功能，如无异常，则逐步调整为6~12个月复查1次；如AST或ALT超过3倍正常上限值，应暂停给药，且仍需每周复查肝功能，直至恢复正常。轻度的肝酶升高小于正常值上限2.5倍并不是治疗的禁忌证，患者可以继续服用他汀，部分患者升高的ALT可能会自行下降。

用药过程仅有血CK升高而不伴肌痛或肌无力等其他肌损伤证据，则不考虑他汀所致肌损伤。在服用他汀类药物期间出现肌肉不适或无力症状以及排褐色尿时，应及时检测CK，注意排除甲状腺功能低下、过度运动等导致的肌肉症状和（或）肌酶升高。如果发生或高度怀疑肌炎，应立即停止他汀治疗。如果患者有肌肉触痛、压痛或疼痛，CK不升高或中度升高（正常值上限3～10），应进行随访，每周检测CK水平，直至排除药物不良反应；如肌肉症状恶化，应及时停药。如果患者有肌肉触痛、压痛或疼痛，且连续检测CK呈进行性升高，应慎重考虑减少他汀剂量或暂时停药，然后决定是否或何时再开始他汀类药物治疗。一旦患者发生横纹肌溶解，应停止他汀类药物治疗，必要时住院进行静脉内水化治疗。

长期服用他汀类药物可能引起血糖异常和增加新发糖尿病的风险。阿托伐他汀、瑞舒伐他汀、辛伐他汀、氟伐他汀在正常人和糖尿病患者中都具有类似的对血糖调控的不良影响，而匹伐他汀和普伐他汀对血糖调节具有较中性的作用。

贝特类最常见的不良反应为胃肠道不适，多为轻微的恶心、腹泻和腹胀等。另外，偶见皮肤瘙痒、荨麻疹、皮疹、脱发、头痛、失眠和性欲减退等。长期服用贝特类时，需要警惕药物引起的肝、肾功能损害，因此在治疗开始后半个月应该监测肝、肾功能；个别患者服药后可能发生药物性横纹肌溶解症，若有上述症状，则应该立即检测血CK水平。另外，贝特类可使胆结石的发生率升高，个别患者服药后白细胞、红细胞和嗜酸性粒细胞可能减少，因此若有相应的症状和体征，应该进行相应的检测。

五、特殊高血脂患者的管理

高血压、糖尿病等人群的血脂管理，协诊规范参考高血压和糖尿病患者规范。同样遵循在ASCVD发病危险评估基础上，结合伴随疾病特点开展血脂个性化管理。

1. 糖尿病

糖尿病合并高血脂主要表现为TG升高，HDL-c降低，LDL-c升高或正常。调脂治疗可以显著降低糖尿病患者发生心血管事件的危险。应根据心血管疾病危险程度确定LDL-c目标水平。40岁及以上糖尿病患者血LDL-c水平应控制在2.6 mmol/L（100 mg/dL）以下，保持HDL-c目标值1.0 mmol/L（40 mg/dL）以上。糖尿病患者血脂异常的处理原则首选他汀类药物治疗，如合并高TG伴或不伴低HDL-c者，可采用他汀类与贝特类药物联合应用。

2. 高血压

高血压合并高血脂，调脂治疗应根据不同危险程度确定调脂目标值。调脂治疗能够使多数高血压患者获得很好的效益，特别是在减少冠心病事件方面可能更为突出。因此，高血压指南建议，中等危险的高血压患者均应启动他汀治疗。新近公布的

HOPE-3研究结果提示，对于中等危险者，他汀类治疗显著降低总体人群的心血管事件；对于收缩压＞143.5 mmHg的亚组人群，他汀与降压药联合应用使心血管危险下降更为显著。

3. 代谢综合征

代谢综合征是一组以肥胖、高血糖（糖调节受损或糖尿病）、高血压以及血脂异常、高TG血症和（或）低HDL-c血症集结发病的临床征候群，特点是机体代谢上相互关联的危险因素在同一个体的组合。这些因素直接促进ASCVD的发生，也增加2型糖尿病的发病危险。有证据表明代谢综合征患者是发生心血管疾病的高危人群。与非代谢综合征人群相比，其罹患心血管病和2型糖尿病的危险均显著增加。目前，国际上有关代谢综合征组分中的高血糖、高血压及血脂异常的判断切点已基本达成共识。但是，作为代谢综合征的核心指标—肥胖，尤其是中心型肥胖的诊断标准各不相同。基于我国人群的研究证据所制定的代谢综合征诊断标准为具备以下3项或更多项：① 中心型肥胖和（或）腹型肥胖：腰围男性≥90 cm，女性≥85 cm；② 高血糖：空腹血糖≥6.10 mmol/L（110 mg/dL）或糖负荷后2 h血糖≥7.80 mmol/L（140 mg/dL）及（或）已确诊为糖尿病并治疗者；③ 高血压：血压≥130/85 mmHg及（或）已确诊为高血压并治疗者；④ TG≥1.7 mmol/L（150 mg/dL）；⑤ HDL-c＜1.0 mmol/L（40 mg/dL）。

代谢综合征的主要防治目标是预防ASCVD以及2型糖尿病，对已有ASCVD者要预防心血管事件再发。积极持久的生活方式干预是达到治疗目标的重要措施。原则上应先启动生活方式治疗，如果不能达到目标，则应针对各个组分采取相应药物治疗。代谢综合征血脂代谢紊乱方面的治疗目标是LDL-c＜2.6 mmol/L（100 mg/dL）、TG＜1.7 mmol/L（150 mg/dL）、HDL-c≥1.0 mmol/L（40 mg/dL）。

4. CKD

CKD常伴随血脂代谢异常并促进ASCVD的发生。尚无临床研究对CKD患者LDL-c治疗目标进行探索。在可耐受的前提下，推荐CKD患者应接受他汀类治疗。治疗目标：轻、中度CKD者LDL-c＜2.6 mmol/L，非-HDL-c＜3.4 mmol/L；重度CKD、CKD合并高血压或糖尿病者LDL-c＜1.8 mmol/L，非-HDL-c＜2.6 mmol/L。推荐中等强度他汀类治疗，必要时联合胆固醇吸收抑制剂。ESRD和血透患者，需仔细评估降胆固醇治疗的风险和获益，建议药物选择和LDL-c目标个体化。

当合并CKD 1～2期，他汀类药物的使用无须减量；当合并CKD 3期，除普伐他汀限制使用，阿托伐他汀、辛伐他汀、氟伐他汀、瑞舒伐他汀均无须减量；当合并CKD4期，阿托伐他汀可无须减量，辛伐他汀应减量使用，而氟伐他汀、瑞舒伐他汀、普伐他汀均应限制使用；当合并CKD 5期，透析前使用他汀治疗的患者，他汀类药物谨慎续用，不推荐在此期起始他汀治疗，如果确实病情需要，及时发起协诊，"三高中心"多学科协诊，协调肾内科专科医生评估病情再考虑是否使用，需要检测肌酶变化。

Meta分析结果显示他汀对肾功能无不良影响，在患者可耐受的前提下，推荐糖尿病合并CKD患者在血脂异常时应接受他汀治疗。但CKD患者是他汀类引起肌病的高危人群，尤其是在肾功能进行性减退或肾小球滤过率（GFR）<30 mL/（min·1.73 m^2）时，并且发病风险与他汀剂量密切相关，故应避免大剂量应用。中等强度他汀治疗LDL-c不能达标时，推荐联合应用依折麦布。贝特类可升高肌酐水平，中重度CKD患者与他汀联用时，可能增加肌病风险。

5. 家族性高胆固醇血症（FH）

FH属常染色体显性遗传性胆固醇代谢障碍，发生机制主要系LDL受体的功能性遗传突变，少数是由于载脂蛋白（apolipoproteinB，apoB）或前蛋白转化酶枯草杆菌蛋白酶/kexin9型（proproteinconvertasesubtilisin/kexintype9，PCSK9）的功能突变产生，新近发现LDL受体调整蛋白基因突变也是其发生的原因之一。其突出的临床特征是血清LDL-c水平明显升高和早发冠心病（心肌梗死或心绞痛）。根据显性遗传特点，FH的临床表型分为纯合子型（HoFH）和杂合子型（HeFH），按胆固醇水平甄别，HeFH的血清TC水平常>8.5 mmol/L（328 mg/dL），而HoFH的血清TC水平常＞13.5 mmol/L（521 mg/dL）。如果未经治疗，HeFH患者常常在年过40岁（男）或50岁（女）罹患心血管疾病，而HoFH则多于幼童时期就发生严重心血管疾病，其青年时期心血管疾病死亡率较非FH患者增高100倍以上。"三高之家"根据患者临床突出特征，可疑FH，发起协诊，具备诊治能力"三高基地"首席医生或"三高中心"专科医生协助完成诊断。

FH治疗的最终目的是降低ASCVD危险，减少致死性和致残性心血管疾病发生。治疗要点首先是所有FH患者包括HoFH和HeFH患者均须采取全面的治疗性生活方式改变：饮食（减少脂肪和胆固醇摄入，全面均衡膳食）、运动和行为习惯（戒烟，减轻体质量）。同时强调防治其他危险因素，如高血压和糖尿病。其次，FH患者从青少年起即应开始长期坚持他汀类治疗，可显著降低ASCVD危险。调脂治疗的目标水平与心血管疾病高危者相同。LDL受体低下的患者接受他汀类治疗后LDL-c降低25%，而无LDL受体的患者仅降低15%。事实上，FH患者常需要两种或更多种调脂药物的联合治疗。心血管疾病极高危患者，经联合调脂药物治疗，胆固醇水平仍未达到目标水平，尤其是疾病处于进展中的患者，可考虑协诊，"三高中心"协助完成，通过多学科协诊

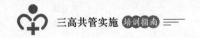

肾内科，采用脂蛋白血浆置换的辅助治疗降低血脂水平。

6. 卒中

对于非心源性缺血性卒中或短暂性脑缺血发作（transientis chemicattack，TIA）患者，无论是否伴有其他动脉粥样硬化证据，均推荐给予他汀类药物长期治疗，以减少卒中和心血管事件危险（I类推荐，A级证据）。若患者基线LDL-c≥2.6 mmol/L（100 mg/dL），他汀类药物治疗效果证据明确；而基线LDL-c<2.6 mmol/L（100 mg/dL）时，目前尚缺乏临床证据。颅内大动脉粥样硬化性狭窄（狭窄率70%~99%）导致的缺血性卒中或TIA患者，推荐目标值为LDL-c<1.8 mmol/L（70 mg/dL）（Ⅰ类推荐，B级证据）。长期使用他汀类药物治疗总体上是安全的。有脑出血病史的非心源性缺血性卒中或TIA患者应权衡风险和获益合理使用他汀类药物。"三高之家"的家庭（全科）医生可疑高血脂合并脑卒中，尤其是缺血性脑卒中需要溶栓患者及出血性脑卒中需要开颅手术者，应及时发起协诊，"三高中心"协助完成。

7. 高龄老年人

80岁高龄老年人常患有多种慢性疾病，需服用多种药物，要注意药物间的相互作用和不良反应；高龄患者大多有不同程度的肝肾功能减退，调脂药物剂量的选择需要个体化，起始剂量不宜太大，应根据治疗效果调整调脂药物剂量并严密监测肝肾功能和肌酸激酶。

六、高血脂中医治疗

传统中医文献中虽无血脂异常的具体治疗方法，但有其相关的论述。如《素问·通评虚实论》中："凡治消瘅、仆击、偏枯萎厥，气满发腻，甘肥贵人，则膏粱之族也。"又有《灵枢·血络论》："血气俱盛而阴气多者，其血滑，刺之则射，阳气蓄积，久留而不泻者，其血黑以浊，故不能射。"因此，多数学者认为，血脂异常即高血脂应归属于"血瘀""痰浊"等范畴。

（一）中医诊断标准

中医在血脂异常治疗中有独特之处，但由于采用辨证体系、分型、学术流派、地域饮食习惯等的不同及对兼夹证的认识不同，对血脂异常辨证的具体证型各有不同。中药新药临床研究指导原则提出了中医高脂血症诊断分型标准，将血脂异常分为肝肾阴虚证、痰浊阻遏证、阴虚阳亢证、气滞血瘀证。根据《中华人民共和国国家标准中医临床诊疗术语证候部分》和《中医诊断学》及《中医内科学》及中药新药临床研究指导原则和血脂异常中医诊疗标准（初稿），血脂异常被诊断为"血浊"。根据临床文献总结，血脂异常主要复合证型为痰浊内阻证、肝肾阴虚证、脾肾阳虚证、阴虚阳亢证、脾虚湿盛证、气滞血瘀证、气阴两虚证、气虚血瘀证、肝郁脾虚证、脾虚痰阻证、湿热内蕴证、肝胆湿热证和痰瘀互阻证。结合中国成人血脂异常防治指南（摘选）及之前研究结果，最终将血脂异常归为以下4种证型：痰浊内阻证、脾虚湿盛证、气滞血瘀证和肝肾阴虚证。

1. 复合证型

① 痰浊内阻证：形体肥胖，头重如裹，胸闷，呕恶痰涎，肢麻沉重，心悸，失眠，口淡，食少，舌胖，苔滑腻，脉弦滑。② 脾虚湿盛证：乏力，头晕，胸闷，纳呆，恶心，身困，脘腹胀满，舌淡，体胖大有齿痕，苔白腻，脉细弱或濡缓。③ 气滞血瘀证：胸胁胀满疼痛，或头痛、腹痛，其痛如刺，痛处固定，疼痛持续，或腹部有痞块，刺痛拒按，舌暗红，有紫气或瘀斑，脉细涩。④ 肝肾阴虚证：眩晕，耳鸣，腰酸膝软，五心烦热，口干，健忘，失眠，舌质红，少苔脉细数。

2. 单证型实证

① 血瘀证：胸痛剧烈，痛有定处，甚则心痛彻背，胸闷，舌质暗，或有瘀斑、瘀点，舌下脉络迂曲青紫，脉涩或结、代。② 痰浊证：胸闷或胸闷痛如窒，伴头晕，身体困重，咳吐痰涎，脘痞，舌淡，苔厚腻或白滑，脉滑或滑数。③ 气滞证：胸胁脘腹胀闷、疼痛，随情绪波动而增减，得嗳气或矢气则舒，舌淡红，苔薄，脉弦。④ 寒凝证：胸闷胸痛，感寒痛甚，面色苍白，四肢不温，苔薄白，脉沉紧。

3. 虚证

① 气虚证：心胸隐痛，胸闷，心悸气短，动则尤甚，乏力，倦怠，懒言，自汗，舌质淡或淡红，脉沉细或弱。② 阴虚证：心胸隐痛或闷痛，心悸，口咽干燥，五心烦热，盗汗，颧红，小便短黄，大便干结，舌质红或红绛，舌体偏瘦，少苔或无苔或剥苔或有裂纹，脉细数。③ 阳虚证：胸闷痛，畏寒，肢冷，面色淡㿠白，小便清长，大便稀薄，舌质淡，舌体胖或有齿痕，苔白或白滑，脉沉迟或结代。

符合主要证候特点，并符合其中一种典型舌症，参考脉象即可诊断。

（二）干预治疗

中医学认为，血脂异常的基本病理机制是本虚标实，辨证以虚实为纲，虚则气虚、阴虚、阳虚，实则血瘀、痰浊、气滞、寒凝、热毒；治疗需标本兼顾，补虚泻实。中医药干预血脂异常的措施有汤剂、中成药、针灸等，其在改善血脂异常症状及预防方面均可发挥积极作用。

1. 中医药治疗

（1）复合证型：

1）痰浊内阻证：① 治法：化痰祛湿。② 处方：温胆汤加减（出自 《 外台秘要》和《三因极一病证方论》）。③ 用药：半夏、竹茹、生姜、橘皮、枳实、甘草等。④ 用法：水煎服，1～2剂/天。

2）脾虚湿盛证：① 治法：健脾化痰。② 处方：胃苓汤加减（出自《普济方》）。③ 用药：苍术、陈皮、厚朴、甘草、泽泻、猪苓、赤茯苓、白术、肉桂等。④ 用法：水煎服，1～2剂/天。

3）气滞血瘀证：① 治法：舒肝理气，活血通络。② 处方：血府逐瘀汤加减（出自《医林改错》）。③ 用药：川芎、桃仁、红花、赤芍、柴胡、桔梗、枳壳、牛膝、当归、生地等。④ 用法：水煎服，1～2剂/天。

4）肝肾阴虚证：① 治法：补益肝肾。② 处方：-贯煎合杞菊地黄丸加减（出自《续名医类案》）。③ 用药：（北）沙参、生地、麦冬、当归、枸杞、川楝子、菊花、（熟）地黄、山萸肉、牡丹皮、山药、茯苓、泽泻等。④ 用法：水煎服，1～2剂/天。

（2）单证型：

1）血瘀证：① 治法：活血化瘀，通脉止痛。② 处方：血府逐 瘀汤加减（出自《医林改错》）。③ 用药：川芎、桃仁、红花、赤芍、柴胡、桔梗、枳壳、牛膝、当归、生地等。④ 用法：水煎服，1～2剂/天。

2）痰浊证：① 治法：通阳泄浊，豁痰散结。② 处方：栝蒌薤白半夏汤加减（出自《金贵要略》）。③ 用药：瓜蒌、薤白、（法）半夏、陈皮（醋炒）、胆南星、枳壳、桂枝、生姜、茯苓、甘草等。④ 用法：水煎服，1～2剂/天。

3）气滞证：① 治法：舒肝理气，活血通络。② 处方：柴胡舒肝散加减（出自《景岳全书》）。③ 用药：柴胡、陈皮（醋炒）、枳壳（麸炒）、芍药、（炙）甘草、香附、川芎等。④ 用法：水煎服，1～2剂/天。

4）寒凝证：① 治法：祛寒活血，宣痹通阳。② 处方：当归四逆 汤加减（出自《伤寒论》）。③ 用药：当归、白芍、桂枝、细辛、甘草、大枣、通草等。④ 用法：水煎服，1～2剂/天。

5）气虚证：① 治法：补益心气，鼓动心脉。② 处方：保元汤加减（出自《古今名医方论》）。③ 用药：人参（另炖）、黄芪、肉桂、（炙）甘草、生姜等。④ 用法：水煎服，1～2剂/天。

6）阴虚证：① 治法：滋阴清热，养心止痛。 ② 处方：天王补心丹加减（出自《校注妇人良方》）。③ 用药：西洋参、茯神、玄参、麦冬、天冬、生地、丹参、桔梗、远志、当归、五味子、柏子仁、酸枣仁、（炙）甘草等。④ 用法：水煎服，1～2剂/天。

7）阳虚证：① 治法：补益阳气，温振心阳。 ② 处方：参附汤和桂枝甘草汤加减（出自《圣济总录》）。③ 用药：红参（另炖）、（熟）附子（先煎）、（炙）甘草、桂枝等。④ 用法：水煎服，1～2剂/天。

2. 常用中成药

中成药在血脂异常治疗中应用较多，但缺乏多中心、大样本临床研究， 远期疗效和安全性尚待进一步研究评价。 治疗血脂异常证据较多的中成药有：

（1）荷丹片/胶囊（推荐强度：强；证据级别：中等）。用法：2片/次，3次/天，口服，适用于痰瘀互阻证者。荷丹片/胶囊由荷叶、丹参、山楂、番泻叶、盐补骨脂组成。其功效主治是化痰降浊，活血化瘀；荷叶行气祛湿， 配合山楂理气消食，番泻叶润肠通便而化痰降浊，补骨脂温补肝肾，丹参活血化瘀；荷丹 片中含荷叶碱、补骨脂素、异补骨脂素、丹参酮IIA、丹参素、番泻苷A、番泻苷B、熊果酸等有效成分，不但能有效改善血脂异常，降低胆固醇、TG和体质量，升高HDL-c， 提高卵磷脂胆固醇酰基转移酶的活性，还具有降低患者血清肿瘤坏死因子a（TNF-a）和 白介素-6（IL-6）、抑制炎性反应的作用，其还能通过缓解胰岛素抵抗、 调节抗氧化功能等途径降低非酒精性脂肪肝大鼠肝细胞 中的脂质蓄积。

（2）丹蒌片（推荐强度：强；证据级别：中等）。用法：5片/次，3次/天，口服， 适用于痰瘀互阻证者。丹蒌片由瓜蒌皮、薤白、丹参、川芎、赤芍、郁金、黄芪、葛根、骨碎补、泽泻组成。瓜蒌的化痰、润肠功效，薤白的抗血小板聚集、抗脂质氧化功效，丹参、赤芍、葛根的抗血小板聚集功效，郁金的利胆功效，黄芪的抗氧化、扩张血管功效，泽泻的降脂、保肝功效等均可抑制动脉粥样硬化的形成，降低主要不良心血管事件发生率。 丹蒌片能使高脂血症大鼠的TC、TG、 LDL-c明显降低，HDL-c、 HDL-c/LDL-c升高， 并呈一定的量效关系，丹蒌片组 6-酮-前列腺素防F1a（6-keto-PGF1a）明显高于模型组，内皮素1（ET-1）、血栓素B2（TXB-2）明显低于模型组，说明丹蒌片能够降低血清ET-1、TXB-2及升高血清6-keto-PGF1a，能有效改善血管内皮细胞功能，可用于治疗高脂血症、预 防动脉粥样硬化的发生。

（3）血脂康胶囊 （推荐强度：强；证据级别：中等）。用法：2粒/次，2次/天，口服，适用于脾虚痰瘀阻滞证者。血脂康胶囊由红曲组成，含有13种天然莫纳可林，是他汀类药物同系物，每粒血脂康胶囊中他汀类药物同系物约有6 mg起调脂作用。血脂康胶囊可以降低TC、LDL-c、TG，升高HDL-c，具有除湿祛痰、活血化瘀、健脾消食的功效。

（4）通心络胶囊（推荐强度：强；证据级别：中等）。用法：2~4粒/次，3次/天，口服，适用于气虚血瘀证者。方中以人参补益心气，气旺以推动血液运行；水蛭活血化瘀，通经透络；土鳖虫逐瘀通络；全蝎、蜈蚣、蝉蜕等虫类药，取其善走之性，引诸药通经透络，且可解痉；赤芍活血化瘀止痛；冰片芳香走散，使壅塞通利。诸药联用，相得益彰，共奏益气活血、通络止痛之效。通心络胶囊可以改善凝血功能与微循环障碍。

（5）心可舒片（推荐强度：强；证据级别：低）。用法：4片/次，3次/天，口服，适用于气滞血瘀证者。心可舒片由丹参、葛根、三七、木香、山楂组成；三七、丹参具有抗凝和促进纤溶系统功能的功效，丹参素和丹参酮可通过抑制外源性TC吸收，改善肝脏对LP的代谢；葛根中的葛根素能提高前列腺素及HDL-c，使升高的血浆TXB-2/前列环素（PGI-2）降低或恢复正常；山楂有消积化滞、行气化痰的功效；木香具有理气行血的功效。研究表明，心可舒片可通过降低患者血小板聚集、血清TC、LDL-c、TG以及各项与血黏度有关的生化指标，从而改善冠心病患者的心脏供血及供氧情况。

（6）养心氏片（推荐强度：强；证据级别：低）。用法：3片/次，3次/天，口服，适用于气虚血瘀证者。养心氏片由黄芪、灵芝、党参、丹参、葛根、地黄、当归、淫羊藿、延胡索（炙）、山楂、（炙）甘草等组成，具有扶正固本、益气活血、行脉止痛等功效。缺血性心脏病大多由高血脂、血黏稠度增高、血液循环减慢、动脉血流量减少、血液凝固性增高所致。研究显示，养心氏片可改善心肌缺血，缓解心绞痛，降低血脂，抗动脉粥样硬化，还可显著降低冠状动脉粥样硬化斑块炎性反应等。

（7）脂必泰胶囊（推荐强度：强；证据级别：低）。用法：1粒/次，2次/天，口服，适用于痰瘀互阻证者。脂必泰胶囊由山楂、泽泻、白术、红曲组成，具有消痰化瘀，健脾和胃之功效。研究表明，脂必泰胶囊可降低TC、TG、LDL-c，还可以升高HDL-c。脂必泰胶囊对高脂血症患者不仅有调脂作用，还具有抑制炎性反应的作用，有助于降低心脑血管疾病的发病率。

（8）银杏叶片（推荐强度：强；证据级别：低）。用法：1片/次，3次/天，口服，适用于气虚血瘀证者。银杏叶片主要成分为银杏叶浸膏（含24%的银杏糖苷和6%的银杏苦内酯-白果内酯的银杏叶提取物）。其药理学特征主要是对细胞代谢、微循环流变学及大血管的舒缩能力有作用，银杏叶浸膏对整个动脉、毛细血管、静脉具有调节作用，在脑和外周水平均有强力抗水肿作用，保护脑-脊液屏障和血-视网膜屏障。

3. 其他疗法

（1）针灸治疗：

治疗原则：按照经络理论，可根据不同分期、证候选择合理的穴位配伍和适宜的手法进行针灸治疗，主要以耳针、体针、腹针疗法为主。

针灸方法：① 耳针：① 取穴：取脾、胃、内分泌等穴，或取敏感点。② 方法：用耳贴王不留行籽压穴，每次取4～6穴，两耳交替，3 d换药1次，5次为1个疗程，共1～4个疗程。② 体针取穴：风池、曲池、内关、血海、丰隆、三阴交、太冲。③ 腹针疗法：采用平补平泻手法，用引气归元取穴法。

（2）穴位埋线：

① 取穴：丰隆、天枢等穴，辨证取穴，随症加减。② 方法：注入式埋线针严格消毒后按照穴位皮下脂肪厚度选取适当可吸收性羊肠线穿入埋线针，注入穴位，敷料遮盖，1次/7 d，4次为1个疗程。

（3）清浊调脂膏方：

药物组成：泽泻30 g、丹参15 g、决明子12 g、何首乌15 g、郁金12 g、山楂15 g、苍术20 g、白术30 g、党参20 g、枳实15 g、槟榔15 g、（制）香附9 g、柴胡9 g、茯苓20 g、半夏9 g、陈皮9 g、神曲30 g、麦芽30 g、葛根15 g、砂仁9 g、当归15 g、赤芍15 g、红花10 g、桃仁15 g、桑寄生20 g等。

功效：健脾化湿，降浊调脂。用法：2次/天，15毫升/次，早晚空腹服用。主治：高脂血症，或单纯形体肥胖或偏胖，症见头重，肢体重，食少多寐，或胸闷恶心，口干而不欲，呕吐痰涎，舌质淡红，苔白腻，脉滑或弦滑。疗程：1个月为1个疗程。适宜人群：高脂血症合并心脑血管疾病的中老年人。

（4）高血脂泡茶剂：

① 山楂玫瑰花茶：干山楂6 g、玫瑰花3 g泡茶饮用。② 绞股蓝茶：绞股蓝叶2～3 g开水冲泡后饮用。③ 普洱菊花茶：普洱茶、菊花各 2～3 g开水冲泡后饮用。④ 槐花莲子心茶：干槐花、莲心各2～3 g泡茶饮用。⑤ 葛根茶：葛根2～3 g泡茶饮用。

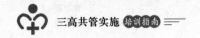

第六节　高血脂随访规范

高血脂的治疗管理是一个长期持续的过程，需要跟踪随访，监测疗效及是否出现急性并发症或者新的并发症，再了解是否有不良反应的发生，是否需停用药物治疗。随访管理是"三高之家"的主要职责之一，根据病情发起协诊。

一、随访方式

1. 三高之家

纳入管理高血脂人群中，病情稳定患者，采取电话随访指导，家庭（全科）医生预约病情稳定患者随访或者电话随访；对于需要健康评估或者血脂控制不达标者或者血脂持续恶化者，采取预约门诊就诊随访；特殊患者家庭（全科）医生社区上门随访等方式随访。需要启动线上线下协诊的应及时发起协诊。

2. 三高基地

（1）首席医师通过"三高共管"信息化平台监控"三高之家"的随访情况，进行绩效及质控考核，并协助"三高之家"随访一些特殊患者、依从性差的高血脂患者。

（2）对于"三高基地"的家庭（全科）医生从事随访工作，病情稳定患者，采取电话随访指导，家庭（全科）医生预约病情稳定患者随访或者电话随访；对于需要健康评估或者血脂控制不达标者或者血脂持续恶化者，采取预约门诊就诊随访；特殊患者家庭（全科）医生社区上门随访等方式随访。需要启动线上线下协诊，及时发起。

3. 三高中心

（1）协助"三高基地"的首席医师随访特殊或者合并症较多患者，及时给予指导意见后再进行处理。

（2）信息化平台监控考核"三高基地"随访情况。

二、高血脂医防协同分级随访服务

"三高之家"随访内容包括身高体质量、血压、血糖及血脂，同时涉及相关临床表现。"三高基地"在"三高之家"基础上，进行相关影像、超声等检查，"三高中心"对新发生心、脑血管病变、肾脏病变、眼底病变、神经病变、外周血管病变或者原有以上并发症者1年进行1次并发症评估，追踪患者并发症发生情况，以上随访需要各级进行协同诊疗（表1-7）。

表1-7　高血脂医防协同分级随访服务清单

序号	项目名称	服务频次		服务提供		
		达标管理	不达标管理	三高之家	三高基地	三高中心
1	开展一次健康评估、面对面签定一份服务协议、建立一份健康档案、制定一个健康管理方案、确定一份服务时间表、发放一本连续服务手册	1年1次		√	协同下级	协同下级
2	身高、体质量和BMI	3个月1次		√		
3	血压	6个月1次，高血压根据高血压管理		√		
4	血糖	6个月1次，合并糖尿病根据糖尿病进行管理		√		
5	血脂	初诊时进行，后6个月1次	3个月1次	√	协同下级	
6	尿常规	初诊时进行，后6个月1次	3个月1次	√	协同下级	
7	尿白蛋白/尿肌酐	初诊时进行，后6个月1次	3个月1次	√	协同下级	
8	肌酐/BUN	初诊时进行，后6个月1次	3个月1次	√	协同下级	
9	肝功能	初诊时进行，后6个月1次	3个月1次	√	协同下级	
10	心电图	初诊时进行，后1年1次		√	协同下级	

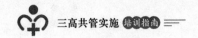

序号	项目名称	服务频次		服务提供		
		达标管理	不达标管理	三高之家	三高基地	三高中心
11	腹部彩超	初诊时进行，后1年1次		√	协同下级	
12	颈部血管彩超	初诊时进行，后1年1次			√	协同下级
13	心脏彩超	初诊时进行，后1年1次			√	协同下级
14	下肢血管彩超	初诊时进行，后1年1次			√	协同下级
15	足背动脉搏动	初诊时进行，后3个月1次		√		
16	新发或原有并发症评估					
	心血管病变	初诊时进行，后1年1次			协同上级	√
	脑血管病变	初诊时进行，后1年1次			协同上级	√
	外周血管病变	初诊时进行，后1年1次			协同上级	√

　　注：各项指标异常，需要根据结果和医生医嘱，增加随访次数，*各级协同机构除可以发起本级服务项目外，也可以根据病情需要发起下级未开立的服务事项，本清单之外的医疗项目按照其他有关规定执行。常规管理面对面随访次数为2~4次，强化管理面对面至少随访达4次，根据病情可以增加随访次数；根据患者病情进展，半年调整1次管理级别。

第七节　高血脂考核规范

一、三高之家高血脂考核规范

1. 健康评估率

　　是指"三高之家"所在医疗机构随访的高血脂患者进行健康评估人数占辖区高血脂患病总人数的比例。

　　计算公式：健康评估率=随访的高血脂患者进行健康评估人数/同时期或者年内辖区随访高血脂总人数×100%

辖区高血脂患病总人数估算：辖区常住成年人口总数×0.8×成年人高血脂患病率，按16.92%患病率计算，同时期至少有一次随访或体检记录或者年内至少有一次随访或体检记录。

2. 规范管理率

是指"三高之家"所在医疗机构规范管理的高血脂患者人数占辖区高血脂患病总人数的比例。

计算公式：规范管理率=按规范要求进行高血脂管理的人数/同时期或者年内辖区高血脂患病总人数×100%

同时期或者年内至少有四次及以上随访或体检记录。根据病情评估不同风险级别情况，要求增加随访次数，6个月调整1次风险级别。

3. 规范协诊率

规范协诊率=按照规范（无不及时和无误转/漏转）转诊高血脂人数/同时期或者年内辖区高血脂患病总人数×100%

包括线上、线下转诊，规范转诊即及时转诊不超过48小时，无误转/漏转。

4. 治疗率

治疗率=药物或非药物治疗患者数/同时期或者年内已管理总人数×100%

5. 规律服药率

规律服药率=遵照医生医嘱规律服用降血脂药物高血脂患者数/同时期或者年内已管理服用降血脂药物高血脂人数×100%

"规律用药"是指当年9个月（或每个月服药天数在75%以上）及以上时间坚持服用1种及以上降血脂药物治疗。

6. 管理人群血脂达标率

接受管理的高血脂患者中血脂达标的人数占管理高血脂患者人数的比例。

计算公式：管理人群血脂达标率=血脂达标人数/管理的高血脂人数×100%

高血脂的血脂控制率是指LDL^{-c}<1.8 mmol/L（极高危）；<2.6 mmol/L（高危）；<1.4 mmol/L（超高危）。

二、三高基地高血脂考核规范

1. 健康评估率

是指"三高基地"所在医疗机构随访的高血脂患者进行健康评估人数占辖区高血脂患病总人数的比例。

计算公式：健康评估率=随访的高血脂患者进行健康评估人数/同时期或者年内辖区随访高血脂总人数×100%

辖区高血脂患病总人数估算：辖区常住成年人口总数×0.8×成年人高血脂患病率，按16.92%患病率计算，同时期至少有一次随访或体检记录或者年内至少有一次随访或体检记录。

2. 规范管理率

是指"三高基地"所在医疗机构规范管理的高血脂患者人数占辖区高血脂患病总人数的比例。

计算公式：规范管理率=按规范要求进行高血脂管理的人数/同时期或者年内辖区高血脂患病总人数×100%

同时期或者年内至少有四次及以上随访或体检记录。根据病情评估不同风险级别情况，要求增加随访次数，6个月调整1次风险级别。

3. 规范协诊率

规范协诊率=按照规范（无不及时和无误转/漏转）转诊高血脂人数/同时期或者年内辖区高血脂患病总人数×100%

包括线上、线下转诊，规范转诊即及时转诊不超过48小时，无误转/漏转。

4. 治疗率

治疗率=药物或非药物治疗患者数/同时期或者年内已管理总人数×100%

5. 规律服药率

规律服药率=遵照医生医嘱规律服用降血脂药物高血脂患者数/同时期或者年内已管理服用降血脂药物高血脂人数×100%

"规律用药"是指当年9个月（或每个月服药天数在75%以上）及以上时间坚持服用1种及以上降血脂药物治疗。

6. 管理人群血脂达标率

接受管理的高血脂患者中血脂达标的人数占管理高血脂患者人数的比例。

计算公式：管理人群血脂达标率=血脂达标人数/管理的高血脂人数×100%

高血脂的血脂控制率是指LDL^{-c}<1.8 mmol/L（极高危）；<2.6 mmol/L（高危）；<1.4 mmol/L（超高危）。

7. 并发症评估和筛查率

心血管（冠心病、血运重建、心肌梗死、心绞痛、心力衰竭、心律失常）、脑血管（TIA、缺血性脑卒中、脑出血）、外周血管及胰腺炎等高血脂并发症发病率。

计算公式=同时期或者年内评估和筛查并发症人数/同时期或者年内已管理高血脂人数×100%

三、三高中心高血脂考核规范

1. 健康评估率

是指"三高中心"所在医疗机构随访的高血脂患者进行健康评估人数占辖区高血脂患病总人数的比例。

计算公式：健康评估率=随访的高血脂患者进行健康评估人数/同时期或者年内辖区随访高血脂总人数×100%

辖区高血脂患病总人数估算：辖区常住成年人口总数×0.8×成年人高血脂患病率，按16.92%患病率计算，同时期至少有一次随访或体检记录或者年内至少有一次随访或体检记录。

2. 规范协诊率

规范协诊率=按照规范（无不及时和无误转/漏转）转诊高血脂人数/同时期或者年内辖区高血脂患病总人数×100%

包括线上、线下转诊，规范转诊即及时转诊不超过48小时，无误转/漏转。

3. 并发症评估和筛查率

心血管（冠心病、血运重建、心肌梗死、心绞痛、心力衰竭、心律失常）、脑血管（TIA、缺血性脑卒中、脑出血）、外周血管及胰腺炎等高血脂并发症发病率。

计算公式=同时期或者年内评估和筛查并发症人数/同时期或者年内已管理高血脂人数×100%

4. 疑难危重患者诊治率

计算公式=同时期或者年内诊治疑难危重患者人数/同时期或者年内已管理高血脂人数×100%

第二章
高血脂三级协同一体化管理工作标准

第一节　高血脂三级协同医防融合机构建设标准

在"三高共管"、"三级协同、医防融合"一体化体系中，高脂血症、高血压病、糖尿病的综合防治服务均以"三高之家""三高基地""三高中心"的形式统一呈现，同时符合各疾病的一体化防治要求，高脂血症、高血压病、高血糖不再出现各自的防治组织名称。目前高血脂诊疗分布科室或范围比较广泛，无独立固定高级专科中心承接，重点诊疗二级学科心内科、内分泌科及神经内科，因此主要归于高血压中心和糖尿病中心，或者脑卒中中心进行合理规范管理。

一、三高之家建设标准

"三高之家"是高血脂"三级协同、医防融合"机构的最基础工作单元，也是高血脂一体化医防融合体系的网底。主要设置在基层医疗机构，由家庭（全科）医生所在的卫生室或社区服务站、卫生院或社区卫生服务中心组成。也可以设置在有全科（家庭）医生的二级及以上医疗机构全科医学科或老年医学科。"三高之家"及其家庭（全科）医生承担对签约的社区人群尤其是高危人群进行高血脂的筛查及健康教育，能够完成大多数稳定期高血脂患者的连续性诊疗和持续健康管理服务，根据高血脂签约服务包提供年度签约服务。承担签约的高血脂患者及前期人群管理档案的维护。承担需要上一级协同诊疗的签约高血脂患者的对接与转诊服务。同时承担职责范围内高血糖和高血压医防融合职责。

1. 基本条件

（1）功能布局要求：在家庭（全科）医生诊室设置候诊椅、有符合要求的"三高之家"统一标志的诊桌，有定期校准的血脂仪、血糖仪、水银柱血压计或经过验证的电子血压计、身高体重秤、腰围尺等检测设备，具备符合工作要求的电脑及网络。工作量较大、有两个以上家庭（全科）医生工作室的机构，可以设置专门"三高共管"健康管理室，用于测量血糖、血压、身高体质量、信息录入和其他健康管理工作。

（2）人员配置及技术要求：具有经过"三高共管、医防融合"培训认证的家庭（全科）医生或内科医师、有支撑其开展"三高共管"工作的上一级"三高共管"首席医师和公卫医师（可由卫生院或社区卫生服务中心指定），工作量大的家庭（全科）医生可以配备社区护士，以提高工作效率，可以以家庭（全科）医生团队的组织形式开展工作。家庭（全科）医生负责高血脂及高危人群患者签约和诊疗、康复、健康教育、随访服务，如果配备社区护士，则其应协助家庭（全科）医生进行签约服务、日常诊疗、转诊、健康教育及上门服务等工作。

2. 组织管理

通过"三高之家"向签约患者提供高血脂医防融合一体化服务是卫生室、社区卫生服务站的主要工作任务，必须在经过高血脂医防融合培训和认证的上一级机构的统一组织下，按照统一工作标准、诊治规范和流程开展工作，服从上一级（"三高基地"）医防融合机构的管理和质量控制，认真执行医疗质量和安全的相关管理制度、各级各类人员岗位职责。做好高血脂医防融合工作信息的登记与上报。

3. 服务要求

"三高之家"是高血脂防治的第一线，是确保高血脂患者和高危人群人群获得持续管理的关键，具有无可替代的作用。"三高之家"必须担负起高血脂患者检出、登记、治疗及随访管理的职责。掌握社区高血脂患者和高危人群基本情况，同时知晓社区高血脂患病率及具体的患病个体，主动采取相应的干预措施。筛查方式主要通过高危人群系统筛查、机会性检查（日常医疗服务时）及60岁以上每年健康查体筛查，确保高血脂患者检出率，做好稳定期高血脂管理和诊疗所需的转诊工作，与上级机构一起做好高血脂的无缝隙一体化协同诊疗工作。服务标准参考《"三高共管""三级协同"标准化操作手册》、《"三高共管""三级协同"服务模式指南》及《"三高共管""三级协同"信息化系统操作标准化手册》。

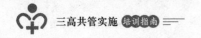

4. 信息化管理

"三高之家"需要安装统一的"三高共管"信息化管理系统，在上级专科医生的指导下，通过信息化平台实施高血脂患者的协同诊疗，为高血脂患者提供精准的融饮食、运动、用药、教育、监测等综合措施一体化的规范管理，提高管理率，对于须到上一级就诊的患者开通转诊绿色通道。对签约的高血脂高危人群进行预防管理。

二、三高基地建设标准

"三高基地"是高血脂"三级协同、医防融合"体系的核心工作单元，是高血脂一体化工作的枢纽，具有重要的承上启下作用，具备条件的机构可以承担高血脂初级专科中心职责。主要设置在经过"三高共管 医防融合"一体化培训和认证的卫生院或社区卫生服务中心。也可以在二级及以上的医院依托高血压专科、糖尿病专科、脑卒中专科、全科医学科或老年医学科等科室组建综合性"三高基地"，承担对负责范围内的"三高之家"的组织管理、工作指导、培训考核、质量控制、承接转诊等工作。卫生院、社区卫生服务中心的家庭（全科）医生同时要承担"三高之家"职责，完成一定数量的高血脂签约服务工作。二级及以上综合医院可以不设置"三高之家"、只承担"三高基地"的高血脂初级专科中心工作，如若同时承担"三高之家"工作，必须有固定的家庭（全科）医生，开展高血脂签约服务，接受相关工作考核。"三高基地"由辖区卫生健康主管部门划定区域，承担覆盖范围内的高血脂并发症筛查和管理任务，能力范围内的继发性高血脂患者初步诊断、"三高之家"难以控制的高血脂或存在明显并发症或疑难复杂情况的患者诊治，对于超出自身诊疗能力的患者，具有及时联系上一级机构协同诊疗的职责。同时承担职责范围内高血糖和高血压"三级协同、医防融合"的工作任务。

1. 基本条件

（1）功能布局要求：设置符合标准的"三高基地"候诊室、健康宣教室、诊室及并发症筛查室。在"三高之家"设备设施之外，配备除高血脂生化检测设备，同时需配备高血糖、高血压检测设备（同高血糖、高血压）糖化血红蛋白仪、心电图机、心血管超声、生化检验，要求配备128 Hz音叉、10 g尼龙单丝、叩诊锤、免散瞳眼底相机、尿微量白蛋白检测仪，或者在第三方支持下，能开展所需的检验检测及影像检查项目。

（2）人员配置及技术要求：同时承担"三高之家"任务的卫生院、社区卫生服务中心和二级及以上医院，原则上按照每个家庭（全科）医生承担500名高血脂签约服务量安排工作，"三高基地" 高血脂首席医师（依托初级高血压、初级糖尿病专科及初级脑卒中认证水平标准）管理10个"三高之家"，每个"三高基地"公卫医师管理10～20个"三高之家"。检验、心血管超声、心电图等项目按照有关标准配备。"三高基地"可以统筹机构内的"三高之家"相关工作。

2. 组织管理

区卫健局要指定专人负责辖区内"三高基地"和"三高之家"的建设与管理，将"三高共管"纳入慢病防治体系和慢病防治行动计划。设立"三高基地"的医疗机构，要成立由分管领导和有关职能部门、相关科室组成的领导小组，主要领导要定期调度"三高共管"医防融合工作，将"三高共管"列入医院重要议事日程，严格按照统一工作标准、诊治规范和流程，建立高血脂诊治质量和安全的相关管理制度、各级各类人员岗位职责并认真执行。与上级机构、所辖的"三高之家"一起做好高血脂的无缝隙一体化协同诊疗工作。作为高血脂医防融合工作枢纽，及时监测指导"三高之家"工作，与上一级三高中心保持密切联系，及时解决辖区患者面临的问题，确保"三级协同"体系平稳运转。依据国家高血脂诊治规范及指南制定的高血脂诊治流程进行工作，由专人负责高血脂相关信息的登记与上报。建立落实定期考核制度及工作流程的持续改进措施。设置由首诊医生负责的高血脂随访、健康宣教、继续教育等岗位。

3. 服务要求

"三高基地"是高血脂防治的核心，起到承上启下的作用，需统筹区域内高血脂的医防融合一体化、是"三级协同"平滑运行的关键，除了担负起"三高之家"的一些基础性工作，需要进一步对高血脂合并症及并发症检查，如血脂、血糖、心电图、肾功能、尿常规的检查，进行心血管危险因素分层。做好一般性高血脂患者双向转诊工作，对于疑难难治性、继发性高血脂患者或存在多脏器损伤严重疾病患者及时转诊到"三高中心"依托的上级医院院，首席医师承担起家庭（全科）团队的培训工作。服务标准参考《"三高共管""三级协同"标准化操作手册》、《"三高共管""三级协同"服务模式指南》及《"三高共管""三级协同"信息化系统操作标准化手册》。

4. 信息化管理

"三高基地"要统一安装"三高共管"信息化管理系统，通过信息化平台指导"三高之家"对高血脂患者的健康管理、危险因素筛查、双向转诊和质量控制。对"三高之家"发现的初诊高血脂患者要及时进行复核，对于稳定期高血脂患者的治疗方案定期审核，对于要求上转的患者要及时开通绿色通道，对于高血脂疑难急危重症要立即接诊妥善处置。"三高基地"所在的医疗机构要完善疑难、继发性高血脂病人或存在多脏器损伤严重疾病患者及心脑血管病、外周血管病变等并发症的救治流程，对

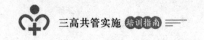

相关数据及时读取和管理。

三、三高中心建设标准

"三高中心"是高血脂"三级协同、医防融合"体系的支撑工作单元，是体系中的最高级机构，是高血脂的高级专科中心，发挥着体系内学术支撑、业务支撑、组织管理支撑作用。主要依托高血压亚专科和糖尿病（代谢）亚专科，或者脑卒中亚专科病房的二级及以上医疗机构，除具备高血糖、高血压"三高之家"和"三高基地"的必备条件外，还拥有多学科、更为高级的技术，更规范科学的诊疗流程，其专业化程度更高，能够对难治性继发性高血脂及急危重症患者进行诊治和救治，并提供重症患者内外科医疗、专门性检查（如心脏超声、颈部血管超声、颅脑CT检查等），能够完成原发性高血脂、家族性高血脂诊断、心脑肾眼神经和外周血管并发症诊断和治疗。"三高中心"可以仅承担高血压专科、糖尿病专科和脑卒中专科职责，也可以同时承担"三高基地""三高之家"工作，相关工作按照相应标准管理和考核。对于辖区内"三高基地"能力覆盖不足的，"三高中心"要统筹安排力量，完成三级协同医防融合工作。"三高中心"由市级卫生健康主管部门划定区域，承担覆盖范围内的高血压专科、糖尿病专科和脑卒中专科中心的指导、高血脂并发症防治管理、难治性、继发性高血脂病人诊断、"三高基地"难以控制的高血脂或存在明显并发症或其他复杂情况的患者诊治职责。同时承担职责范围内高血压和高血糖"三级协同、医防融合"的工作任务。

"三高中心"所在机构要统筹"三高共管"工作，设立"三高共管"办公室，作为"三高中心"联合工作场所，统筹各有关业务科室的"三高中心"工作，统筹高血压和高血糖医防融合工作。

1. 基本条件

（1）功能布局要求：

在医院的门诊区域集中设置与工作量相适应的标准化"三高中心"候诊室、健康宣教与小组治疗室、普通和专家诊室、并发症筛查室和血尿标本采集室，根据工作量和工作性质由相关科室安排相应人员集中工作。同时承担"三高之家""三高基地"工作的医院，其"三高之家"和"三高基地"可以在"三高中心"所在区域集中设置，也可以在家庭（全科）医生工作场所设置，但必须符合"三高之家"和"三高基地"的设置要求。"三高中心"所在医疗机构的下列检查室要设置"三高共管"统一标识，并有明显的导向指示：① 四肢动脉硬化检测室；② 高血脂相关的医学影像室（放射、超声、CT等）；③ 体脂成分分析仪；④ 内脏脂肪检测室等。

（2）人员配置及技术支撑：

1）"三高中心"人员：集中设置的"三高中心"要配备经培训认证的与高级高血压专科、糖尿病专科和脑卒中专科中心能力匹配的相关专业医生，保证每天有一名副高以上的专科医生参与日常工作。为保持工作连续性，"三高中心"负责人要相对固定。依托心血管内科及高血压亚专业、内分泌科及糖尿病亚专业及神经内科及脑卒中亚专业门诊设置的"三高中心"，各相关科室科室要固定一名工作协调员，所在科室要统一设置标准的诊疗环境，要指定科主任以上级别负责人协调"三高共管"行政事务和业务协调。"三高中心"带领支撑一定数量的"三高基地"开展工作，符合条件经过认证的医生和护士均可参与"三高中心"工作，原则上每名专科医生至少支持2家"三高基地"协同诊疗工作，根据需要安排一定数量的护理人员参与工作。

2）必备的亚专科支撑和高级专科技术人员：为确保"三高中心"完成"三高共管"亚专科支撑任务，所在的医疗机构还需配备以下亚专科和相应的高级专科技术人员：① 设有心血管内科高血压亚专业，有至少1名以上副主任医师职称以上医生负责日常心肌病变门诊和病房患者诊治工作，配置主治医师和住院医师4名，配合副主任医师工作；② 设有内分泌的糖尿病亚专业，有至少1名以上副主任医师职称以上医生负责日常继发性高血压门诊和病房患者诊治工作，配置主治医师和住院医师2名，配合副主任医师工作；③ 设有神经内科脑卒中亚专业，有至少1名以上副主任医师职称以上医生负责日常脑卒中门诊和病房患者诊治工作；④ 设有血管介入亚专业，有专职的血管介入科医生完成下肢动脉狭窄或者闭塞的介入治疗；⑤ 设有与"三高中心"相适应的检验、超声、影像及病理技师。

2. 组织管理

社区的市卫健委负责规划和认定"三高中心"布局和建设，将"三高共管"工作体系纳入全市慢病防治体系和慢病防治行动计划，指定专人负责辖区内"三高中心"管理。"三高中心"所在机构要有分管院长统筹"三高共管"工作，设立"三高共管"办公室，作为"三高中心"联合工作场所，设置"三高中心"办公室主任统筹各有关业务科室的"三高中心"工作，统筹高血压和高血糖医防融合工作。成立以心血管内科、内分泌科和神经内科医生团队为主体的高血脂医防融合协同诊疗小组，高血脂医防融合协同诊疗小组以高血脂诊治相关规范为依据，按照高血脂相关诊治指南，制定实施"三高中心"及其所辖的"三高基地"、"三高之家"统一工作标准、诊治规范和质量控制，建立专人负责的高血脂医防融合协同诊疗管理制度、质控制度、例会制度、培训制度、周调度会议制度及绩效考核制度和信息上报制度，设置专人负责的高血脂健康宣教、继续教育、科研工作小组。开展各种高血脂流行病学调查工作，参与临床药物试验，同时参与高血脂基础与临床研究。

3. 信息化管理

"三高中心"需要安装统一的"三高共管"信息化管理系统，需要搭建和协助搭建"三高中心"协诊运行和数据传输网络平台，基本网络建设局域网、外网、接入HIS诊疗系统、和HIS系统对接。不断完善信息化平台的功能，指导数据库分析和汇总，及时修订相关制度和流程，改进工作计划和措施。通过信息化平台联合"三高之家""三高基地"对高血脂患者提供精细化的融饮食、运动、用药、教育、检测等综合措施一体化的连续在线管理，检测和干预数据自动导入患者病历中，为医生诊疗和患者长期管理提供全面的数据支持。三级机构间实行线上协同诊疗，制定数据库的管理规范、使用细则及监督管理制度，并有数据的审核制度，确保数据库的真实、客观、准确，配备专职或兼职的数据管理员，负责数据日常整理、导出、读取等管理工作，对相关人员进行数据库使用方法和相关制度的培训。使针对患者的诊断、用药情况、检测、随访事件等数据可以溯源。

"三高中心"各分中心应根据要求，搭建和协助搭建"三高中心"运行和数据传输所需要的基本网络。基本网络建设包括：专用局域网、专用外网、各中心接入LIS系统、各中心与HIS系统数据对接等四方面的内容。整体网络拓扑图如下见图2-1。

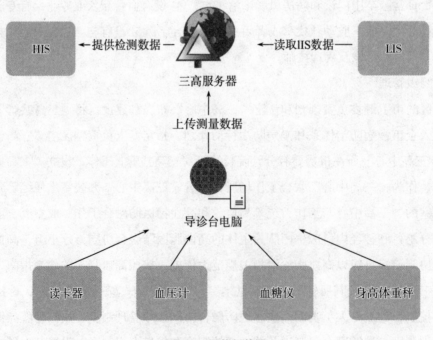

图2-1 网络拓扑图

（1）专用局域网：

1）"三高中心"内部流程需要搭建一个专用内部局域网，进行患者登录、检测设备检测、患者信息登录和报告打印等业务流程。

2）专用局域网的搭建需要在各分中心装修的时候进行规划，可以使用科室既有的端口和线路改造或者布设无线信号，需要协调信息科/处的配合。

3）患者登录区、基础检测区、患教区、有创检测区、医生诊室、信息登录区等功能区均需放置多个内部专用局域网端口和布置对应的网线或无线信号，内部专用局域网端口需要做好标记，与别的端口进行有效区分。

（2）专用外网：

1）"三高中心"各分中心需要部署专用外网，该外网主要用于各分中心测量设备与三高服务器进行交互和数据同步。

2）专用外网的搭建需要在各分中心装修的时候进行规划。

3）外网要求：

① 确保可以访问Internet的网络环境；

② 确保可以使用路由器链接医院内部局域网；

③ 如具备条件优先使用无线网络覆盖。

（3）接入LIS系统：

1）"三高中心"分中心需要使中心接入LIS诊疗系统，以完成患者检测数据采集的需求。

2）各中心接入LIS诊疗系统的搭建需要在各分中心装修的时候进行规划，可以使用科室既有的端口和线路改造，需要协调信息科/处的配合。

第二节　高血脂三级协同医防融合机构间的协同诊疗标准

高血脂医防融合协同诊疗是指高血脂三级医防融合机构间，根据高血脂防治指南和形成共识的防治准则，基于实施获取和机构间完全共享的患者信息，依靠无缝隙的互联网信息化系统，按照各级机构职责和能力分工合作形成的整合式线上诊疗行为。

一、 "三高之家"的协同诊疗

"三高之家"对高血脂高危人群和高血脂患者按照"六个一"的标准开展工作："开展一次健康评估、面对面签定一份服务协议、建立一份健康档案、制定一个健康管理方案、确定一份服务时间表、发放一本连续服务手册"。在管理服务过程中如果出现超出"三高之家"服务能力、治疗效果不理想、管理对象依从性差等情况时，应及时进行协同诊疗。

1. 线上协同诊疗

建立管理档案的高血脂高危人群，在监测过程中或随机门诊中出现以下情况：

（1）LDL-c≥4.9 mmol/L或者TG≥5.7 mmol/L；

（2）心血管危险评估升级达到高危；

（3）空腹血糖高于11.1 mmol/L或者随机血糖高于13.9 mmol/L；

（4）血压明显升高（大于160/100 mmHg）；

（5）其他与高血脂和心脑外周血管器损害相关的征象。

管理中的高血脂患者，出现以下情况时：

（1）社区初诊的高血脂患者；

（2）初诊高血脂患者达到药物治疗标准，实施药物治疗三个月后血脂不能够有效控制；

（3）心血管危险因素评估升级到高危；

（4）空腹血糖高于11.1 mmol/L或者随机血糖高于13.9 mmol/L；

（5）血压明显升高（大于160/100 mmHg）；

（6）其他情况。

2. 线下转诊与绿色通道

"三高之家"的管理对象，出现以下情况时，需要立即进行线下转诊并开启绿色通道：

（1）在协同诊疗过程中，"三高基地"确认需要线下面诊时，"三高之家"应及时启动线下转诊流程。

（2）社区初诊的高血脂患者，如有以下情况之一：

1）LDL-c≥4.9 mmol/L或者TG≥5.7 mmol/L，同时合并急性胰腺炎、不稳定心绞痛、心力衰竭、严重心律失常、脑梗死或脑出血、急性冠脉综合征或者心慌、胸闷、胸痛、头痛、头晕等急症症状；

2）可能存在靶器官损害需要进一步评估治疗；

3）怀疑家族性高血脂；

（3）在社区随访的高血脂患者，如有以下情况之一：

1）LDL-c≥4.9 mmol/L或者TG≥5.7 mmol/L，经3个月协同诊疗血脂仍然不达标；

2）血脂控制平稳的患者，再度出现血脂升高LDL-c≥4.9 mmol/L或者TG≥5.7 mmol/L，伴有心、脑、外周血管等急性并发症中2个器官损害的临床症状；

3）随访过程中出现新的严重临床疾病或原有疾病加重；

4）患者服用调血脂药物后出现严重或难以处理的不良反应；

5）高血脂伴有多重危险因素或靶器官损害而处理困难。

（4）合并其他严重情况。

二、"三高基地"的协同诊疗（包括线上向下协同内容、线上向上协同、预约诊疗、绿色通道）

"三高基地"是高血脂"三级协同、医防融合"体系中的枢纽，具有重要的承上启下作用，对高血脂高危人群、高血脂患者按照初级专科中心标准规范进行管理，当日解决覆盖范围内"三高之家"发起的线上协同诊疗需求，及时发起需要"三高中心"线上协同诊疗的需求，对于所辖"三高之家"要求的线下转诊需求要及时对接，紧急情况下要立即开通绿色通道，使"三高之家"的危急患者能通过绿色通道及时转至基地或"三高中心"所在的机构，必要时安排医护力量护送。

（一）线上协同诊疗

线上协同诊疗是"三高基地"高血脂首席医师的主要工作内容。

（1）与"三高之家"的协同诊疗：每日常规处理所辖"三高之家"的协同诊疗需求。

（2）与"三高中心"的协同诊疗：

1）经"三高基地"高血脂首席医师参与协同诊疗，调血脂药物规律治疗，3个月血脂仍然不达标；

2）LDL-c≥4.9 mmol/L或者TG≥5.7 mmol/L，或合并3个以上其他心血管疾病危险因素或合并靶器官损害，存在相关疾病的，高血脂心血管危险分层属于高危的高血脂患者3个月内进行一次线上协同诊疗；

3）心脑外周血管等重要靶器官损害，出现器官功能异常的；

4）治疗效果不理想、患者依从性差或合并其他情况，"三高基地"高血脂首席医

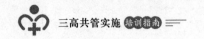

师认为需要进行协同诊疗的。

（二）向上转诊与绿色通道

（1）经协同诊疗，限于"三高基地"诊治能力和条件，高血脂首席医师认为病人需要到"三高中心"面诊和检查评估的，"三高基地"应完成面诊和检查时间预约、检查申请开立、患者引导及面诊和检查评估前注意事项的准备等工作，并跟踪面诊及检查评估结果，及时调整治疗方案。

（2）在协同诊疗过程中，"三高中心"确认需要线下面诊时，"三高基地"应及时启动线下转诊流程。

（3）"三高基地"高血脂首席医师无法解决的急危重症、合并严重靶器官损害并影响功能，24小时内有可能会发生变化的，应立即转诊并开启绿色通道。"三高基地"首席医师在线上发起转诊的同时，要同步采用其他最快捷可靠的方式与上级"三高中心"进行确认，必要时安排人员陪同。

三、"三高中心"的协同诊疗

"三高中心"是高血脂"三级协同、医防融合"机构的最高级支撑机构，按照高级高血压专科、糖尿病专科、脑卒中专科中心标准规范进行管理，负责解决"三高基地"能力之外的问题。其工作场景分为线上协同诊疗和线下病人面诊两方面。原则上只接受所辖的"三高基地"发起的协同诊疗和转诊，原则上不接受"三高之家"的越级协同诊疗和转诊要求。

1.线上协同诊疗

每日常规处理所辖"三高基地"的协同诊疗需求。根据工作需要可以调整协同诊疗启动标准，经批准并嵌入信息系统后实施。

2.线下接诊与转诊绿色通道

（1）院内普通门诊接诊的高血脂患者，应转至"高血压专科、糖尿病专科、脑卒中专科中心"经评估后按以下方式进行持续管理：

1）本院设有"三高之家""三高基地"的，可以承接普通门诊转诊的高血脂签约和持续管理。

2）本院不承担"三高之家""三高基地"职责的，需要经"三高中心"将患者信息通过平台转至患者所在社区由家庭医生签约和实施管理。

（2）"三高基地"向上转诊的患者，应统一由"三高中心"固定人员接诊并按照诊疗规范实行。"三高中心"工作人员要及时应答转诊需求，需要开通绿色通道的，由

"三高中心"做好对接，妥善安排流程，确保转诊患者能及时就诊并绕行医院挂号、预约排队等环节。

四、高血脂医防融合一体化协同诊疗流程

该流程详见第三章第五节高血压管理流程。

第三节　高血脂三级协同医防融合机构的培训与教育

培训与教育工作是高血脂"三级协同"管理的重要工作内容和职责，因为高血脂"三级协同"的目标是规范我国高血脂患者的诊治和管理，提高高血脂患者的知晓率、治疗率和控制率，最大限度地降低心血管发病和死亡的总体危险。由于所涉及到的部门较多，例如在医院内部，除了以心血管内科、神经内科、内分泌科为核心外，血管介入科等相关临床学科、放射科（含CT室）、超声科、检验科等辅助检查科室以及医务管理等部门均与高血脂"三级协同"的规范化建设与日常运作具有密切的关系；此外，高血脂"三级协同"必须与当地和周边的基层医院或社区医疗机构等进行紧密合作才能充分发挥其技术和社会效益。因此，规范化的高血脂"三级协同"诊疗必须建立整体的诊治原则、协同和管理机制以及制订相应的实施细则，但上述原则通常是由内分泌科负责制订，其他相关部门对高血脂"三级协同"的运作机制、要求、体系和各项流程并不了解，必须经过反复的教育、培训和演练，使高血脂"三级协同"所涉及到的各有关部门、人员在全面了解高血脂"三级协同"的主要目标和运作机制的基础上，明确自身的职责和任务，才能使整个高血脂"三级协同"系统正常运行，并发挥各部门和人员的主观能动性，推动高血脂"三级协同"工作质量的持续改进，最终形成良好的区域内三级协诊制度。

一、"三高之家" 的培训

1. 家庭（全科）医生

（1）培训家庭（全科）医生的岗位职责，制定年度培训计划并按照计划进行。

（2）培训适合家庭（全科）医生的国内外有关高血脂、高血压、高血糖管理指南和专家共识。

（3）培训《"三高共管""三级协同"标准化操作手册》、《"三高共管""三级协同"服务模式指南》及《"三高共管""三级协同"信息化系统操作标准化手册》等相关内容。

（4）培训"三高之家"的家庭（全科医生）针对高血脂、高血压、高血糖诊疗过程中的数据采集及汇总数据库。

2. 护士

（1）培训护士岗位职责，制定年度培训计划并按照培训计划进行。

（2）培训慢病护理和基础护理实践技能。

（3）培训高血脂、高血压、高血糖健康宣教知识及"三高共管""三级协同"服务手册。

（4）培训日常工作流程。

3. 公共卫生医师

（1）培训公共卫生医师的岗位职责，制定年度培训计划并按照计划进行。

（2）培训高血脂、高血压、高血糖患者的健康管理及"三高共管""三级协同"服务手册。

（3）培训基本公共卫生服务项目的管理流程和工作制度。

二、"三高基地"的培训

（1）培训首席医生的岗位职责，制定年度培训计划并按照计划进行；

（2）培训首席医生有关高血脂、高血压、高血糖管理指南和专家共识；

（3）培训《"三高共管""三级协同"标准化操作手册》、《"三高共管""三级协同"服务模式手册》及《信息化系统操作标准化手册》；

（4）培训针对高血压、高血糖及高血脂诊疗过程中的数据汇总及分析。

三、"三高中心"的培训

1. 高级专科医生包括首席专家

（1）参与省市及国家级高血脂及其并发症相关的会议，参与高血脂及其并发症相关的继续医学教育；

（2）参与卫生行政部门或机构组织组织的省市及国家级慢病分级诊疗政策或者实

施方案培训；

（3）考察省内外医疗机构目前实施高血脂等慢性代谢性疾病的管理模式；

（4）培训国内外有关高血脂诊治指南和专家共识。

2. 专科护士

（1）培训高血脂专科护士岗位职责，制定年度培训计划并按照计划进行；

（2）培训高血脂相关护理及健康宣教知识；

（3）培训"三高共管""三级协同"服务手册；

（4）参与高血脂相关专业继续教育项目。

第四节　高血脂管理的工作督导及持续改进制度的实施

高血脂"三级协同、医防融合"机构管理工作的督导和持续改进制度的落实是"三级协同"模式可持续推进的核心价值所在，持续改进要求制定管理和随访考核监控指标，定期评价和分析"三级协同"管理工作实施的效果和存在的问题，并制订各类督促管理流程和质量改进的措施和方法，通过数据显示持续改进的效果。

高血脂"三级协同、医防融合"机构应根据当前的实际情况确定关键监控指标及质量改进计划，包括高血脂管理率、治疗率、达标率、线上线下有效转诊率、误转/漏转率、及并发症评估和筛查率等，并确立关键性效率指标和预后指标的目标值，原则上应每年修改一次预期目标值以体现持续改进的效果。

制订促进"三级协同"质量改进的重要管理制度并付诸实施。

1. 联合例会制度

联合例会制度是为协调"三高之家"和"三高基地"及"三高中心"立场和观念、共同促进高血脂"三级协同"建设和发展而设立的专门会议。由"三高之家"和"三高基地"及"三高中心"相关责任科室人员参加，要求有联合例会制度以及实施记录，该制度应为联合例会制订规则，包括主持及参加人员、频度、时间、会议讨论的主要内容等。

2. 质量分析会制度

质量分析会的主要内容是通过对"三级协同"运行过程中的阶段性宏观数据分析，肯定工作成绩、发现存在问题并制订改进措施。由"三高之家"和"三高基地"及"三高中心"的相关责任科室人员参加。该制度必须为质量分析会制定出标准的规则，包括主持及参加人员、频度、时间、主要分析内容等。

3. 建立周调度工作制度

卫生健康局行政督导部门进行工作调度，"三高之家"和"三高基地"及"三高中心"相关责任科室人员汇报工作进展情况，包括本周的工作进展、工作量、遇到的问题、对系统的建议等多方面内容，形成简要汇报材料，会议调度时一并汇报，日常调度时通过微信群内上报。

4. 其他制度

如与质量分析会制度配套的奖惩制度、各类人员值班制度等，"三高中心"可以通过科室绩效分配和职称晋升作为相关责任科室的医护人员的激励机制。"三高之家"和"三高基地"通过辖区街道或者"三高之家"和"三高基地"年终加分和年总医疗系统评比绩效机制，来进一步激励家庭（全科）医生工作推进。

第三章
高血脂三级协同一体化管理流程

第一节　血脂测量流程

　　血脂测定是血脂异常防治的重要组成部分，测定结果准确是有效开展血脂异常防治工作的基本要求。血脂仪可以快速检测血脂，有利于基层医疗机构的家庭（全科）医生团队推广应用，及早筛查高血脂，测量流程见图3-1。

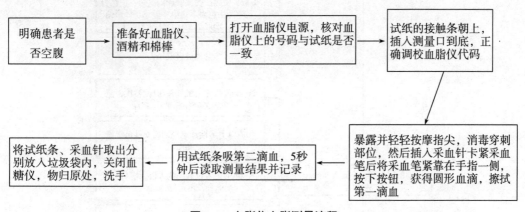

图3-1　血脂仪血脂测量流程

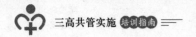

第二节　高血脂患者的筛查流程

定期检查血脂是高血脂防治和心血管病防治的重要措施。我国绝大部分医疗机构均具有血脂检测条件，高血脂患者检出和监测工作主要通过对医疗机构就诊人群进行常规血脂检测来开展，尤其重点人群。筛查流程见图3-2。

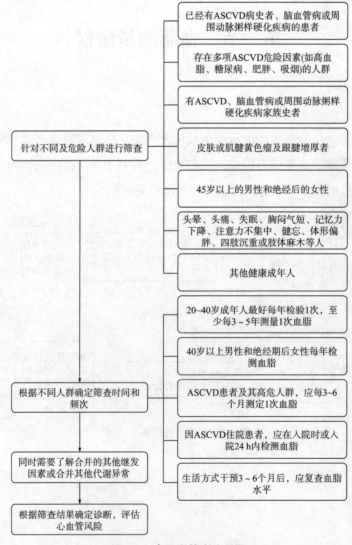

图3-2　高血脂筛查流程图

第三节　高血脂诊断流程

　　为了防治动脉粥样硬化和冠心病，诊断高脂血症的合适血浆胆固醇水平应该根据患者未来发生心脑血管疾病的风险来决定，发生风险越高，血浆胆固醇水平应该越低。LDL-c升高是导致ASCVD发生、发展的关键因素，新的高血脂防治标准建议LDL-c浓度>3.4 mmol/L时开始药物治疗，以LDL-c浓度<2.6 mmol/L（高危）为治疗目标，如果未来发生心脑血管疾病的风险极高危应该更早开始药物治疗和采取更严格的治疗目标。低HDL-c浓度为冠心病的一项危险因素，为<1.8 mmol/L，甚至部分超高危患者控制时示LDL-c<1.4 mmol/L降低了三酰甘油的分类的标准，更注重其中度升高，高血脂诊断流程见图3-3。

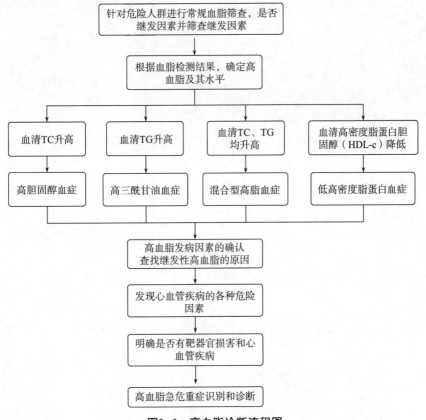

图3-3　高血脂诊断流程图

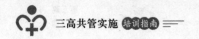
第四节　高血脂评估流程

　　总体ASCVD危险评估是高血脂治疗决策的基础；总体ASCVD危险评估应按推荐的流程进行，制定出个体化的综合治疗决策，从而最大程度降低患者ASCVD总体危险，评估流程见图3-4。

高血脂评估流程

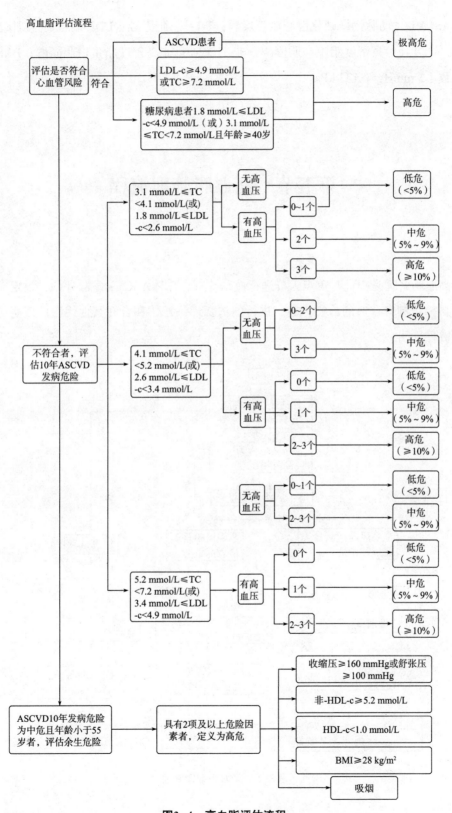

图3-4 高血脂评估流程

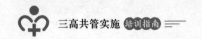

ASCVD：动脉粥样硬化性心血管疾病；TC：总胆固醇；LDL-c：低密度脂蛋白胆固醇；HDL-c：高密度脂蛋白胆固醇；非-HDL-c：非高密度脂蛋白胆固醇；BMI：体重指数。1 mmHg=0.133 kPa。

第五节　高血脂管理流程

高血脂管理是指针对重点人群进行血脂筛查，总体ASCVD危险评估，设定血脂的控制目标，制订合适的治疗方案，进行随访管理，评估和合并其他代谢性疾病情况，管理流程见图3-5。

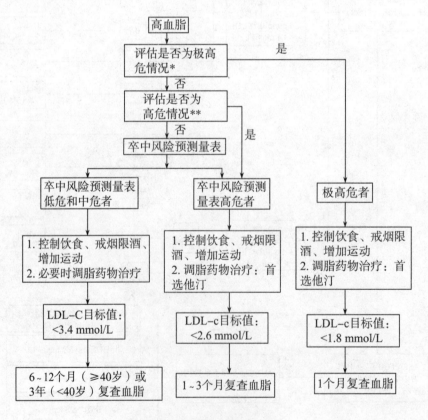

图3-5　高血脂管理流程

第六节　高血脂治疗流程

　　高血脂的治疗综合生活方式干预和调节血脂药物治疗，高血脂与饮食和生活方式有密切关系，饮食治疗和改善生活方式是高血脂治疗的基础措施，若生活方式改变不能很好控制血脂，可以启动调节血脂药物治疗，治疗流程见图3-6。

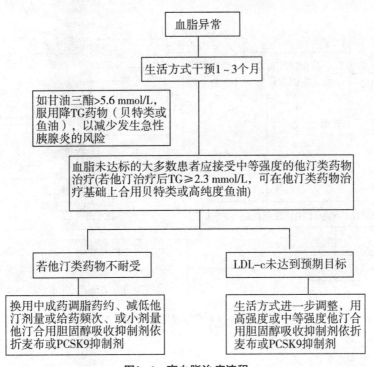

图3-6　高血脂治疗流程

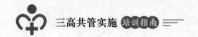

第七节 高血脂随访流程

高血脂是与生活方式密切相关的代谢性疾病，需要密切关注生活方式改变情况，应用调血脂药物，需要监测相关不良反应，随着病程的进展进行总体ASCVD危险评估。因此对高血脂患者需要长期随访管理，随访流程见图3-7。同时需要三级医生团队分工协作（图3-8）。

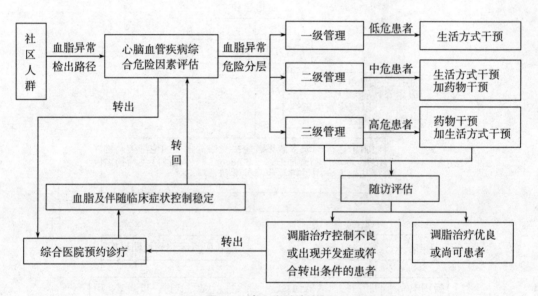

图3-7　高血脂随访流程

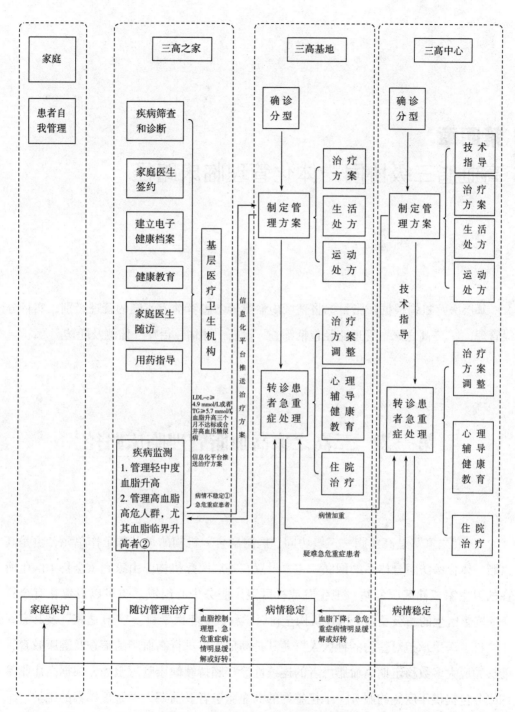

图3-8 三级医疗机构高血脂协诊流程

注：① 高血脂合并以下情况的患者：合并急性胰腺炎，不稳定心绞痛，心力衰竭，严重心律失常，脑梗死或脑出血、急性冠脉综合征或者出现腹痛、恶心呕吐、心慌、胸闷、胸痛、头痛、头晕等症状。

② 临界升高：TC≥5.2 mmol/L且<6.2 mmol/L，LDL-c≥3.4 mmol/L且<4.1 mmol/L；
LDL-c≥4.1 mmol/L且<4.9 mmol/L，TC≥1.7 mmol/L且<2.3 mmol/L

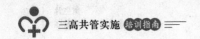

第四章
高血脂三级协同一体化管理临床路径

基层医疗机构根据降脂目标将辖区内血脂异常患者纳入不同的管理级别，实行分级管理，"三高之家"管理路径包括筛查、诊断、评估、治疗、监测及随访。

第一节　三高之家高血脂管理临床路径

"三高之家"是高血脂"三级协同、医防融合"机构的最基础工作单元，也是高血脂一体化医防融合体系的网底。主要设置在基层医疗机构，由家庭（全科）医生所在的卫生室或社区服务站、卫生院或社区卫生服务中心组成。也可以设置在有全科（家庭）医生的二级及以上医疗机构全科医学科或老年医学科。"三高之家"及其家庭（全科）医生承担对签约的社区人群尤其是高危人群进行高血脂的筛查及健康教育，能够完成大多数稳定期高血脂患者的连续性诊疗和持续健康管理服务，根据高血脂签约服务包提供年度签约服务。承担签约的高血脂患者及前期人群管理档案的维护。承担需要上一级协同诊疗的签约高血脂患者的对接与转诊服务。同时承担职责范围内高血糖和高血压医防融合职责。

一、高脂血症临床路径标准诊疗流程

1. 适用对象

西医诊断：第一诊断为高脂血症（ICD-10编码：E78.501）。

2. 诊断依据

西医诊断：参照2016年版《中国成人血脂异常防治指南》。

3. 患者来源

（1）管理既往诊断高血脂患者；

（2）首诊高血脂患者；

（3）"三高基地"和"三高中心"线下转诊高血脂患者。

4. 治疗方案的选择

（1）诊断明确，第一诊断为高脂血症；

（2）患者适合并接受生活方式干预和调血脂治疗。

5. 标准治疗时间

≤30～90天。

6. 进入路径标准

（1）第一诊断符合高脂血症的患者。

（2）患者同时患有其他疾病，也不影响第一诊断的临床路径流程实施时，可以进入本路径。

（3）因患有其他疾病或服用药物等原因继发致血脂代谢紊乱者不得进入路径。

7. 病情评估

（1）体格检查："三高之家"的家庭（全科）医生按照血压测量规范进行血压监测，测量身高、体质量，计算BMI，腰围；其他必要的体检：如心率、心律、足背动脉搏动、下肢水肿等。

（2）检查项目："三高之家"基本检查：血糖仪测量血糖，血脂仪测量空腹血脂一项/四项，即为TC、HDL-c、LDL-c、TG；功能检查：心电图。

8. 治疗方法

（1）调血脂治疗。

（2）治疗性生活方式改变（TLC）。

（3）必要时给予抗血小板治疗。

（4）合并其他疾病治疗，如高血糖和高血压治疗。

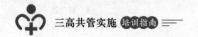

（5）中医中药治疗。

9. 达标标准

（1）体重、乏力、头晕头痛、恶心呕吐腹痛、胸闷等主要症状明显改善。

（2）血脂下降达到"有效"以上疗效。

（3）随访治疗的急性并发症治愈或者明显好转，合并症或慢性并发症减少。

10. 有无变异及原因分析

（1）病情加重，需要转诊治疗。

（2）合并有严重的心脑血管疾病、内分泌疾病等其他系统疾病者，诊疗期间病情加重，需要特殊处理。

（3）治疗过程中发生了病情变化，出现严重并发症，退出本路径。

（4）因患者及其家属意愿而影响本路径的执行时，退出本路径。

二、高脂血症临床路径表单

适用对象：第一诊断必须符合高脂血症（ICD-10编码：E78.501）（表4-1）。

表4-1 管理路径表单

对象	首诊人群	既往诊断高血脂患者
筛查	□高危人群进行血脂仪查血脂 □血脂仪查血脂异常协诊至三高基地明确诊断 □签约家庭医生 □完成门诊病历书写和健康电子档案建立 □根据合并高血脂急诊处理后转诊三高基地 □测量血压、血糖、身高、体质量与体格检查 □合并高血压、高血糖进行相关筛查	□询问病史 □血脂仪查血脂 □测量血压、血糖、身高、体质量与体格检查 □完成门诊病历书写和完善健康电子档案 □根据血脂水平及时线上或线下协诊 □合并高血压、高血糖进行相关筛查
诊断	□参考2016年版《中国成人血脂异常防治指南》 □高危人群血脂仪查血脂异常协诊至三高基地明确诊断 □可疑继发性高血脂及时线下协诊 □确定合并其他心血管风险因素	□确定合并其他心血管风险因素

续表

对象	首诊人群	既往诊断高血脂患者
评估	□病史采集 □体格检查：三高之家的家庭（全科）医生按照血压测量规范进行血压监测，测量身高、体质量，计算BMI，腰围；其他必要的体检：如心率、心律、足背动脉搏动、下肢水肿等 □进行的检查项目：血糖仪测量血糖，血脂仪测量空腹血脂一项/四项，即为TC、HDL-c、LDL-c、TG；功能检查：心电图	□病史采集 □体格检查：三高之家的家庭（全科）医生按照血压测量规范进行血压监测，测量身高、体质量，计算BMI，腰围；其他必要的体检：如心率、心律、足背动脉搏动、下肢水肿等 □进行的检查项目：血糖仪测量血糖，血脂仪测量空腹血脂一项/四项，即为TC、HDL-c、LDL-c、TG；功能检查：心电图
治疗	□饮食处方开具 □运动处方开具 □心理和生活指导 □进行"常规药物治疗"2016年版《中国成人血脂异常防治指南》 □进行健康教育	□运动处方开具 □饮食处方开具 □心理和生活指导 □进行健康教育 □根据血脂调整降血脂药物2016年版《中国成人血脂异常防治指南》，必要时联合2种口服药物及时协诊
监测	□最好LDL降至2.6 mmol/L，LDL控制在1.8 mmol/L □观察药物不良反应 □观察患者治疗依从性	□患者3个月血脂达标情况 □督促"常规治疗"药物的正确应用 □观察降血脂疗效，及时调整治疗方案 □观察药物不良反应 □观察患者治疗依从性
随访	□非急诊和LDL-c 4.9 mmol/L以下，4周随访 □通过电话随访 □预约社区就诊 □上门随访 □急诊协诊至三高基地回转患者2周随访	□非急诊和LDL-c 4.9 mmol/L以下，1—3个月随访 □通过电话随访 □预约社区就诊 □上门随访 □急诊协诊至三高基地回转患者2周随访
病情变异记录	□无□有，原因： 1. 2.	□无□有，原因： 1. 2.
转诊	□双向转诊：□转入□转出 原因：	□转出原因：
护士签名		
医师签名		

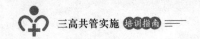

第二节　三高基地高血脂管理临床路径

　　基层医疗机构根据降脂目标将辖区内血脂异常患者纳入不同的管理级别，实行分级管理。"三高基地"管理路径包括筛查、诊断、评估、治疗、监测及随访。"三高基地"是高血脂"三级协同、医防融合"体系的核心工作单元，是高血脂一体化工作的枢纽，具有重要的承上启下作用，具备条件的机构可以承担高血脂初级专科中心职责。主要设置在经过"三高共管、医防融合"一体化培训和认证的卫生院或社区卫生服务中心。也可以在二级及以上的医院依托高血压专科、糖尿病专科、脑卒中专科、全科医学科或老年医学科等科室组建综合性"三高基地"，承担对负责范围内的"三高之家"的组织管理、工作指导、培训考核、质量控制、承接转诊等工作。卫生院、社区卫生服务中心的家庭（全科）医生同时要承担"三高之家"职责，完成一定数量的高血脂签约服务工作。二级及以上综合医院可以不设置"三高之家"、只承担"三高基地"的高血脂初级专科中心工作，如若同时承担"三高之家"工作，必须有固定的家庭（全科）医生，开展高血脂签约服务，接受相关工作考核。"三高基地"由辖区卫生健康主管部门划定区域，承担覆盖范围内的高血脂并发症筛查和管理任务，能力范围内的继发性高血脂患者初步诊断、"三高之家"难以控制的高血脂或存在明显并发症或疑难复杂情况的患者诊治，对于超出自身诊疗能力的患者，具有及时联系上一级机构协同诊疗的职责。同时承担职责范围内高血糖和高血压"三级协同　医防融合"的工作任务。

一、高脂血症临床路径标准诊疗流程

1. 适用对象

西医诊断：第一诊断为高脂血症（ICD-10编码：E78.501）。

2. 诊断依据

西医诊断：参照2016年版《中国成人血脂异常防治指南》。

3. 患者来源

（1）管理既往诊断高血脂患者；

（2）首诊高血脂患者；

（3）经"三高基地"和"三高中心"治疗后线下转诊病情稳定的高血脂患者。

4. 治疗方案的选择

（1）诊断明确，第一诊断为高脂血症。

（2）患者适合并接受生活方式干预和调血脂治疗。

5. 标准治疗时间

≤30～90天。

6. 进入路径标准

（1）第一诊断符合高脂血症的患者。

（2）患者同时患有其他疾病，也不影响第一诊断的临床路径流程实施时，可以进入本路径。

（3）因患有其他疾病或服用药物等原因继发致血脂代谢紊乱者不得进入路径。

7. 病情评估

（1）体格检查："三高基地"的家庭（全科）医生按照血压测量规范进行血压监测，测量身高、体质量，计算BMI，腰围；其他必要的体检：如心率、心律、足背动脉搏动、下肢水肿等。

（2）检查项目："三高基地"基本检查：血糖仪测量血糖，血脂仪测量空腹血脂一项/四项，即为TC、HDL-c、LDL-c、TG；功能检查：心电图。

8. 治疗方法

（1）调血脂治疗。

（2）治疗性生活方式改变（TLC）。

（3）必要时给予抗血小板治疗。

（4）合并其他疾病治疗，如高血糖和高血压治疗。

（5）中医中药治疗。

9. 达标标准

（1）体重、乏力、头晕头痛、恶心呕吐腹痛、胸闷等主要症状明显改善。

（2）血脂下降达到"有效"以上疗效。

（3）随访治疗的急性并发症治愈或者明显好转，合并症或慢性并发症减少。

10. 有无变异及原因分析

（1）病情加重，需要转诊治疗。

（2）合并有严重的心脑血管疾病、内分泌疾病等其他系统疾病者，病情加重，需

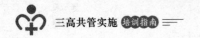

要特殊处理。

（3）治疗过程中发生了病情变化，出现严重并发症。

（4）因患者及其家属意愿而影响本路径的执行时。

二、高脂血症管理路径表单

适用对象：第一诊断必须符合高脂血症（ICD-10编码：E78.501）（表4-2）。

表4-2　管理路径表单

对象	首诊人群	既往诊断高血脂患者
筛查	□高危人群进行血脂仪查血脂 □血脂仪查血脂异常协诊至三高基地明确诊断 □签约家庭医生 □完成门诊病历书写和健康电子档案建立 □根据合并高血脂急诊处理后转诊三高基地 □测量血压、血糖、身高、体质量与体格检查 □合并高血压高血糖进行相关筛查	□询问病史 □血脂仪查血脂 □测量血压、血糖、身高、体质量与体格检查 □完成门诊病历书写和完善健康电子档案 □根据血脂水平及时线上或线下协诊 □合并高血压高血糖进行相关筛查
诊断	□参考2016年版《中国成人血脂异常防治指南》 □高危人群血脂仪查血脂异常协诊至三高基地明确诊断 □可疑继发性高血脂及时线下协诊 □确定合并其他心血管风险因素	□确定合并其他心血管风险因素
评估	□病史采集 □体格检查：三高之家的家庭（全科）医生按照血压测量规范进行血压监测，测量身高、体质量，计算BMI，腰围；其他必要的体检：如心率、心律、足背动脉搏动、下肢水肿等 □进行的检查项目：血糖仪测量血糖，血脂仪测量空腹血脂一项/四项，即为TC、HDL-c、LDL-c、TG；功能检查：心电图	□病史采集 □体格检查：三高之家的家庭（全科）医生按照血压测量规范进行血压监测，测量身高、体质量，计算BMI，腰围；其他必要的体检：如心率、心律、足背动脉搏动、下肢水肿等 □进行的检查项目：血糖仪测量血糖，血脂仪测量空腹血脂一项/四项，即为TC、HDL-c、LDL-c、TG；功能检查：心电图

续表

对象	首诊人群	既往诊断高血脂患者
治疗	□饮食处方开具 □运动处方开具 □心理和生活指导 □进行"常规药物治疗"2016年版《中国成人血脂异常防治指南》 □进行健康教育	□运动处方开具 □饮食处方开具 □心理和生活指导 □进行健康教育 □根据血脂调整降血脂药物2016年版《中国成人血脂异常防治指南》，必要时联合2种口服药物及时协诊
监测	□最好LDL降至2.6 mmol/L，LDL控制在1.8 mmol/L □观察药物不良反应 □观察患者治疗依从性	□患者3个月血脂达标情况 □督促"常规治疗"药物的正确应用 □观察降血脂疗效，及时调整治疗方案 □观察药物不良反应 □观察患者治疗依从性
随访	□非急诊和血糖4.9 mmol/L以下，4周随访 □通过电话随访 □预约社区就诊 □上门随访 □急诊协诊至三高中心回转患者2周随访	□非急诊和血糖4.9 mmol/L以下，1~3个月随访 □通过电话随访 □预约社区就诊 □上门随访 □急诊协诊至三高中心回转患者2周随访
病情变异记录	□无□有，原因： 1. 2.	□无□有，原因： 1. 2.
转诊	□双向转诊：□转入□转出 原因：	□转出原因：
护士签名		
医师签名		

第三节　三高中心高血脂管理临床路径

　　临床路径管理是指针对一个病种，制定出医院内医务人员必须遵循的诊疗模式，使病人从入院到出院依照该模式接受检查、手术、治疗、护理等医疗服务。实施临床路径管理将保证患者所接受的治疗项目精细化、标准化、程序化，减少治疗过程的随意化；提高医院资源的管理和利用，加强临床治疗的风险控制；缩短住院周期，降低费用。"三高中心"管理路径包括诊断、评估、治疗、监测及随访。

　　"三高中心"是高血脂"三级协同、医防融合"体系的支撑工作单元，是体系中的最高级机构，是高血脂的高级专科中心，发挥着体系内学术支撑、业务支撑、组织管理支撑作用。主要依托高血压亚专科和糖尿病（代谢）亚专科，或者脑卒中亚专科病房的二级及以上医疗机构，除具备高血糖、高血压"三高之家"和"三高基地"的必备条件外，拥有多学科，更为高级的技术，更规范科学的诊疗流程，其专业化程度更高，能够对难治性继发性高血脂及急危重症患者进行诊治和救治，并提供重症患者内外科医疗、专门性检查（如心脏超声、颈部血管超声、颅脑CT检查等），能够完成家族性、原发性高血脂诊断、心脑肾眼神经和外周血管并发症诊断和治疗。"三高中心"可以仅承担高血压专科、糖尿病专科和脑卒中专科职责，也可以同时承担"三高基地""三高之家"工作，相关工作按照相应标准管理和考核。对于辖区内"三高基地"能力覆盖不足的，"三高中心"要统筹安排力量，完成三级协同医防融合工作。"三高中心"由市级卫生健康主管部门划定区域，承担覆盖范围内的高血压专科、糖尿病专科和脑卒中专科中心的指导、高血脂并发症防治管理、难治性、继发性高血脂病人诊断、"三高基地"难以控制的高血脂或存在明显并发症或其他复杂情况的患者诊治职责。同时承担职责范围内高血压和高血糖"三级协同、医防融合"的工作任务。

　　"三高中心"所在机构要统筹"三高共管"工作，设立"三高共管"办公室，作为"三高中心"联合工作场所，统筹各有关业务科室的"三高中心"工作，统筹高血压和高血糖医防融合工作。

一、高脂血症临床路径标准诊疗流程

1. 适用对象

西医诊断：第一诊断为高脂血症（ICD-10编码：E78.501）。

2. 诊断依据

西医诊断：参照2016年版《中国成人血脂异常防治指南》，未经治疗的 LDL-c ＞ 4.9 mmol/L 且怀疑为家族性高胆固醇血症；继发性高血脂；合并急危重症心血管、脑血管疾病；甘油三酯（TG）≥5.7 mmol/L，合并急性胰腺炎。

3. 患者来源

（1）"三高基地"和"三高之家"协诊患者。

（2）首诊高脂血症患者。

（3）合并高血压、高血糖、急危重症心血管、脑血管疾病、急性胰腺炎诊断患者。

4. 治疗方案的选择

（1）诊断明确，第一诊断为高脂血症或者合并高血压、高血糖、急危重症心血管、脑血管疾病、急性胰腺炎诊断发现高血脂患者。

（2）患者适合并接受中医中药治疗。

（3）接受调血脂药物治疗。

5. 标准治疗时间

≤30～90天。

6. 进入路径标准

（1）第一诊断符合高脂血症或者合并高血压、高血糖、急危重症心血管、脑血管疾病、急性胰腺炎诊断发现高血脂患者。

（2）患者同时患有其他疾病，但在诊疗期间不需要特殊处理也不影响第一诊断的临床路径流程实施时，可以进入本路径。

（3）因患有其他疾病或服用药物等原因继发致血脂代谢紊乱者不得进入路径。

7. 检查项目

（1）必需的检查项目：血脂、血糖、肝功。

（2）可选择的检查项目：根据病情需要而定，如肾功能、肝胆超声、心电图、颈部彩超、凝血功能、血小板活化因子、肌酶等。

8. 治疗方法

（1）针灸治疗。

（2）治疗设备。

（3）其他疗法。

（4）西医调血脂治疗。

（5）治疗性生活方式改变（TLC）。

（6）必要时给予抗血小板治疗。

（7）合并症或并发症治疗。

9. 完成路径径标准

（1）体重改善，乏力、头晕头痛、恶性呕吐腹痛、胸闷等主要症状明显改善。

（2）血脂下降达到"有效"以上疗效。

（3）急危重症并发症治愈或者明显缓解，减少慢性并发症。

10. 有无变异及原因分析

（1）病情加重，需要转诊治疗。

（2）合并有严重的心脑血管疾病、内分泌疾病等其他系统疾病者，诊疗期间病情加重，需要特殊处理。

（3）治疗过程中发生了病情变化，出现严重并发症。

（4）患者及其家属意愿而影响本路径的执行时。

二、高脂血症临床管理表单

适用对象：第一诊断必须符合高脂血症（ICD-10编码：E78.501）（表4-3）。

患者姓名：　　性别　　年龄：　　门诊号：　　　　病程：

进入路径时间：　年　月　日　　　结束路径时间：　年　月　日

标准治疗时间≤30～90天实际治疗时间：　　天

表4-3　临床路径表单

时间	年　月　日（第1天）	年　月　日（第2～14天）
主要诊疗工作	□中医四诊信息采集，进行中医证候判断 □完成初步诊断和病情评估 □初步拟定治疗方案 □血脂、血糖、肝功 □超声、凝血等 □辨证口服中药汤剂或中成药 □针灸治疗 □他汀类	□门诊随访，中医四诊信息采集 □进行中医证候判断 □治疗效果评估和诊疗方案调整或补充 □完善必要检查 □辨证口服中药汤剂或中成药 □针灸治疗 □他汀类

续表

时间	年　月　日（第1天）	年　月　日（第2～14天）
主要诊疗工作	□贝特类 □烟酸类 □树脂类 □健康教育并完成首诊门诊病历	□贝特类 □烟酸类 □树脂类 □完成复诊记录
变异记录	□无 □有，原因： 1. 2.	□无 □有，原因： 1. 2.
转诊	□双向转诊：□转入□转出 原因：	□转出 原因
本次费用		□
医师签名		
时间	年　月　日（第15～28天）	年　月　日（29～56天）
主要诊疗工作	□门诊随访，中医四诊信息采集 □进行中医证候判断 □治疗效果评估和诊疗方案调整或补充 □完善必要检查 □辨证口服中药汤剂或中成药 □针灸治疗 □他汀类 □贝特类 □烟酸类 □树脂类 □完成复诊记录	□门诊随访，中医四诊信息采集 □完善必要检查 □完成复诊记录 □疗效评估 □制定随访计划，交代注意事项
变异记录	□无 □有，原因： 1. 2.	□无 □有，原因： 1. 2.

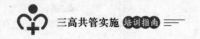

续表

时间	年　月　日（第15～28天）	年　月　日（29～56天）
转诊	□转出原因	□转出原因
本次费用		
医师签名		

附录 医学术语释义

一、家庭（全科）医生

现阶段家庭医生主要包括基层医疗卫生机构注册的全科医生；具备能力的乡镇卫生院医师、乡村医生和中医类别医师；执业注册为全科医学专业或经全科医生相关培训合格、选择基层医疗卫生机构开展多点执业的在岗临床医师；经全科医生相关培训合格的中级以上职称临床医师。

二、家庭（全科）医生团队

原则上以团队服务形式开展家庭医生签约服务。每个团队至少配备1名家庭（全科）医生，有条件配备1名护理人员，原则上由首席医生担任团队长。家庭（全科）医生团队可根据居民健康需求和签约服务内容选配成员，包括但不限于：公共卫生医师（含助理公共卫生医师）、专科医师、药师、健康管理师、心理咨询师、康复治疗师、团队助理、计生专干、社工、义工等。

三、家庭医生服务签约

《关于规范家庭医生签约服务管理的指导意见》明确规定，家庭医生团队应当结合自身服务能力及医疗卫生资源配置情况，为签约居民提供以下服务：① 基本医疗服务；② 基本公共卫生服务；③ 健康管理服务；④ 健康教育与咨询服务；⑤ 优先预约服务；⑥ 优先转诊服务；⑦ 用药指导服务；⑧ 中医药"治未病"服务；⑨ 各地因地制宜开展的其他服务。

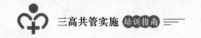

四、三高

"三高"即为高血压、糖尿病、高血脂三种慢性代谢性疾病，是导致我国心脑血管疾病发病率攀升的三大高危因素，目前高血压患者人数高达2.7亿、高血脂患者人数高达1.6亿、糖尿病患者人数为1.4亿，三者同时达标仅为5.6%。

五、三高共管

"三高"是心血管主要的危险因素，管控"三高"其中之一并达标仅能减少6%左右心血管疾病发生，三者同时管控并达标可以减少12%左右心血管疾病发生，因此，青岛市卫生健康委员会将血脂管理纳入现有国家基本公共卫生服务项目中高血压、糖尿病的管理标准，实现"三高共管"，进一步提升心脑血管疾病的防控效率，降低心脑血管疾病的发病率，从而节省巨额医疗费用、提高预期寿命、降低慢病早死率。同时"三高"是慢性持续进展性疾病，患者需要持续进行管理，病情稳定期需要自我管理和"三高之家"（卫生室和社区服务站）的家庭（全科）医生团队随访管理，病情相对不稳定需要"三高基地"（卫生院和社区卫生服务中心）的首席医生团队进行治疗方案调整。如果"三高基地"（卫生院和社区卫生服务中心）的首席医生团队难以完成病情复杂和危重患者诊治，需要"三高中心"（青岛市城阳区人民医院）的专科医生团队进行管理治疗，因此"三高"患者需要不同医疗机构持续共同管理，即为"三高共管"。

六、三级医生团队

三级医生团队，即为"三高之家"家庭（全科）医生团队、"三高基地"首席医生团队和"三高中心"专科医生团队：

"三高之家"家庭（全科）医生团队：基层卫生室和卫生服务站的家庭（全科）医生团队组成诊疗、管理团队，有条件配备护理人员。

"三高基地"首席医生团队：卫生院和社区卫生服务中心高血压、糖尿病及脑卒中首席医生引领的家庭（全科）医生和公共卫生医师组成诊疗、管理团队，配备护理人员。

"三高中心"专科医生团队：二级以上综合医疗机构的高血压、糖尿病脑卒中的专科医护人员组成诊疗团队，配备专科护理人员，同时设置相关支撑亚专科医护人员，相关检查科室检验师和技师。

七、三级协同

基层是慢病防治的主战场，因此，"三高"患者管理主要在社区家庭（全科）医生团队，受限于专科诊治能力，难以达到规范有效管理和治疗，"三高中心"专科医生团队具有较强专科诊治能力，但医护人员相对不足，需要"三高之家"家庭（全科）医生团队、"三高基地"首席医生团队和"三高中心"专科医生团队技术相互结合，各司其职，取长补短，达到相互协同一体化管理，促进区域医疗资源合理优化利用。"三高"患者整个诊疗过程中，家庭（全科）医生作为首诊医生对病人进行基本管理和随访，病情稳定需要"三高之家"家庭（全科）医生团队随访管理，病情相对不稳定和相对较重需要"三高基地"首席医生团队进行治疗方案调整，如果"三高基地"首席医生团队难以完成病情复杂和危重患者诊治，需要"三高中心"专科医生团队进行管理治疗，病情满意控制后，可在系统中将病人转回基层。各级医生均可在平台上追踪到患者全部的诊疗信息。这一模式实现了对"三高"患者全程跟踪管理，即为"三级协同"。在整个管理周期内，所有管理对象都在"三级协同"体系内完成标准化的慢病管理和健康服务，实现体系内各组成部门有机整合、角色分配和流程的无缝衔接；实现上级处方的有效下沉，并真正落实基层首诊制。

八、健康共同体

健康共同体是指遵守统一疾病诊治指南、规范、标准的医务工作者及医疗专家所组成的群体，共同探索统一健康目标，实现医疗卫生事业由"以治疗为中心"向"以人民健康管理为中心"转变，形成医防融合健康服务新模式。

通过这种健康共同体模式，优化区域医疗资源，组建"三高之家"家庭（全科）医生团队、"三高基地"首席医生团队和"三高中心"专科医生团队健康共同体，提升基层医疗卫生机构服务能力。